LA MÉDECINE

ET LES MÉDECINS

I

CORBEIL. — TYPOGR. ET STÉRÉOTYP. DE CRÉTÉ.

LA MÉDECINE

ET

LES MÉDECINS

PHILOSOPHIE, DOCTRINES, INSTITUTIONS

CRITIQUES, MOEURS

ET BIOGRAPHIES MÉDICALES

PAR LOUIS PEISSE

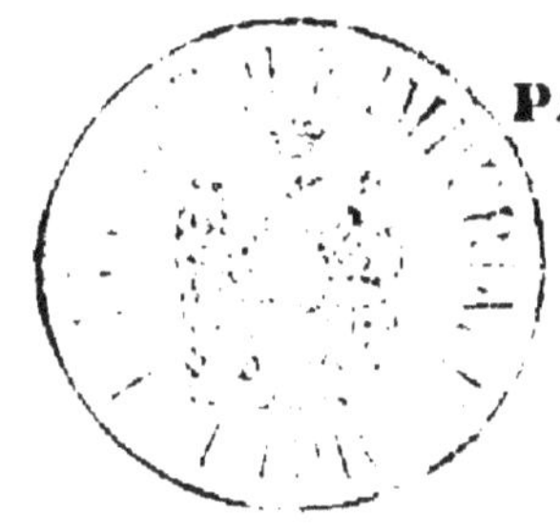

SERIA — LUDICRA

Quamvis acerbus, qui monet, nulli nocet.

PUBLIUS SYRUS.

TOME PREMIER

A PARIS

J. B. BAILLIÈRE ET FILS

LIBRAIRES DE L'ACADÉMIE IMPÉRIALE DE MÉDECINE

Rue Hautefeuille, 19.

<table>
<tr><td>LONDRES</td><td>NEW-YORK</td></tr>
<tr><td>H. BAILLIÈRE, 219, REGENT-STREET</td><td>H. BAILLIÈRE, 290, BROADWAY.</td></tr>
</table>

A MADRID, CHEZ C. BAILLY-BAILLIÈRE, CALLE DEL PRINCIPE, 11.

1857

AVERTISSEMENT

Le titre de ces volumes ne répond pas tout à
fait exactement au contenu. Bien qu'il y soit beaucoup, et même principalement, question de Médecine et de Médecins, il s'y trouve aussi quelques discussions sur des matières qui n'ont avec la
science et la profession médicales que des rapports
indirects ou éloignés. L'auteur laisse donc une
part de la responsabilité de cette étiquette à l'édi-
teur, dont l'avis a dû être, en ceci, prépondérant.
Cuique in sua arte credendum.

Une responsabilité plus compromettante, et qu'il
ne peut malheureusement faire partager à personne, est celle de la réimpression de ces fragments, écrits, la plupart, au courant de la plume,
sur les feuilles volantes d'un journal, et dont plusieurs remontent à des dates assez lointaines. Cédant
—la chair est faible—à des tentations répétées, ve-
nues de divers côtés, mais dont la bienveillance lui est
mieux démontrée que l'à-propos, il s'est laissé aller à
croire que quelques-unes de ces études, choisies de
préférence entre celles qui se rattachent à des questions d'un intérêt général et permanent, *revues, corri-*

gées et augmentées, comme le requiert toute réédition consciencieuse, pourraient supporter une seconde lecture. Son unique excuse — si tant est qu'il y en ait une d'admissible pour une telle présomption — est dans l'indulgence, tant de fois et si longtemps mise à l'épreuve, du public médical, et, particulièrement, des lecteurs de la GAZETTE MÉDICALE *de Paris*, dont le feuilleton a fourni une grande partie de ces pages (1). Cette origine pourra, en même temps, expliquer la forme parfois assez aventurée et le ton peu cérémonieux de plus d'une de ces esquisses critiques. Mais, tout en usant du privilége acquis au feuilleton *ridendo dicere verum*, l'auteur a mis tous ses soins, et espère avoir réussi, à ne jamais laisser franchir à sa plume la limite tracée par l'épigraphe placée au dos du livre.

L'auteur n'est pas médecin. Il doit faire expressément cette déclaration, qui pourra être une nouvelle pour quelques-uns de ses lecteurs. Ce n'est pas qu'il n'ait douté lui-même parfois de son identité. Il a été si souvent salué du *très-cher et honoré confrère*, le beau titre de docteur lui est si obstinément décerné depuis près de trente ans sur les enveloppes et bandes des lettres, journaux, livres,

---

(1) Ce bienveillant accueil doit, du reste, être en grande partie attribué au crédit et à l'autorité depuis longtemps acquise à ce Recueil, grâce à la direction habile et à l'active coopération d'un esprit et d'un talent supérieurs, à qui des travaux de l'ordre le plus élevé ont donné dans la science une place non moins éminente que celle qu'il occupa dans la presse périodique médicale.

circulaires, expédiés à son adresse, qu'il a pu, par moments, se demander, comme l'homme aux fagots, de Molière : « Serait-ce bien moi qui me tromperais, « et serais-je devenu médecin sans m'en être « aperçu? » Mais la vérité l'oblige de confesser que parmi les quelques diplômes, universitaires et autres, qu'il possède, celui de médecin ne se trouve pas.

Mais alors pourquoi s'avise-t-il d'écrire sur la médecine? Il n'oserait pas répondre comme Rousseau, qui écrivait, disait-il, sur la politique précisément parce qu'il n'était ni prince, ni législateur. Pour des Rousseau toutes les raisons sont bonnes — même les mauvaises — pour écrire sur quoi que ce soit. Il se contentera d'observer que c'est le droit de faire de la médecine, et non celui d'en parler, que confère le diplôme. La faculté d'écrire *de omni scibili* est de droit commun.

Il pourrait d'ailleurs invoquer des autorités. L'écrivain médical le plus illustre de l'ancienne Rome, le classique Celse, était-il médecin? C'est encore une question. Mais, sans aller chercher si loin des exemples, n'y a-t-il pas aujourd'hui plus d'un auteur de livres, plus d'un rédacteur de journaux de médecine, qui, bien qu'écrivant sans autorisation légale, ont été adoptés par la famille médicale et y sont traités en enfants légitimes?

Il est permis, enfin, d'ajouter que si cette position exceptionnelle peut être un préjugé défavorable à l'égard de la compétence de l'écrivain, elle est, en revanche, une garantie de liberté d'esprit et d'indépendance morale. Il n'appartient pas à l'auteur de décider s'il a satisfait à la première de ces conditions, mais il avoue la prétention d'avoir rempli la seconde.

Si l'on trouvait dans ces volumes quelques erreurs de fait ou de doctrine, certaines propositions malsonnantes sur les choses et sur les personnes, enfin plus d'un délit en science, en histoire, en logique et en langue, l'auteur n'en serait pas surpris. C'est, en effet, dans les choses qu'il a le mieux étudiées qu'il se sent particulièrement ignorant; et c'est dans ce qu'il fait avec le plus d'attention et de soin qu'il s'aperçoit le mieux qu'il n'a pas réussi. Un long usage de la critique a dû lui apprendre à la supporter, et même à en faire son profit. C'est d'ailleurs justice qu'on soit un peu enclume après avoir été marteau.

Encore un mot.

Cette publication est, sauf erreur, sans précédents dans la littérature médicale. Son mérite serait d'en établir un. L'initiative de cette expérience sur le public médical aurait sans doute mieux convenu à d'autres qu'à l'auteur, qui, par son insuffisance, risque d'en compromettre le succès. Il espère, cependant, que ses collègues en journalisme reconnaîtront sa bonne intention et lui sauront peut-être même quelque gré d'avoir, tant bien que mal, attaché le grelot.

Paris, janvier 1857.

LA
MÉDECINE ET LES MÉDECINS

PREMIÈRE PARTIE
PHILOSOPHIE MÉDICALE.

MÉTHODOLOGIE ET LOGIQUE DES SCIENCES. — DOCTRINES MÉDICALES. — ESPRIT, MARCHE ET DÉVELOPPEMENT DES SCIENCES MÉDICALES.

§ 1.

Une CRITIQUE *pour la médecine. — Scepticisme-Dogmatisme.*

Un signe infaillible qu'une science n'est pas constituée, c'est quand elle est encore une sorte de propriété commune. Mon portier n'hésitera pas à définir la maladie, à indiquer la cause, à prescrire le remède et à prédire l'issue. Il s'en croit le droit; et il parait l'avoir, car on n'hésitera pas davantage à écouter son avis et souvent à le suivre.

Cette position de la médecine est celle qu'elle avait il y a deux mille ans !!

I.   1

Vita brevis, ars longa, experientia fallax, judicium difficile. Ce premier mot de la science médicale est fort beau. Seulement on a lieu d'être surpris qu'après avoir écrit ce premier aphorisme Hippocrate ait pu écrire le second. Il faut croire que le maître des maîtres l'aura ainsi placé en tête de tous les autres pour leur servir de passe-port et d'excuse. Il a voulu nous avertir qu'il ne fallait ni prendre les siens sans compter, ni en faire d'autres nous-mêmes sans y bien réfléchir. C'est à la fois une leçon de modestie et une règle de prudence qu'il nous donnait. Or, nous n'avons presque jamais bien compris, ce semble, ni l'exemple ni le précepte. L'esprit médical, allant d'un extrême à l'autre, a constamment flotté entre un dogmatisme téméraire ou un lâche et énervant scepticisme. La médecine aurait donc besoin d'être soumise à une *critique*, analogue à celle que Kant a fait subir à la philosophie. Par cette opération, cruelle sans doute, mais en définitive salutaire, elle perdrait beaucoup de ses prétentions ambitieuses et de ses droits usurpés, mais du moins elle verrait clair dans ses affaires et pourrait vivre avec sécurité et honneur dans un domaine étroit mais incontesté. Jusqu'ici la médecine, science, art et profession, n'a eu que des détracteurs ou des apologistes, des croyants ou des incrédules; elle n'a été attaquée et défendue que par des raisons d'avocat; on a plaidé pour ou contre; il n'y a pas eu jugement. Mais où est le Kant qui pourrait et voudrait nous dire notre fait? Faut-il l'aller chercher dans quelque chaire ou dans une académie? Quelque part qu'il se trouve, il doit se montrer, car son temps est venu.

Ces deux tendances opposées auxquelles s'abandonne la médecine, le Dogmatisme et le Scepticisme, sont inégalement et différemment fâcheuses. La première l'est surtout par ses conséquences pratiques. Le dogmatisme, en effet, pousse au *faciamus experimentum*, ce qui est très-redoutable lorsqu'il s'agit, comme disait Baglivi, *de pelle humanâ*. Le scepticisme, conduisant à l'inaction, est en général inoffensif, mais il est la mort de la science et de l'art, un suicide intellectuel. Ces deux vices alternent d'ordinaire; quand l'un sévit avec force, l'autre s'affaiblit à proportion, jusqu'à ce que, poussé à bout par les excès de son antagoniste, il se révolte et reprend le dessus.

Le scepticisme peut aisément régner, pour ainsi dire, *incognito*. Il ne s'affiche pas, et pour cause; à moins cependant qu'il ne s'avise de se faire dogmatique, espèce de contradiction à laquelle il est fort sujet. En général, il agit sourdement et en traître, tandis que le dogmatisme marche le front levé et avec fracas. Du reste, la médecine,—à quoi servirait de le dissimuler?—est le terrain favori, le lieu d'élection du scepticisme. Simple accident dans les autres sciences, il est comme un produit naturel dans la nôtre. La plupart des mécréants systématiques de la médecine qui ont fait quelque bruit ont été des médecins. Sextus Empiricus, Corneille Agrippa, Léonard de Capoue étaient médecins; et c'est un médecin, le savant Sprengel, l'historien de la médecine, qui, de nos jours, dressait, sous le nom d'Arcésilas, un réquisitoire *in formâ* contre la science à laquelle il avait consacré les travaux de toute sa vie. Notons pourtant que son scepticisme, ainsi que celui de bien d'autres mécontents, n'était pas universel. Il gardait dans un coin de son cerveau une petite idole, la doctrine de l'*excitement*, c'est-à-dire le brownisme qui était, pour le quart d'heure, la divinité en crédit. Ainsi avaient fait avant lui, et ont fait après lui, ces fougueux réformateurs, Thémison, Galien, Paracelse, Stahl, Silvius, Cullen, Brown, Rasori, Broussais, qui prétendirent ne rien laisser debout dans la science, sauf, bien entendu, leur personnalité. Quoi qu'il en soit de ces contradictions, *quas humana parum cavit natura*, toujours est-il que les coups les plus meurtriers qu'ait reçus la médecine sont partis de tout temps de son propre camp. Et ce n'est pas non plus un simple effet du hasard si le catalogue des philosophes sceptiques compte tant de médecins. Il n'y en a pas moins de six parmi ceux de l'antiquité dont les noms nous sont parvenus. Les premiers promoteurs du pyrrhonisme philosophique moderne furent le médecin C. Agrippa, par son libelle *De incertitudine et vanitate scientiarum*, le médecin F. Sanchez, par son fameux *Quod nihil scitur*, le médecin espagnol Martin Martinez, par sa *Philosophia sceptica*. Ce ne sont pas là des rencontres fortuites. Elles montrent l'affinité des tendances sceptiques avec l'étude et l'exercice de la médecine.

Aujourd'hui c'est probablement au scepticisme plutôt qu'au dogmatisme que nous avons affaire. On l'a bien vu dans les dernières discussions doctrinales à l'Académie (1). Mais pour relever la croyance scientifique défaillante, c'est un pauvre moyen que d'évoquer les spectres de doctrines vermoulues. Le scepticisme ne consentira pas, et il aura raison, à s'incliner devant ces mannequins. Il faut lui opposer, non pas de vieux mots et de vieux noms, mais une doctrine solidement édifiée avec les matériaux de la science moderne, mis en œuvre d'après les principes d'une philosophie élevée et indépendante. Ce n'est qu'ainsi qu'on parviendra à faire au Scepticisme sa part, au Dogmatisme la sienne. La médecine, ainsi que la philosophie, est à ce prix.

§ II.

Découvertes et Découvreurs.

M. Flourens a fait un joli petit livre sur la *découverte de la circulation du sang ;* friand morceau de critique historique et scientifique, bijou de grand prix par la matière, monté et ciselé par une main d'artiste.

Mais, à propos de découvertes, ne seriez-vous pas curieux de savoir ce que c'est, en général, que *découvrir ?* La question n'est peut-être pas aussi impertinente qu'elle en a l'air. M. Flourens ne paraît pas s'être avisé de la poser ; et c'est bien dommage, car il l'aurait certainement examinée et probablement ré-

____

(1) *Bulletin de l'Académie de médecine.* Paris, 1855, t. XX, p. 648 et suiv.

solue. Elle nous est cependant venue en la fantaisie en relisant son ingénieux opuscule.

Qu'est-ce que découvrir, inventer, dans l'ordre des sciences, des arts ? On s'accorde assez à dire que c'est *créer*, faire ou produire quelque chose qui n'était pas. Aussi est-ce le propre du *génie*. A ce compte, les inventeurs seraient en quelque façon des poëtes, — poëte veut dire *faiseur*, — et, au temps jadis, en effet, les poëtes étaient appelés des *trouveurs* (trouvères, *trobadori*). Les trouveurs de la science ne pourraient qu'être flattés de ce rapprochement.

Il y a des degrés dans ce qu'on appelle les *découvertes*, et aussi des espèces. Toutes ne supposent pas la même force d'esprit, et l'une ne ressemble pas à l'autre. L'opinion ne tient pas assez compte de ces différences. Elle mesure, en général, le mérite de l'inventeur sur la valeur pratique de la découverte plutôt que sur sa valeur spéculative, comme produit de l'intelligence ; règle étroite et fausse ! car, sur ce pied, l'invention de la machine à tisser doit primer la découverte des lois du raisonnement, et Jacquart prendra le pas sur Aristote ! Le philosophe Kant, grand connaisseur en tout genre de mérite et de science, estimait que la découverte des premiers éléments de la démonstration mathématique est plus glorieuse pour son auteur (qu'il s'appelât Thalès ou de tout autre nom), que celle du fameux cap de Bonne-Espérance pour Barthélemy Diaz et Vasco de Gama. S'il est vrai que Galien soit l'inventeur de la quatrième figure du syllogisme, la découverte de cette *curiosité* logique fait, à mon sens, plus d'honneur à son esprit et à l'esprit humain que celle du muscle poplité, du trou de Botal et des *nates* et *testes*.

Tel a découvert une planète, un nouveau corps simple ou censé simple, un ganglion nerveux microscopique, et s'est fait un nom pour cela, qui n'y a pas plus mis du sien que le laboureur qui, en creusant la terre, trouve une médaille, une terre-cuite antiques. Ces sortes de découvertes s'appelleraient mieux des rencontres, des trouvailles. C'est un peu ainsi que C. Colomb, voulant et croyant aller en Asie, tomba sur l'Amérique.

Dans l'ordre spéculatif, rationnel, la découverte gît dans l'*idée*. Les *faits*, sans l'idée, ne sont rien, car ils ne valent qu'en tant qu'ils expriment, manifestent, réalisent l'idée. L'idée ne vient donc pas, comme on le ressasse sans cesse, à la suite des faits, et à titre de simple corollaire ; loin de là, les faits ne sont des faits que par la signification que leur donne l'idée.

Il est pourtant d'usage, parmi nos savants, tous bons baconistes, de dire que la théorie doit suivre les faits et non les faits la théorie. Cette formule est passée à l'état d'axiome ; elle est comme l'A, b, c de la logique scientifique. Elle est cependant très-contestable en principe, et, en fait, l'exemple des théories dont l'esprit humain fait le plus volontiers parade (le système copernicien, la gravitation neutonienne, la circulation du sang, etc.), lui donnerait tort. Ce qui trompe en ceci, c'est qu'on confond la *démonstration* de l'idée avec sa *conception*. Il faut sans doute des faits pour démontrer l'idée, ou, en d'autres termes, il faut, pour que l'idée soit *vraie*, qu'elle soit *vérifiable*. Mais vérifier n'est pas découvrir. La découverte est la conception du principe idéal, régulateur des faits. C'est là l'œuvre créatrice et architectonique de l'esprit.

Ce n'est donc pas précisément faire l'histoire d'une découverte ou invention que d'énumérer les ébauches plus ou moins informes qui l'ont précédée. Ces précédents, en effet, n'acquièrent une valeur, comme éléments ou jalons de la pensée nouvelle, qu'à la lumière fournie par cette pensée même. La connaissance des valvules des veines fut, dit-on, un acheminement à la théorie de la circulation. Rien de moins sûr. Il serait plus exact de dire que c'est l'idée de la circulation qui a fait reconnaitre le rôle fonctionnel des valvules; et de fait, leur vraie fonction a été méconnue, même par leur inventeur, jusqu'à Harvey. C'est qu'Harvey avait, pour ouvrir la serrure, la clef qui manquait à Fabrice d'Acquapendente. Ces antécédents font bien partie de l'histoire de la science, mais non de l'histoire de la découverte.

M. Flourens, dans son excellent petit livre, a fait l'histoire de LA CIRCULATION DU SANG. A-t-il fait celle de la découverte de Harvey ? Il semble supposer qu'on n'est arrivé là que pas à pas, par pièces et par morceaux. Césalpin a vu ceci, Colombo cela, Fabrice une autre chose, Servet une autre encore..., très-bien ! Mais l'*idée !* cette idée que le sang, formé de l'aliment, versé dans la cavité droite supérieure du cœur, en sort par la cavité inférieure du même côté, passe de là, après avoir traversé les poumons, dans la cavité supé-

rieure gauche, de celle-ci dans la cavité inférieure,
puis de là, par les artères, jusque dans les dernières
ramifications du réseau capillaire, et puis enfin de ce
réseau revient par les veines dans la cavité droite du
cœur, à son point de départ; cette conception d'un
mouvement circulaire du sang dans un système con-
tinu de canaux revenant sur eux-mêmes, qui l'a eue le
premier? qui, le premier, l'a explicitement formulée
avec la pleine conscience de son contenu et de sa vérité? c'est celui-là et celui-là seul qui a connu et fait
connaître la circulation du sang. Les autres, à parler
rigoureusement, n'en ont su ni beaucoup, ni peu. Probablement même ils l'auraient niée, si elle leur avait
été présentée comme une conséquence de leurs propres travaux. Harvey lui-même ne nia-t-il pas les vaisseaux chilifères (*lactés*) d'Aselli, et le réservoir de
Pecquet, qui n'étaient au fond que des compléments
du mécanisme circulatoire, des confirmations de sa
théorie générale ?

Il y parut bien, lorsque Harvey annonça sa découverte. Malgré tous ces prétendus précurseurs, il ne
rencontra d'abord que des incrédules et des opposants. Ce n'est que plus tard, lorsqu'il fallut se rendre
à l'évidence, qu'on retrouva la circulation partout,
dans Fabrice, dans Colombo, dans Césalpin, dans Servet, dans Fra Paolo Sarpi, et jusque dans Galien et
Érasistrate. C'est là la marche ordinaire. Tout inventeur vivant doit s'attendre à être d'abord nié, puis volé
au profit des morts. M. Flourens remarque, en vingt
endroits, et non sans quelque amertume, ces protesta-

tions de l'ignorance contre la vérité, ces dénis de justice à l'égard du génie. Il a raison, car rien ne choque la raison et le sentiment moral comme l'erreur obstinée et envieuse, qui repousse la lumière en haine de celui qui porte le flambeau. Mais ce n'est pas toujours, ni même le plus souvent, par des motifs intéressés que les plus belles découvertes sont d'ordinaire méconnues, combattues, repoussées. Cette opposition a des causes plus générales, plus profondes, nécessaires, et, par conséquent, jusqu'à un certain point légitimes. Il y a toujours dans le milieu scientifique où se produit une idée nouvelle des motifs plus ou moins-valables de résistance. Les inventeurs ne sont communément ni modestes, ni modérés; ils sont exigeants, impérieux, contempteurs et censeurs. Or les hommes veulent bien être instruits, mais non humiliés, et il est naturel qu'ils n'acceptent pas volontiers une science qu'on leur présente explicitement comme une démonstration de leur ignorance. En outre, il y a des faux prophètes dans la science comme ailleurs, et tout ce qui est nouveau n'est pas pour cela nécessairement vrai. Toutes les vérités sont combattues ! Sans doute, mais toutes les erreurs le sont aussi. Ce n'est pas comme vérités, c'est comme nouveautés qu'on les suspecte et qu'on les repousse. Ce n'est même pas d'ordinaire l'élite des esprits qui s'échauffe rapidement et prend parti pour une découverte ; ce sont les faibles, les ignorants, les mêmes qui font la fortune des faux systèmes, et forment la clientèle des charlatans et des rêveurs. Il ne faut donc pas tant honnir les opposants.

Riolan, que Thomas Bartholin appelait *maximus orbis
et urbis anatomicus*, n'était ni un ignorant, ni un sot,
et les *Circulateurs* n'étaient pas tous des aigles.

§ III.

Sciences EXACTES et *sciences* NON EXACTES.

La diversité des voies de l'esprit n'est pas moins
grande dans les sciences physiques et naturelles que
dans les sciences morales et politiques et dans la sphère
même de l'imagination et de l'art. Ces sciences prétendent pourtant le contraire et s'en vantent. Elles font
volontiers valoir, en preuve de leur supériorité,
l'immuabilité de leurs bases, la fixité de leur objet,
qui refrènent, à les en croire, l'activité trop aventu-
reuse ou désordonnée de l'esprit, et s'opposent aux
combinaisons arbitraires de la fantaisie et du raisonnement. C'est aussi en partie à ce titre qu'elles
se disent et se croient *exactes*. La physique, la chimie et certaines branches des sciences de l'organisation affichent ouvertement cette prétention, contre
laquelle il ne paraît pas qu'on réclame. La médecine
voudrait bien aussi se poser de cette façon; mais elle
n'est pas en mesure — on ne le sait que trop — de le
faire. Elle y aspire pourtant et se flatte d'y arriver en
s'appuyant de tous côtés sur ses voisines, dont elle
imite, au moins extérieurement, les procédés. Elle
s'imagine souvent y être parvenue, et nous avons vu
annoncer déjà plus d'une fois la découverte de la mé-

decine *exacte*, ou, comme on dit aussi, *positive*. La science politique ne désespère pas non plus de se résoudre en formules physico-mathématiques, et on l'a décorée, en vue de ce résultat, du nom nouveau de *Sociologie*. La philosophie même assure, dans quelques livres et quelques cours, être définitivement arrivée, après bien des traverses, à l'état *positif*.

Cependant en y regardant de près, on trouverait peut-être que cette distinction — déjà assez ancienne — entre les sciences dites *exactes* et les sciences *non exactes*, ne peut être fondée que sur quelque malentendu. Il n'y a pas de science inexacte en soi : c'est une contradiction dans les termes. L'esprit opère de la même manière en toutes choses ; il aspire, dans tous les genres de connaissances, à la vérité, et ne trouve sa satisfaction que dans la certitude et l'évidence. Il se trompe souvent sans doute : *Errare humanum est ;* il embrasse souvent, comme Ixion, une nuée à la place d'une déesse ; mais c'est que le fantôme a quelque faux semblant de la réalité. Or, si l'esprit tend toujours et en tout à la connaissance de ce qui est, il n'y a pas apparence qu'il se paye jamais volontairement d'illusions, de mensonges et de chimères en quelque ordre de recherches que ce soit ; qu'il soit plus disposé à affirmer sans raison, sans évidence, en morale, en médecine, par exemple, ou en politique, qu'en physique ou en chimie. Serait-ce dans les objets mêmes de la connaissance qu'il faut chercher le fondement de cette classification des sciences en exactes et non exactes ? Mais ces objets nous sont donnés, nous ne les inventons pas; ils sont tous placés au même titre dans le cercle de l'horizon intellectuel. Ce n'est pas l'esprit qui crée le monde intellectuel et moral, quoiqu'il en soit membre et y habite, pas plus qu'il ne crée le monde matériel. Il a des facultés pour percevoir les phénomènes de ces deux mondes, et ses affirmations ne sont pas plus arbitraires à l'égard de l'un qu'à l'égard de l'autre.

Tout s'éclaircirait peut-être si, au mot Exactitude, on substituait celui de Certitude, qui représente mieux, au fond, la pensée qu'on veut exprimer. Mais la fausseté de cette pensée apparaîtrait alors immédiatement, car qui s'aviserait sérieusement de classer les sciences en certaines et incertaines? Il y a dans toutes du certain et de l'incertain, du clair et de l'obscur; mais ce qui est certain et clair dans l'une ne l'est pas différemment que dans l'autre, et dans tous les cas, bien habile serait celui qui, dans l'arbre encyclopédique, pourrait faire la part relative de certitude, non pas seulement des différentes parties d'une même science, mais encore des sciences qu'on regarde comme les plus disparates par la nature de leurs objets, leurs procédés de vérification et de démonstration, de la géologie, par exemple, et de la psychologie. Si quelqu'un est capable de faire ce triage sur des raisons également satisfaisantes pour les deux parties, *erit mihi magnus Apollo.*

L'équivoque vient donc ici du mot exactitude, qui n'est nullement synonyme de *certitude* en général. Il ne désigne qu'un certain genre de certitude, ou, pour parler plus rigoureusement, la certitude d'un certain ordre de connaissances. Il est emprunté aux sciences qui s'occupent exclusivement des corps, et aux propriétés ou caractères de ces corps qui sont vérifiables par le calcul, la mensuration ou la balance. Les mathématiques pures, qui ne s'occupent que de la Grandeur ou Quantité des choses, sont éminemment et même exclusivement Exactes. Les autres sciences le sont d'autant plus que leur objet se prête plus ou moins, en tout ou en partie, au calcul. Il y en a, et en grand nombre, qui ne le sont pas du tout et qui ne sauraient jamais le devenir, parce que leurs objets n'étant pas susceptibles d'être soumis à la catégorie de la Quantité, ne sont par cela même ni mesurables ni calculables. Mais de ce que les objets de ces sciences ne peuvent être ni mesurés, ni pesés, il ne s'ensuit point qu'ils ne puissent pas être constatés ; et de ce que ces sciences ne sont pas *exactes*, il ne suit nullement qu'elles ne soient pas *certaines*. Ce serait dire qu'elles n'ont pas véritablement d'objet et que ceux qui s'en occupent sont de purs songe-creux. Dans ce cas il faudrait supprimer quatre Académies de l'Institut et les deux tiers au moins des sections de la cinquième. Nous savons des philosophes *positivistes* qui applaudiraient des deux mains à cette exécution.

Ce préjugé est entretenu par un autre consistant à croire que certaines sciences sont définitivement fixées, tandis que d'autres sont toujours en quête de leurs principes. Parmi les premières, on cite volontiers la physique, la chimie, et parmi les secondes les sciences

morales et physiologiques en général. Il n'y a de vrai
en ceci qu'une chose, c'est qu'elles ne se développent
pas toutes en même temps; mais aucune n'est stable
dans sa forme, dans son but, dans ses méthodes. Quelle
distance et quelle différence entre ce qu'on appelait
Physique du temps de Descartes et ce qu'on appelle
ainsi aujourd'hui? A la vérité, on dit que la science est
maintenant solidement assise et qu'elle ne variera plus.
Mais qui peut répondre de cela? Elle a déjà bien varié
depuis Lavoisier seulement. La découverte d'un fait,
un point de vue nouveau introduit par quelque esprit
inventif, peuvent la faire changer encore une fois de
face. Il n'y a aucun terme assignable à ces révolutions.

Une dernière marque, un peu contradictoire à la
précédente, de la supériorité des sciences dites exactes
et de la faveur dont elles jouissent, serait qu'elles pro-
gressent, tandis que les autres restent stationnaires.
Mais quelle est la mesure du progrès? L'application, la
pratique. C'est du moins la plus appréciable, la moins
contestable, car le perfectionnement théorique et logique est sujet à dispute. Savoir c'est pouvoir, a-t-on
dit. D'après cette règle, si la vapeur, la télégraphie
électrique, l'éclairage au gaz, la photographie, etc.,
sont des témoignages des progrès de la physique et de
la chimie, le quinquina, le mercure, la vaccine, la
lithotritie, la médication iodée, les procédés anæsthé-
siques, etc., seront des signes tout aussi certains des
progrès de la médecine ; et de même l'adoucissement
général des mœurs, le respect de la vie et de la liberté
humaines, la consécration de plus en plus généralisée

et plus nette de l'empire du droit dans les institutions publiques et dans les rapports privés, la tolérance religieuse, etc., seront les preuves du perfectionnement de la science morale et politique. Ce n'est donc ni aux divers degrés de certitude, ni à la propriété privilégiée de progresser, ni à la stabilité des principes, que telles ou telles sciences peuvent prétendre à la supériorité. La mesure de leur valeur relative doit être cherchée ailleurs que dans ces conditions.

Il résulte de là, ce semble, que la tendance de plus en plus grande des sciences censées non exactes, et en particulier des sciences physiologico-médicales, à se modeler sur celles qui passent pour l'être, est foncièrement vicieuse, car leur objet étant en définitive différent, les moyens de vérification et de démonstration ne sauraient être les mêmes ; et que cette méthode prétendue *exacte* et *positive* doit immanquablement conduire à des conceptions arbitraires, et ouvrir à l'esprit d'hypothèse la porte qu'elle prétend fermer.

§ IV.

1. De la superstition scientifique et des sciences OCCULTES au dix-neuvième siècle. Magnétisme animal, phrénologie, homœopathie, tables tournantes, nécromancie, théurgie, etc... — 2. La MÉDECINE science occulte. — 3. De l'idée de la science au point de vue spéculatif. La recherche de l'impossible. Alchimie et alchimistes.

I

L'histoire des Superstitions a une lacune. On ne

ne s'est guère occupé que de la superstition religieuse.
Il convenait d'y joindre la superstition scientifique.
Le domaine de la science n'a pas plus de privilége,
sous ce rapport, que celui de la foi. La superstition
peut s'établir également dans l'un et dans l'autre; elle
y est la même en essence, la même dans ses effets.
Dans l'ordre religieux la Superstition consiste à prendre pour de la religion ce qui n'est pas de la religion ;
c'est une Pseudo-Religion. La superstition scientifique
est une contrefaçon de la science, une Pseudo-Science.
Ces deux sortes de superstition vont d'ordinaire de
compagnie, car la Religion et la Science, filles jumelles
de l'esprit, se dégradent ou s'épurent parallèlement.
La pensée religieuse de l'Africain tremblant d'horreur
devant le tronc d'arbre dont il a fait son fétiche, n'est
pas la même que celle de Newton inclinant sa tête au
nom de l'Être des êtres; et pareillement la conception
scientifique de ce sauvage, témoin d'une éclipse de
soleil qu'il attribue à l'attaque d'un serpent gigantesque, n'est pas celle du géomètre qui n'y voit que
l'occultation d'un corps lumineux par un corps opaque, résultat nécessaire du mouvement général des
astres. Le contraste de ces conceptions se révèle bien
mieux encore dans les conséquences pratiques. En
effet, tandis que l'homme sauvage égorge devant son
idole un enfant arraché des bras de sa mère, le philosophe adore le Créateur en esprit et en vérité et le
sert par l'accomplissement de la loi morale ; et pendant que le premier, effrayé du phénomène céleste,
s'agite comme un insensé en poussant vers le ciel des

cris de fureur et de menace pour mettre le monstre en fuite, le second attend tranquillement la réapparition de l'astre, dont il connaît d'avance l'instant précis par un calcul infaillible.

Ces rapprochements offrent le type le plus bas et le type le plus élevé de la religion et de la science.

La superstition scientifique n'a pas toujours des caractères aussi grossiers. Elle est susceptible d'une sorte de perfectionnement logique et de culture. Elle suit, à sa manière, les progrès de la vraie science, dont elle imite la langue, les formes, les procédés, et sur laquelle elle est greffée comme une excroissance parasite. C'est aussi en proportions inégales qu'elle se mêle, suivant les lieux et les temps, avec la science légitime. A certaines époques les croyances pseudo-scientifiques prédominent, et alors il n'y a pas de science proprement dite; dans d'autres elles s'introduisent à doses variables dans le système des véritables connaissances, qui tendent toujours et de plus en plus à éliminer ces produits hybrides, mais sans y parvenir jamais complétement.

La science moderne croit pourtant s'en être définitivement débarrassée. Elle a coutume de placer en tête de ses plus beaux titres de gloire sa constitution même comme science. Les anciens, à l'entendre, eurent des connaissances, mais pas de véritables sciences; ils avaient la curiosité plutôt que l'esprit scientifique. Aussi, ce que la science moderne vante par-dessus tout, c'est sa législation; elle y tient plus encore qu'à ses conquêtes. Après avoir assaini ses

domaines si longtemps souillés, son principal souci
est de veiller à ce que désormais il ne s'y introduise
rien de suspect ; et sur ce point, elle se flatte d'avoir
perfectionné sa police intérieure, comme on a fait
de celle des villes.

On cite comme un des premiers et des plus beaux
résultats de cette réforme, l'abolition d'une classe entière de pseudo-sciences et d'arts fantastiques corres-
pondants, qui occupèrent, pendant des siècles, dans
l'arbre encyclopédique la place des connaissances réelles
et des arts utiles. Parmi ces sciences, il suffit de rappeler
l'astrologie, la magie, la théurgie, l'alchimie, la cabale.
Toutes ces doctrines, et d'autres encore, licites ou illi-
cites, sacrées ou profanes, portèrent longtemps le titre
de sciences *occultes,* soit parce que leurs théories et
leurs pratiques impliquaient l'existence d'un monde
supra-sensible, soit parce qu'elles supposaient dans la
matière, à côté et en dehors des lois qui règlent les
phénomènes naturels, des influences, des qualités, des
puissances *occultes* dont l'étude constituait une science
d'un ordre plus relevé, soit parce que ces connaissances *transcendantes,* très-difficiles à acquérir et
réservées par conséquent à quelques privilégiés, don-
naient à celui qui en avait le secret un empire mystérieux et redoutable sur la nature et sur les hommes. La
philosophie moderne fit justice de ces vains simulacres
de science et ouvrit de nouvelles et meilleures routes
dans la recherche de la vérité.

Que cette épuration ait été légitime et un immense
bienfait, c'est ce que personne ne serait tenté de nier

aujourd'hui. Le mouvement scientifique du xvie siècle n'a de comparable en grandeur que le mouvement religieux et social du christianisme. Cependant le spectacle de cette destruction en grand de tant d'idées amassées par le temps, de tant de systèmes si laborieusement construits, de toute cette science de laquelle s'étaient nourries tant de générations, de tous ces curieux ouvrages de l'esprit humain, est à la fois triste et menaçant. Si, en effet, cette destruction fut juste et conforme à l'ordre, qui nous répond à nous, hommes nouveaux, de la solidité de nos œuvres d'un jour? Si l'élite du genre humain et le genre humain tout entier ont été livrés pendant des milliers d'années à une sorte de folie scientifique, qui nous dit qu'en sortant de ce rêve nous ne sommes pas entrés dans un autre peut-être plus long que le premier? Ce sont là des questions qui ne peuvent jamais être résolues par l'époque qui les pose. Il en faut laisser la solution aux générations pour qui notre présent sera le passé. Celles-là feront aussi leur science, et leur science jugera la nôtre, de même que la nôtre a jugé l'ancienne. Mais la nature, la forme et la date de la sentence sont des secrets.

Une question plus abordable, parce que nous avons sous la main les éléments de sa solution, est celle de savoir si cette espèce d'illusion logique qui perpétua si longtemps le règne des sciences dites occultes, et qui projeta son ombre sur toutes les autres branches du savoir, a cessé aussi complétement qu'on le croit généralement. Cette question, bien qu'assez peu respectueuse, n'a cependant rien d'absurde. Elle n'est pas même paradoxale. On trouvera, à la réflexion, que la continuation de l'illusion dont il s'agit est non-seulement possible, mais encore extrêmement probable.

Le premier fait à constater est l'étonnante durée et l'universalité d'empire des doctrines occultes. Si l'on consent à retrancher les deux ou trois derniers siècles, on les verra, à partir de là, se prolonger sans interruption sur toute la terre, dans tous les temps, et confondre leur origine avec celle du genre humain. Cette longue autorité est d'autant plus extraordinaire, que ces sciences, même les plus fantastiques en apparence, tendaient toutes à la pratique. C'était à leur décision souveraine que les individus et les gouvernements confiaient leurs intérêts les plus chers et les plus positifs. C'est de la cage des poulets sacrés que sortirent les plus importantes résolutions du sénat et des généraux de Rome. C'est la sentence d'une magicienne, d'un chiromancien, d'un tireur d'horoscopes, qui réglait les actes de la vie publique et privée de la plupart des hommes. Au xve et au xvie siècle, il n'y avait pas de si petit prince en Europe qui n'eût son Astrologue, qu'on envoyait chercher dans toutes les occasions importantes pour qu'il demandât aux astres s'il fallait partir ou rester, livrer bataille ou se retrancher. S'agissait-il d'accomplir une vengeance, de nuire à son ennemi, de tuer ses troupeaux, de dévaster son champ, de gagner un cœur, c'était la magie qui fournissait les sorts, les formules d'exécration, les philtres, et prescrivait les cérémonies appropriées au but. Enfin, c'est à la médecine occulte, à la thérapeutique mystérieuse d'incantation, d'attouchement, d'insufflation, des amulettes, des talismans, des songes, qu'on confiait de préférence les plus précieux des biens, la santé et la vie. Le rapport étroit et immédiat de ces pseudo-sciences avec la vie, leur contact continuel avec l'expérience, auraient dû, ce semble, en faire apercevoir immédiatement la vanité. Que des recherches de simple curiosité spéculative, telles que celles de l'antique cosmologie ou de la théologie scolastique, puissent s'épuiser en efforts stériles, et n'enfanter que des systèmes tout à fait arbitraires, c'est ce qui se conçoit sans peine, parce que dans ces régions désertes de la pensée, l'esprit peut bâtir ce qui lui plaît. Mais que des doctrines relatives à des objets placés dans la sphère de l'observation, incessamment soumises dans de continuelles applications à l'épreuve de l'expérience, puissent, quoique extravagantes jusqu'à l'absurde, forcer la conviction raisonnée des savants, et servir de règle pratique dans le cercle même des réalités matérielles, c'est ce qui semble inexplicable. *A priori*, une pareille illusion paraît contradictoire et impossible. Toutefois l'histoire prouve qu'elle est non-seulement possible, mais encore en quelque sorte nécessaire. Sa perpétuité et son universalité ne permettent pas de la regarder comme un phénomène accidentel. Elle dépend donc d'une cause également continue et universelle.

Il sert de peu d'alléguer les raisons banales de la faiblesse naturelle de l'esprit humain, de l'influence de l'autorité, de la force des habitudes, de l'entraînement de l'exemple, de l'amour du merveilleux, et autres semblables. Il reste toujours à comprendre comment ces sources d'erreur peuvent indéfiniment prévaloir contre les témoignages immédiats des sens, contre les enseignements de la plus grossière expérience, contre les suggestions les plus spontanées du sens commun, enfin contre la raison elle-même armée de règles et de méthodes logiques des plus compliquées. On ne fait donc par là qu'analyser cet égarement de la raison dans ses éléments; ce n'est pas l'expliquer, c'est seulement l'excuser, sinon l'absoudre.

Quoi qu'il en soit, le fait est constant. Il est avéré qu'une sorte de délire scientifique, systématiquement et régulièrement constitué, a possédé pendant une longue suite de siècles le monde intellectuel. On le voit se développer partout dans l'histoire comme un fruit naturel de l'esprit humain. Dès lors il devient difficile de croire à sa cessation subite et complète. Ainsi, tout en admettant un changement de position et de direction depuis deux ou trois cents ans, il est à présumer, avant toute vérification directe, que l'esprit scientifique du passé a dû se maintenir au milieu de nous dans une proportion quelconque. Toutes les analogies sont contre la possibilité d'une transformation soudaine. Ces sortes de *saltus*, comme disait Leibnitz, sont inconnus dans la nature. La raison scientifique, considérée dans sa manifestation dans le temps, a nécessairement des phases. Ce développement ne procède pas par moments détachés ; il faut plutôt se le représenter comme une progression continue et sans intervalles.

La science tend incessamment vers un idéal logique qu'elle cherche à réaliser, mais elle ne le fait que peu à peu et toujours imparfaitement ; car, d'une part, cet idéal, tel qu'il se présente à un moment donné, ne peut jamais être réalisé en même temps dans les différentes sphères du savoir, et d'autre part il ne reste pas fixe ; il change lui-même aussitôt qu'il est atteint ou près d'être atteint, et en changeant il se déplace, laissant toujours ainsi un espace à combler à l'activité humaine. Cette évolution indéfiniment transitoire, quoique toujours uniforme dans sa marche, a pour résultat le perfectionnement graduel de l'idée scientifique et la conscience de plus en plus nette des moyens de la réaliser. Sa conséquence dernière, si elle pouvait être atteinte, serait de faire disparaître toute différence entre ce qui est cru et ce qui est su, d'égaler en toutes choses le domaine de la science à celui de la foi.

Mais cette équation de la foi et de la science est, en logique, comme en politique et en morale, celle de la liberté et de l'ordre, de l'intérêt public et de l'intérêt privé, des droits et des devoirs, toujours à l'état de *desideratum*. Par suite de difficultés supérieures, inhérentes à la nature même de l'esprit humain et à l'usage pratique de ses facultés, la solution de ces Antinomies n'est et ne saurait jamais être que partielle et approximative. De là vient qu'aujourd'hui, trois siècles après la réforme philosophique à laquelle la science moderne place le commencement de son histoire, l'élément superstitieux ou pseudo-scientifique n'est décidément exclu que d'un très-petit nombre de connaissances, qu'il se maintient à un degré notable dans plusieurs, et qu'il domine encore manifestement dans quelques-unes.

C'est donc une grande erreur d'imaginer que l'acquisition théorique de la vraie méthode, c'est-à-dire la connaissance rationnelle des conditions logiques de la construction et de la démonstration de la science, est une sauvegarde suffisante contre l'établissement des croyances pseudo-scientifiques. Il en est en science comme en morale ; les bons principes y abondent ; ils sont très-vantés et peu pratiqués. La science moderne, malgré ses grandes prétentions, est travaillée des mêmes maux que la science ancienne. L'*Organum* de Bacon n'a pas été moins fécond en déceptions que l'*Organon* d'Aristote, et la méthode inductive n'a, comme antidote de l'erreur, guère plus de vertu que la méthode syllogistique. Quoi qu'il en soit, au fond, de la valeur spéculative de la logique scientifique moderne, toujours est-il que ses procédés sont aujourd'hui, comme autrefois ceux de la logique scolastique, au service de l'erreur comme à celui de la vérité. C'est au nom des Faits, de l'Expérience, de l'Observation ; c'est sous la protection et l'escorte d'un imposant étalage de formules techniques, de chiffres, de statistique, que se propagent des doctrines aussi chimériques que les anciennes sciences occultes. Dans ces derniers trente ans même l'esprit du vieux monde intellectuel a fait ostensiblement un retour offensif. La plupart des doctrines, croyances et pratiques mystérieuses, qui semblaient ensevelies pour jamais dans ce *sepulcretum* de l'histoire, où s'entassent successivement les productions mortes de l'esprit humain, comme dans les antiques nécropoles d'Égypte les restes momifiés des races animales, ont été remises en crédit parmi le peuple, et à l'étude parmi les savants. Des curieux d'Antiquailles veulent s'assurer si les cadavres enfouis dans ces oubliettes n'auraient pas par hasard conservé un reste de vie et s'il ne serait pas possible de les faire lever et marcher par quelque opération galvanique. Le magnétisme animal, la phrénologie, l'homœopathisme, les tables tournantes, l'évocation des esprits et des morts, l'alchimie, la magie occupent très-honorablement la scène scientifique ; et la Nature elle-même, rentrant en plein moyen âge, paraît vouloir se mettre en révolte contre les lois que s'avisèrent de lui imposer les Galilée, les Kepler, les Descartes, les Newton et les Laplace ; s'il faut, du moins, s'en rapporter à l'*Univers*, qui enregistre chaque semaine un miracle !

Cette assimilation du Magnétisme, de la phrénologie, de l'homœopathie aux arts occultes, quoique paradoxale en apparence, n'en est pas moins très-fondée. Ces pseudo-sciences modernes ont, en effet, les mêmes vices logiques, les mêmes caractères extérieurs que les anciennes. Elles sont aussi, comme leurs aînées, des superstitions, en ce sens qu'étrangères à la science légitime, elles la simulent cependant par un vain appareil de méthode et de démonstration. Ce ne sont pas seulement des systèmes en l'air, comme étaient, par exemple, les théories physiques de Bernardin de

Saint-Pierre. Elles diffèrent des simples erreurs dogmatiques par quelques traits saillants. D'abord, quelles que soient les circonstances de leur première apparition, et quel qu'ait été le mobile de leurs auteurs, elles ne tardent pas à revêtir les formes du charlatanisme. Elles s'adressent de préférence à la foule et professent un grand dédain pour les savants qui, à la vérité, le leur rendent bien. L'atmosphère de la vraie science ne leur convient pas; elles s'y trouvent mal à l'aise et comme dépaysées. Leur clientèle se compose principalement d'hommes étrangers aux sciences en général, et plus particulièrement à celles qui leur seraient le plus nécessaires pour apprécier la valeur de ce qu'on leur enseigne. Descendant ainsi d'étage en étage jusqu'à la couche populaire, ces doctrines y dégénèrent rapidement en grossières superstitions, exploitées par l'industrialisme le plus abject. Les diseurs et diseuses de bonne aventure emploient concurremment dans leur art la Cranioscopie et les cartes, et dans des circulaires imprimées se présentent au public sous le patronage commun du grand Etheilla, de mademoiselle Lenormand et du docteur Gall! Le magnétisme animal est mis en œuvre dans le même goût.

Tel est le sort de ces doctrines. Ce résultat est significatif, car il leur appartient en propre. On ne voit pas, en effet, les systèmes d'origine et de caractère sincèrement scientifiques, vrais ou faux, tomber ainsi dans le domaine public, et devenir la science de tous ceux qui n'en ont point d'autre.

La dissémination si prompte de ces pseudo-sciences

dans les plus basses régions de la société, et leur grande popularité, ont cependant besoin d'être expliquées. Il ne suffit pas qu'un système, prétendu scientifique, soit absurde pour être accueilli par la multitude, bien qu'elle n'adopte guère que ceux-là, il faut encore qu'il s'adresse à des instincts, à des passions, à des intérêts généraux humains; il faut qu'il donne ou promette quelque chose de plus qu'une connaissance purement spéculative. Or, il se trouve que ces doctrines contiennent toutes un des excitants les plus énergiques de la curiosité humaine, le merveilleux, et elles offrent le merveilleux sous la forme la plus attractive, celle qui fit la longue fortune des anciens arts occultes, c'est-à-dire la promesse de la communication de *secrets* précieux et la possibilité d'acquérir les plus grands biens par des moyens prompts, faciles et ignorés du reste des hommes. Elles caressent ainsi deux des éléments les plus actifs et les plus tenaces de notre nature intellectuelle et morale, celui qui fut, dit-on, la cause de la révolte et de la chute de Satan, l'*orgueil de l'esprit*, et celui, plus innocent et dont la religion a fait même une vertu, l'*espérance*.

Ce caractère n'est pas douteux, du moins, pour le magnétisme animal, qui par ses pratiques, son but et ses allures mystiques, a la plus frappante analogie avec les arts théurgiques et magiques. Qu'est-ce qu'une somnambule pour le croyant qui vient la consulter et même souvent pour le desservant de sa chapelle, sinon une manière de pythonisse qui connaît le passé et l'avenir, dont le regard prophétique plonge au loin dans l'espace et dans le temps, qui tient dans sa main la santé et la maladie, la vie et la mort? Il ne faut pas se laisser abuser par le vernis de phraséologie physiologique dont les magnétistes en titre essayent de couvrir le fond occulte de la doctrine. C'est l'élément merveilleux, et cet élément seul, qui le soutient et le propage.

La phrénologie est aussi, dans sa partie pratique, une petite magie. Un des plus ardents désirs des hommes a toujours été de pouvoir pénétrer dans le secret des pensées et du cœur, et de reconnaître à des signes certains ce qu'ils ont à craindre ou à espérer de leurs semblables. C'est ce désir que prétendaient satisfaire autrefois une demi-douzaine d'arts spéciaux, la Chiromancie, la Métoposcopie, l'Ophthalmoscopie, etc., etc., fragments détachés d'un art général divinatoire appliqué à tous les êtres de la nature, la Physiognomonie. La cranioscopie, sous sa forme vulgaire, est un art de cette espèce. Gall lui-même le savait très-bien. Aussi, à ses débuts, il comptait pour le moins autant pour la fortune de son système, sur le prestige de ses divinations horoscopiques dans les prisons, les écoles et les salons, que sur son anatomie et sa physiologie. Toute la valeur populaire de la phrénologie est d'être un art physiognomonique. Les phrénologistes eux-mêmes pourraient d'autant moins le nier que toutes les applications qu'ils assurent pouvoir faire de leur système à l'éducation, à la jurisprudence criminelle, à la médecine légale, supposent l'existence de cet art. On ne fait donc pas tort à la doctrine en expliquant de cette manière sa popularité.

2.

Quant à la tabulomancie, sa filiation est si évidente qu'il serait oiseux de s'arrêter à la démontrer. C'est une restauration de toutes pièces de la théurgie alexandrine et de la nécromancie.

A tous ces signes, indiquant l'affinité des pseudo-sciences de notre temps avec celles des siècles passés, il s'en joint un autre qui, pour être moins apparent, n'est pas moins caractéristique. Les partisans actifs de ces systèmes, les hommes qui en font profession, forment, comme les anciens adeptes des sciences occultes, une classe à part parmi les savants. Ils ne sont pas simplement des physiologistes, des naturalistes, des médecins, des philosophes : ce sont des Spécialistes, ayant des allures et une physionomie propres. Leur association a moins le caractère d'une école que celui d'une confrérie, et la manière dont ils communiquent d'ordinaire la doctrine ressemble plus à une initiation qu'à un enseignement scientifique. On dirait qu'ils ne seraient pas fâchés, et encore moins surpris, qu'on les crût possesseurs d'une science qui n'est pas commune, qui ne s'apprend pas comme les autres, et pour laquelle il faut des études et des préparatifs tout particuliers. Pourvus d'une dose à peu près égale de crédulité et de charlatanisme, — deux ingrédients qui s'allient très-bien, — ils s'imaginent positivement être doués de lumières exceptionnelles; et si on le leur permettait, ils attribueraient volontiers à leur personne l'importance qu'ils supposent à leur doctrine. Sans faire un secret de leurs dogmes, ils n'en parlent cependant qu'avec une réserve prétentieuse aux profanes;

ils ont toujours l'air d'en savoir plus qu'ils n'en disent et n'en veulent dire ; ils débitent d'un ton d'oracle les absurdités les plus solennelles, et noient le peu de vérités que contient le système dans un fatras pédantesque de formules techniques inextricables. Leur terminologie barbare, vrai grimoire, dont ils prétendent avoir la clé, semble destiné à cacher plutôt qu'à révéler de profonds mystères. On retrouve assez bien dans tout cela la manière des anciens possesseurs d'arcanes.

Et l'analogie ne s'arrête pas là. Les arts occultes ne sont pas seulement de rares et sublimes connaissances ; ils ont aussi une utilité sociale positive. L'homme qui n'est et ne sait rien, peut immédiatement être et savoir quelque chose en se faisant magnétiseur, phrénologiste, homœopathe. Il acquiert par là un titre, une position et même un état. Indépendamment des devins et devineresses de mansarde, exerçant une petite sorcellerie à l'usage des servantes et des grandes dames, il y a, parmi les notabilités de la phrénologie, des praticiens vivant honorablement de leur talent cranioscopique, en allant en ville faire l'horoscope des enfants des deux sexes. Le somnambulisme est également une profession : on peut louer à l'heure ou à la journée une somnambule lucide, et il y a des entrepreneurs pour cela. L'homœopathie vend par tous pays assez avantageusement ses globules. En Amérique, un bon trucheman du langage des guéridons, un *medium* en renom se paye jusqu'à cent dollars par séance.

Tous ces métiers-là diffèrent-ils beaucoup, hors le langage et l'habit, de celui des astrologues ?

Il est donc certain qu'à cette heure, en plein XIXe siècle, en face des cinq académies de l'Institut, des corps complets de doctrines, dont la consanguinité avec les arts occultes les plus décriés est d'une irrécusable authenticité, s'établissent journellement au milieu de nous, sans autorisation légale, et même y font une assez belle figure ; et, si l'on y regardait de près, on s'assurerait que plus d'une de nos sciences les plus accréditées, par exemple, la médecine, est encore, à ce point de vue, fort sujette à caution.

II

Le mot *médecine* vient de se glisser ici à l'occasion des sciences occultes. Je ne l'ai pas cherché ; je l'ai involontairement rencontré. Il n'y aurait rien d'étonnant que la médecine actuelle se sentît blessée de cette rencontre, quoiqu'elle soit un simple rapprochement, et non une assimilation. Mais la situation particulière de cette science, au point de vue logique, est si propre à éclaircir et à justifier les considérations qui précèdent, que je n'hésiterai pas à en tirer parti, au risque même de quelque scandale. Ce n'est pas que les médecins soient tout à fait sans scrupules sur la valeur de leur science. Il en est un certain nombre qui sentent les côtés faibles de sa constitution ; mais il en est très-peu qui se fassent une idée bien nette de la nature et de l'étendue de ce déficit. Une comparaison directe de la science médicale avec les pseudo-sciences des temps passés serait choquante, et, sous bien des rapports, peu équitable ; mais on ne s'écartera pas beaucoup de la vérité en réduisant l'assertion à ceci, savoir : que les propositions doctrinales qui composent aujourd'hui le savoir du médecin et les préceptes pratiques qui dirigent sa conduite dans l'exercice de l'art, sont, en grande partie, des connaissances, logiquement parlant, pseudo-scientifiques, c'est-à-dire des notions acquises et acceptées hors des conditions indispensables de crédibilité que la critique philosophique impose aujourd'hui à toute affirmation dogmatique. Ce sont de simples opinions, en droit hors de la science, mais qui la simulent. De là naît pour la médecine une illusion analogue dans son principe et dans ses résultats à celle qui a signalé le règne des doctrines occultes.

Un exemple suffira pour éclaircir et peut-être pour faire passer cette malsonnante proposition.

La médecine occulte du moyen âge avait un très-riche formulaire, comme on en jugera par les recettes suivantes tirées de son *Codex*.

Pour le mal de tête, une plante de verveine appliquée sur la nuque (1).

Pour l'épilepsie, un brin de sureau suspendu au cou (2).

Pour l'hypochondrie, un sachet de safran sur le cœur.

Pour faciliter la sortie des dents, les yeux d'écrevisse.

(1) *Auct.* Forestus.
(2) *Auct.* Anton. Hartmann et Bartholin.

Pour arrêter le crachement de sang, appliquer sur l'estomac un crapaud tué pendant que le soleil est dans le signe du lion, etc., etc. (1).

Parmi les recettes ingénieuses de la thérapeutique magnétique ou sympathétique de cette époque, une des plus remarquables est celle dont on se servait encore à Rome au XVIIᵉ siècle pour la guérison de la lèpre et autres maladies cutanées. C'est le père Kircher (2) qui en a donné la meilleure description comme témoin oculaire. Dans les montagnes des environs de Bracciano, il y avait une caverne ; dans cette caverne il y avait des serpents, et ce sont ces serpents qui guérissaient la lèpre. Voici comment. Le malade, dit le docte jésuite, ayant été d'abord purgé, est transporté dans la grotte, dont la température est sensiblement plus élevée que celle de l'air extérieur; on le déshabille, on l'étend tout nu par terre ; la chaleur du lieu ne tarde pas à le faire suer, et dès qu'il sue, il s'endort. Pendant qu'il est ainsi endormi et sans mouvement, les serpents des environs, alléchés par l'odeur de la sueur, sortent de leurs trous par centaines, s'enroulent autour du corps du patient et se mettent à le lécher délicatement sans lui faire aucun mal. Comme le moindre mouvement les mettrait en fuite, il est important que le malade demeure immobile. Aussi, pour prévenir de sa part les mouvements involontaires que la peur ou le dégoût des reptiles pourrait provoquer, on lui administre quelquefois une dose

(1) Hoffmann, *Method. medend.*, lib. I, cap. XIX.
(2) *De arte magnetica*, lib. III, pars 7.

d'opium. Au bout de deux à quatre heures de sommeil on le retire de la caverne, et on recommence les jours suivants jusqu'à la parfaite guérison, qui ne se fait pas attendre.

En fait de ridicule et d'extravagance, il serait difficile de trouver quelque chose de plus satisfaisant. Le médecin moderne sourit en lisant cette recette, et se réjouit en son cœur d'être né à une époque où les progrès de la méthode scientifique ont purgé la médecine de ces croyances absurdes. Il s'étonnera que de telles rêveries aient pu trouver crédit auprès des savants. Il prouvera admirablement, s'il consent toutefois à discuter le fait, qu'aucune théorie supportable ne peut justifier une médication de cette nature ; il mettra en avant tout ce qu'on sait ou croit savoir sur l'éléphantiasis d'une part, et de l'autre sur les serpents ; il démontrera victorieusement qu'il n'y a aucun rapport imaginable entre cette maladie et ces reptiles. Si l'on allègue les expériences, il demandera par qui, comment, dans quelles conditions ont été faites ces prétendues expériences ; il fera remarquer l'extrême invraisemblance de cette convocation de serpents ; il voudra qu'on lui donne détail de chaque cas dans toutes ses circonstances, qu'on indique le nombre des malades et celui des serpents, qu'on signale les précautions prises pour écarter toutes les causes d'erreur, qu'on montre enfin que cette croyance est une conclusion légitimement déduite des faits observés. Et après avoir épuisé son arsenal d'objections, il conclura lui-même que l'histoire de la caverne n'est qu'un conte de vieille femme.

que l'ignorance et la crédulité les plus honteuses ont pu seules accréditer.

Nous sommes tout à fait de l'avis de ce médecin. Cependant il importe à notre but de remarquer que, dans la pensée des médecins de ce temps, cette médication avait une signification toute différente. Elle y prenait une forme scientifique. Sa crédibilité se justifiait suffisamment par sa liaison avec des dogmes physiologiques et pathologiques universellement reçus, par sa conformité avec d'autres faits d'un genre analogue précédemment connus. Théoriquement elle était parfaitement explicable par les idées alors en vigueur, et son introduction dans la science courante n'avait rien d'insolite ni d'extraordinaire. Comme simple observation, elle était attestée par des témoignages auxquels la critique historique d'alors ne trouvait rien à redire. C'était un fait de notoriété publique, certifié par les médecins et professeurs de Rome. On citait les dates, les lieux, les personnes. On racontait comment cette découverte avait été faite par hasard par un lépreux qui, s'étant égaré, et surpris par la pluie, s'était réfugié dans la caverne à moitié nu, et s'y était endormi ; qu'à son réveil il fut saisi d'horreur en se voyant couvert de serpents, et s'enfuit précipitamment, mais qu'il s'aperçut bientôt qu'il était guéri. Le fait ayant été divulgué, d'autres malades allèrent alors se livrer aux bienfaisantes caresses des serpents, et revinrent guéris comme le premier. Ainsi, historiquement, le fait n'avait rien de fabuleux ni de suspect. Quant à la propriété curative des attouchements des serpents, il n'y avait rien qui répugnât aux idées médicales de ce siècle. Ce n'était qu'un exemple de plus des cures opérées *per translationem* ou *transplantationem*, les serpents se chargeant des principes morbides exhalés sur la peau du malade, de même que des chiens couchés avec un goutteux prenaient la goutte à leur compte. La possibilité de cette transplantation et son mécanisme n'offraient pas plus de difficultés. Les esprits vitaux ou autres effluves subtils, attirés ou repoussés par des mouvements occultes de sympathie, offraient immédiatement une explication très-sortable. L'existence de ces esprits était mise elle-même hors de contestation ; car ce n'est que par eux qu'on pouvait se rendre compte des innombrables faits d'action à distance et de mouvements invisibles offerts par la nature, et dont on donnait surtout pour exemple les phénomènes de l'aimant. Ces esprits étaient alors des espèces de *factotums* dans la science, comme les *esprits familiers* dans les ménages. La race n'en est pas éteinte, et leurs enfants s'appellent aujourd'hui des *fluides*.

On voit donc que la médication par les serpents était *rationnelle*, comme on parle à présent ; elle n'était pas *raisonnable*, dans le sens absolu, mais parfaitement *raisonnée*. Fondée sur des expériences, plausiblement expliquée, conséquente dans toutes ses parties, elle était revêtue d'une forme logique régulière. Son admission n'était pas le résultat d'une crédulité aveugle et passive, mais le produit d'une conviction acquise dans un but et par une méthode scientifiques. Cependant, dit-on, la méthode était fautive, les théories fantastiques, les expériences illusoires! Sans doute; mais il ne s'agit pas de cela. Il ne s'agit de constater ici autre chose sinon que cette opinion réunissait en sa faveur tout ce que la critique scientifique du temps exigeait pour qu'un dogme médical quelconque fût reconnu vrai, certain et fondé en raison.

Voyons maintenant si la philosophie médicale moderne a fait assez de progrès pour rendre impossible cette sorte d'illusion.

Les termes de comparaison abondent. Il n'y a qu'à ouvrir un traité de médecine pratique, un *Formulaire*, un *Codex*, un dictionnaire; on en trouve un à chaque page. Nous prendrons le suivant, non comme le meilleur qu'on pût choisir, mais comme un des plus populaires et des plus connus.

Chacun a entendu parler de la gastrite, et même, il y a quelques années, chacun croyait l'avoir. Sans faire ici de médecine (1), nous dirons qu'on désigne par ce mot l'inflammation de la membrane qui revêt intérieurement l'estomac. Quant à la chose signifiée par le mot inflammation, la définition en serait infiniment plus difficile. Il suffit de dire qu'on s'en ferait une idée suffisamment claire, quoique bien grossière, en se représentant l'état de la peau du visage prise de fluxion ou d'érysipèle. La peau, dans ces cas, devient, comme on sait, rouge, chaude, gonflée et douloureuse. Placez tous ces caractères sur la peau interne de l'es-

---

(1) Ceci était écrit pour un Recueil étranger à la médecine la *Revue des Deux-Mondes*).

tomac, et vous aurez à peu près l'image d'une gastrite. C'est du moins ce que disent les livres et nos maîtres. Personne n'ignore non plus que, cette maladie étant constatée, la première chose que fait le médecin est d'appliquer sur le creux de l'estomac un certain nombre de sangsues (dix, quinze, vingt) qu'on y laisse se gorger de sang, et dont on ne ferme ensuite les piqûres qu'après qu'elles ont coulé plus ou moins longtemps. Cette soustraction de sang, opérée sur ce point déterminé, passe pour agir puissamment et favorablement sur l'organe intérieur souffrant. C'est parmi les moyens imaginés pour le traitement de la gastrite le plus universellement employé. Le médecin qui négligerait de l'appliquer serait taxé d'imprudence, sinon d'ignorance, et celui qui le prescrit se croit parfaitement en règle avec sa conscience et avec la science.

Cette confiance morale et cette quiétude logique reposent pourtant sur des fondements si faibles, qu'on n'a plus trop le courage de faire le procès au P. Kircher, à l'endroit de ses serpents. Si vous demandez au médecin la démonstration scientifique de cette méthode, vous serez étonné de reconnaître qu'il est incapable de la produire, et il sera probablement aussi étonné que vous de son impuissance à cet égard. C'est qu'en effet il ne s'était jamais posé directement la question à lui-même. Il est, sans s'en douter, dans l'illusion logique de ses confrères du XVIe siècle. Forcé de répondre, il invoquera inévitablement et avant tout l'expérience. Mais alors on lui demandera, comme à l'homme à la caverne, quelle garantie il a que cette expérience a été

véritablement faite et qu'elle est concluante? S'il cite
des faits, on lui prouvera, avec une étonnante facilité,
des que ces faits sont mal déterminés, variables, sujets à
des interprétations multiples et diverses, contradictoires, insignifiants, en somme inconcluants. Si, sortant du
terrain de la pure observation empirique, où il est
déjà si mal à l'aise, il s'adresse à la théorie, il tombe
dans un autre abime de difficultés. Quelque notion
qu'il se fasse de l'état morbide de l'estomac appelé
gastrite, il lui est tout à fait interdit d'établir un lien
de causalité, je ne dis pas évident, mais même plausible, entre la saignée locale exécutée sur l'épigastre
et la modification interne que cette opération est
censée produire dans l'estomac même. Le seul but
appréciable de cette pratique est en effet de dégor-
ger la surface intérieure de l'estomac, d'en soutirer
l'excès de sang dont on la suppose pénétrée, et dont
l'accumulation anormale dans son tissu est, selon les
idées reçues, un des éléments principaux de l'état
inflammatoire. Mais comment prouvera-t-il que le
moyen est ici approprié au but? Ces deux surfaces, la
saine et la malade, sont complétement séparées, non-
seulement par d'épais tissus, mais même par des es-
paces vides; leurs vaisseaux capillaires sanguins sont
tout à fait indépendants. Comment dès lors supposer
qu'en dégorgeant l'une, on dégorgera l'autre? Ce résultat, loin d'être évident, n'est pas même probable,
et dans l'état actuel des connaissances anatomiques il
est incompréhensible. La théorie ne justifie donc en
aucune façon la pratique. Si l'on se rejette sur l'effica-

cité de la perte de sang, considérée comme une simple saignée, on change la question, et on en pose une nouvelle, non moins problématique peut-être, celle de l'influence des émissions sanguines. Si enfin on se réduit modestement à donner pour raison de cette médication l'action *révulsive* produite par les morsures des sangsues, on aura à prouver d'abord la vérité de la théorie de la révulsion en général, ce qui ne sera pas aisé, et il faudra ensuite, dans le cas particulier de la gastrite, montrer que la puissance de la cause est proportionnée à l'effet à produire.

La croyance moderne à l'efficacité des piqûres des sangsues dans la gastrite n'a, on le voit, au fond, pas plus de valeur scientifique que la croyance ancienne à l'efficacité des caresses des serpents pour la lèpre. Elle est intrinsèquement frappée des mêmes vices logiques. Cependant elle est, comme son aînée, acceptée à titre de vérité scientifiquement acquise et scientifiquement démontrée ; elle fait partie intégrante de la doctrine médicale généralement adoptée, enseignée, appliquée. Quoique dénuée des motifs de crédibilité exigés aujourd'hui dans tout ce qui prétend au nom de science, elle s'établit sans difficulté aucune dans la foi du médecin et s'y place honorablement à côté d'une foule d'autres qui, à la vérité, la valent bien ; elle résiste bravement à l'épreuve indéfiniment répétée de la pratique. Si, passagèrement et par éclairs, quelque doute s'élève sur la légitimité d'une acquisition de cette nature, il est immédiatement étouffé par la prodigieuse difficulté d'une vérification person-

nelle, et par la réflexion tranquillisante que cette vérification a dû être faite quelque part par quelqu'un ; et
on continue non point à expérimenter cette connaissance, mais seulement à l'appliquer. On s'en sert
parce qu'il est admis qu'il faut s'en servir. C'est une
formalité.

S'il est vrai qu'on puisse ainsi avec de l'attention
prendre notre science actuelle en flagrant délit de lèse-
logique dans une foule de cas où elle ne se doute pas
même de sa mauvaise position, on concevra moins difficilement comment tout un système de croyances pseudo-
scientifiques peut se maintenir longtemps en présence
et en dépit des applications pratiques dont les mécomptes devraient, à ce qu'il semble, en dévoiler bientôt la vanité. Si ce phénomène intellectuel nous étonne
tant dans l'histoire des doctrines astrologiques, magiques, spagyriques et théurgiques, c'est que leurs dogmes positifs, étant tout à fait sortis de notre croyance
sous leur forme originaire, observés à la lumière de
notre science actuelle, ils paraissent des monstres. Ce
sont ces dogmes qui nous effrayent d'abord, et ce n'est,
si l'on nous passe le terme, que par ricochet que nous
reportons notre surprise et notre investigation critique
sur l'étrange aberration d'esprit qui les mit au monde
et les y laissa vivre. De même, si à notre époque, nous
sommes en général, et sur tant de points, très-peu portés
à suspecter les fondements de notre foi scientifique, c'est
parce que les propositions dont elle se compose, fruits
de nos propres œuvres, n'étonnent pas plus notre intelligence que la forme de nos habits ne choque nos

yeux. Il arrive de là que, lorsqu'on accole brusquement, comme nous venons de le faire, telle ou telle science du passé à telle ou telle science du présent, la médecine rationnelle du xixe siècle et la médecine occulte du xvie, la méthode des serpents et la méthode des sangsues, on produit sur l'esprit l'effet blessant qu'une dissonance musicale produit sur l'oreille. Cependant, de même que cette dissonance peut, au moyen d'intermédiaires appropriés, être atténuée au point de devenir insensible, de même une assertion du caractère extérieur le plus paradoxal peut, à l'aide de transitions convenables, se faire accepter par la raison.

Du reste, il ne faut prendre cette comparaison que pour ce qu'elle vaut. On ne prétend pas dire que le second de ces exemples est aussi ridicule que le premier, ni qu'il implique des erreurs et des préjugés aussi grossiers. Mais le degré de ridicule ne fait rien à l'affaire. Ce ridicule d'ailleurs tient en grande partie à des circonstances accidentelles de lieu, de temps, de langage. Le seul point important à constater par ce rapprochement, c'est que, dans les deux cas, il y a le même genre, sinon le même degré, d'illusion, et que la position logique des deux médecins et des deux sciences qu'ils représentent, est, dans ces mêmes cas, à peu près semblable. Voilà tout ce qu'on a voulu prouver ; et prouver cela, c'est prouver que le règne du vieil esprit scientifique dure encore et que si son arrêt de bannissement a été légalement et solennellement prononcé il y a deux ou trois siècles et non rapporté depuis, il est certain que la sentence n'a pas été exécutée.

III

Après avoir constaté cet état désespérant et en apparence contradictoire de la raison, dans l'édification de la science, il ne reste, ce semble, au spectateur désolé qu'à conclure par un hélas ! et à s'écrier avec le poëte :

« O vanas hominum mentes, ô pectora cæca ! »

C'est là, en effet, la morale la plus facile à tirer de la pièce. Ne pourrait-on pas cependant en tirer une autre ? ne pourrait-on pas, en voyant cette uniformité et cette constance d'allure de l'esprit humain, au travers des âges, se demander si ce vice logique radical, cette espèce de *péché originel* de l'entendement, ne serait pas, par hasard, en dépit de ses fâcheuses apparences et de ses inconvénients trop réels, un principe de la vie intellectuelle, une condition nécessaire, et partant légitime, de l'exercice même de la raison ? Dans ce cas, après une juste part accordée aux plaintes et aux regrets, il y aurait peut-être lieu de faire à l'esprit humain une réparation d'honneur.

Cela vaut la peine d'être examiné.

Toute recherche philosophique sur la nature porte sur certaines questions *transcendantes*, posées *à priori* par la raison, et qui sont à la fois la base cachée et l'aliment inépuisable de la spéculation. Les diverses sciences ne sont que des solutions partielles provisoirement instituées en vue de solutions plus générales, qui s'éloignent à mesure qu'on en approche, et semblables à l'Ithaque d'Ulysse, apparaissent toujours à la même distance à l'horizon.

La connaissance purement historique des faits et de leurs lois phénoménales, malgré son utilité pratique, ne suffit pas, quoi qu'en puissent dire les disciples de Bacon, aux vastes besoins intellectuels de l'homme. Si la science n'avait d'autre mobile que l'intérêt pratique, d'autre fin que l'utile, l'intelligence humaine ne serait que l'intelligence animale agrandie. Mais il en est autrement. L'homme veut savoir pour savoir. Pour lui, le monde n'est pas seulement, comme pour l'animal, une demeure, une pâture ; c'est aussi un spectacle dont il prétend deviner le sens. Il ne lui suffit pas de connaître ce que les choses sont par rapport à lui, c'est-à-dire l'usage qu'il en peut faire pour sa conservation et son bien-être, mais ce qu'elles sont en elles-mêmes. Seul entre tous les êtres, il lui a été donné de chercher la *vérité*. La connaissance de la vérité est donc l'objet propre et principal de la raison ; et la recherche de la vérité, en général, est ce qu'on appelle la Philosophie. Or, comme pour l'entendement humain la notion philosophique d'une chose se résout dans celle de son origine et de sa fin, c'est aussi à ces termes extrêmes qu'aboutit toute question scientifique ; et comme tout se tient dans la nature des choses, il est aisé de comprendre que toutes les questions particulières, sur lesquelles roulent les diverses branches du savoir, vont se perdre dans des questions plus générales, et celles-ci enfin dans une question unique et suprême dont la réponse ne serait rien moins que l'explication du *pourquoi* et du *comment* de toutes les existences. Cette acquisition dernière étant évidemment interdite à l'homme, il semblerait, au premier abord, que la science humaine tout entière, spéculativement considérée, est nécessairement vaine et illusoire, et qu'il vaudrait mieux, par conséquent, la circonscrire dans le champ de l'empirisme pratique. Mais cette entreprise, qu'une certaine philosophie appelée Positive considère comme le dernier effort de la sagesse, est tout simplement impossible. Ce serait faire violence à la nature essentielle de l'intelligence dont la loi suprême est de tendre incessamment aux derniers principes. En essayant, par cet effort contre nature, d'arrêter l'élan de la raison, on ne réussirait qu'à supprimer les mobiles de son exercice et à l'empêcher de marcher pour la préserver des faux pas.

C'est donc assez gratuitement qu'on a tant accusé les anciens philosophes d'avoir mis la science dans une voie sans issue et sur un terrain stérile, en lui donnant pour objet des problèmes insolubles ; car, sous une forme ou sous une autre, ce sont les mêmes questions qui, éternellement posées par la raison, entretiennent l'esprit de recherche et l'infatigable curiosité humaine. Que sont, en effet, sous le rapport spéculatif, toutes les sciences physiques et naturelles, dont nous sommes si fiers, sinon des fragments de la grande énigme de l'univers, sinon des résultats précaires d'une recherche dont le but dernier est la découverte de la liaison universelle des choses, de leur origine et de leur fin? et que deviendrait la science en général, si cette question, qui comprend toutes les autres, n'était pas toujours présente à l'esprit, comme la condition supérieure de son activité? à quoi seraient réduites les diverses branches de nos connaissances, prises à part, si l'on ôtait de chacune le problème spéculatif particulier impliqué dans son étude, problème aussi insoluble probablement que le problème général de la philosophie universelle? La science ne peut, non plus que l'art, se passer d'un Idéal, et quoique cet idéal ne puisse jamais, précisément parce qu'il est un idéal, être entièrement réalisé, il est cependant le seul point fixe et constant qui permette à la science de poursuivre sa marche et de mesurer ses progrès. La science, limitée aux recherches directement applicables aux usages pratiques, ne serait plus la science ; elle ne serait qu'un assemblage d'arts raisonnés ; mais la considération de son utilité sous ce rapport ne serait certainement pas un principe suffisant de vie et de développement ; privée de l'attrait puissant attaché à la découverte de la vérité, elle languirait indéfiniment dans un état d'empirisme grossier, et ne donnerait même plus ces résultats pratiques auxquels on voudrait la borner. Ainsi, ces questions insolubles qui apparaissent au fond de chaque science, et qu'on est porté à considérer comme des feux follets qui égarent la raison et la détournent de ses fins, sont, au contraire, des principes actifs de son développement, des mobiles éternels de sa marche non interrompue.

A ce point de vue la science d'aujourd'hui n'a pas autant de droit qu'on le suppose de mépriser la science d'hier, et tout cet ensemble, si monstrueux au premier aspect, de doctrines et de pratiques plus ou moins chimériques dont se repaissait la foi scientifique des siècles passés, se présente sous un aspect moins défavorable. Loin d'être l'opprobre et le scandale de la raison philosophique, elles pourraient bien n'être, au fond, que l'expression naïve et encore barbare de ses tendances naturelles.

On doit, du reste, convenir qu'à cet endroit l'esprit humain s'est comporté de manière à mettre contre lui au moins toutes les apparences. Il semble sur ce terrain avoir invariablement tourné, en théorie et en pratique, autour de ces deux pôles : l'Absurde et l'Impossible. Mais ceci accordé, il y a d'autant plus lieu de s'étonner de la longue durée, de l'empire universel de ces systèmes fantastiques et de ces arts imaginaires, de l'invincible attrait qu'ils ont eu toujours et qu'ils ont encore pour beaucoup d'esprits. Comment comprendre ce règne permanent de l'Absurde, cette poursuite incessante de l'impossible ?

Ce n'est, certes, pas diminuer la surprise que d'observer gravement, avec le gros des savants et des philosophes, que l'erreur a pour l'homme un charme particulier, et que c'est à déraisonner qu'il emploie le plus volontiers sa raison. De tous les mystères de notre nature, ce goût inné de l'erreur, ce délire logique normal seraient assurément le plus inexplicable.

L'alchimie est, sous ce rapport, un des plus intéressants et des plus instructifs épisodes de l'histoire de la science et de l'esprit humain.

Faire de l'or ! tel était le *grand œuvre* que la philosophie hermétique indiquait à ses adeptes comme le but le plus élevé du savoir; le Grand-Œuvre ! c'est-à-dire, l'œuvre par excellence, l'œuvre par lequel l'homme, devenu Dieu, peut régner en maître sur la nature et sur ses semblables ! La découverte de l'agent chimico-magique propre à opérer la transmutation des métaux vils en or pur, du *grand magistère*, du *menstrue universel*, de la *pierre philosophale*, tel était l'objet unique de la science qui, après Stahl, après Lavoisier, après Berzélius, s'appelle encore la Chimie ! Et c'est à la recherche de ce merveilleux Réactif que, pendant des siècles, des milliers d'hommes, la plupart d'un esprit cultivé, ont consumé leur fortune et leur vie ! Quelques-uns se sont flattés, de loin en loin, de l'avoir découvert, mais le secret, réel ou prétendu, était aussitôt perdu que trouvé, et la masse des travailleurs recommençait sur nouveaux frais, avec une ardeur fiévreuse aussi digne de pitié que d'admiration, cette poursuite toujours déçue et jamais désespérée ! La mort seule, après une longue suite de misères, de souffrances, de persécutions, pouvait mettre un terme à cette lutte héroïque, et l'Adepte, vieilli, épuisé par les veilles et par la faim, expirait, l'œil encore fixé sur ses fourneaux, ne regrettant, au moment suprême, que la perte du petit nombre de jours, d'heures, de minutes peut-être, qui allaient lui manquer pour la perfection de son œuvre !

C'étaient des fous ! soit. Mais que veulent et que font en définitive les sages ? N'est-ce pas aussi au *grand œuvre* que travaille toujours, sans le savoir, l'esprit de l'homme dans toutes les voies ouvertes à son activité ? Toutes les sciences n'ont-elles pas aussi un *secret ?* Toutes n'ont-elles pas pour fin dernière un résultat impossible, puisque ce résultat, théorique ou pratique, étant sans cesse repoussé dans le lointain de l'avenir, ne peut, quoique supposé réalisable en principe, jamais être atteint en fait ? ce progrès indéfini dont elles se vantent, est lui-même le signe et la preuve de leur vanité spéculative ; car tant qu'on marche on n'est pas arrivé, et si l'on doit marcher toujours, évidemment on n'arrivera jamais.

Chaque science a donc sa *pierre philosophale.*

La CHIMIE, si fière de ses conquêtes, poursuit, sans s'en douter peut-être, au point de vue mécanique, la découverte des derniers ou premiers éléments de la matière. Arcane !

La PHYSIQUE, procédant de même au point de vue dynamique, cherche au milieu de ses impondérables l'agent unique et universel de tous les phénomènes de l'univers. Arcane !

La MÉDECINE veut ou doit vouloir comme science, pénétrer le mécanisme de la vie, et, comme art, conjurer la mort. Arcane !

La POLITIQUE a pour but transcendant la *paix perpétuelle*, la *liberté, l'égalité* absolues, le *bonheur commun.* Arcane !

La PSYCHOLOGIE cherche le *siége de l'âme* et le

moyen d'union entre l'esprit et la matière. Arcane !

La THÉOLOGIE doit, entre autres problèmes, accorder la prescience divine avec le libre arbitre de l'homme, la miséricorde de Dieu avec sa justice, etc. Arcane !

La LOGIQUE est encore à la recherche du *criterium* de la vérité. Arcane !

L'ASTRONOMIE s'épuise à nombrer les innombrables corps célestes, à chercher de soleils en soleils, d'étoiles en étoiles, de systèmes d'étoiles et de soleils en systèmes de soleils et d'étoiles, le point central autour duquel tournent les mondes. Arcane !

La GÉOLOGIE prétend déterminer, *ab ovo*, le mode de formation du globe terrestre, et par extension celui des globes célestes. Arcane !

L'ANTHROPOLOGIE agite le problème de l'origine de l'homme et de l'unité ou de la diversité primitive des races humaines. Arcane !

Les MATHÉMATIQUES mêmes, ce domaine privilégié de la certitude, ont aussi leur côté *occulte*. Combien d'adeptes en ce genre ont cherché, cherchent et chercheront le *mouvement perpétuel*, la *quadrature du cercle*, le *rapport de la diagonale au côté du carré*, quoique démonstrativement introuvables, ou plutôt parce qu'ils sont introuvables. Arcane !

Enfin l'idéal de la science en général, la science des sciences, la PHILOSOPHIE, est la connaissance absolue du principe et de la fin des choses, le système d'explication universelle. Arcane des Arcanes ! !

On voit que l'esprit humain ne met, en aucun genre, des bornes à son ambition, qu'il embrasse toujours et

partout plus qu'il ne peut étreindre; qu'il est essentiellement et naturellement Alchimiste. Mais c'est précisément cette tendance instinctive à la solution de
l'insoluble, à la réalisation de l'impossible, à la connaissance de l'inconnaissable, qui le tient sans cesse en
éveil, le porte en avant et le soutient dans sa course.
Il emploie en toutes choses d'autant plus d'efforts que
le but qu'il se donne est plus difficile à atteindre, et
lorsque ce but est, comme il arrive souvent, absolument imaginaire, il n'y a plus de terme ni de mesure
assignables au déploiement de son énergie. L'adage
ignoti nulla cupido n'est pas vrai. Loin de là, les aspi-
rations les plus vives de l'esprit et du cœur ont pour
objet un Inconnu. Dans les idées, comme dans les sentiments, dans la spéculation comme dans l'action,
l'homme obéit plutôt à des tendances générales qu'à
la vue nette d'un but prochain et déterminé. Il prend
à son insu, comme l'aiguille aimantée, une position
dans l'espace, et il va dans ce sens aussi loin que ses
forces le soutiennent. Il sait dans quelle direction il
doit marcher, sans jamais savoir précisément où il va.

L'impossibilité de la réalisation de l'idéal de la connaissance ou, ce qui revient au même, l'ajournement
indéfini du terme de la recherche ne sont donc pas,
comme le prétendait Bacon, des *rémoras* qui retardent
la marche du navire. Ce sont, au contraire, des conditions essentielles du mouvement intellectuel.

Ceci entendu, avec les réserves que chacun y peut
mettre, on serait peut-être disposé à l'indulgence, et
même à un certain respect, à l'égard de ces hommes,

qui, comme les alchimistes, ont péri dans cette grande
entreprise de la conquête de la toison d'or. On pourrait les amnistier par des raisons d'un autre ordre, et
moins contestables, en montrant, comme a fait un ingénieux, savant et très-compétent critique (1), les services qu'ils ont rendus à la chimie légitime, qui est
sortie de leurs fourneaux et qui leur doit, au point de
vue théorique, plus qu'elle ne croit et qu'elle n'avoue-
rait peut-être. Mais ce n'est pas là, ce semble, le côté
le plus frappant de leur histoire. Leurs travaux, leurs
découvertes, leurs procédés techniques, leurs expériences positives, n'intéressent qu'une branche assez
mince de science, tandis que le côté moral, la physionomie intellectuelle, la manière de penser ou d'agir
de ces *chercheurs d'or* d'autrefois intéressent l'étude
de l'esprit humain.

Tout n'est pas beau, assurément, dans cette histoire.
On y rencontre à chaque pas des charlatans et de
francs vauriens. Grand nombre de ces aventuriers
scientifiques ne furent que des chevaliers d'industrie.
Cela doit être. Cependant la plupart de ces bohémiens
avaient bien commencé. C'est l'amour pur de l'art, la
soif du savoir qui les avait d'abord enrôlés dans la confrérie des Souffleurs. Les déceptions, la misère les ont
ensuite dégoûtés, et alors, spéculant sur la crédulité
des hommes, ils ont eu recours à la fraude et au mensonge. Souvent à ce métier-là aussi on commençait

(1) M. Figuier, *l'Alchimie et les Alchimistes*, ou Essai historique et critique sur la philosophie hermétique. 1855, in-12.

par être dupe et on finissait par être fripon. Mais en revanche, quoi de plus digne d'intérêt et de sympathie, quoi de plus touchant que la vie et la mort de quelques-uns de ces héros de la science hermétique, et, disons mieux, de ces martyrs ! La plupart ont subi les privations, la pauvreté, la haine, la défiance. Ils ont été emprisonnés, torturés, assassinés, et un grand nombre ont fini leur misérable vie pendus à un gibet, revêtus d'une chemise en papier doré de clinquant.

L'histoire des infortunes de ces *philosophes*, comme ils s'appelaient, par excellence, tous plus ou moins persécutés, honnis, massacrés ou pendus pour la cause de la science et de ce qu'ils croyaient la vérité, et que personne ne connaît ni ne plaint, rappelle celle de quelques autres martyrs demeurés fameux dans la mémoire des hommes : Campanella, Vanini, Giordan Bruno, Galilée, Salomon de Caus, Papin, et dix autres que chacun peut nommer. Les premiers sont inconnus, méprisés, les seconds illustres et glorifiés. Cette différence dans l'opinion ne serait certainement pas si grande, si l'on ne tenait compte que du prix moral du sacrifice et de la souffrance imméritée des uns et des autres.

Parler alchimie ce n'est pas trop s'éloigner de la médecine. Un grand nombre d'adeptes étaient aussi médecins. La recherche de la *panacée* était, en même temps que celle de la *pierre philosophale,* l'objet du *grand œuvre.* Par une bizarre association d'idées, l'or, en tant que le plus parfait des corps de la nature, devait être aussi le remède universel. Aussi entra-t-il dans la préparation de beaucoup de médicaments héroïques. L'*or potable* est resté célèbre dans le *Codex* des XVe et XVIe siècles. L'invention d'un remède à tous les maux ou de l'*élixir de longue vie* n'était certes ni plus ni moins chimérique que la fabrication artificielle de l'or. De grands esprits l'ont jugée jusqu'à un certain point possible. Leibnitz inclinait à y croire, et il se droguait lui-même horriblement. Descartes pensait et faisait de même, et il chercha à s'affilier à la société des Rose-Croix, qui possédaient, disait-on, cette haute science. Bacon, plus confiant encore (car ce bel esprit ne doutait de rien de ce qu'il imaginait lui-même), rêvait certaines recettes propres à assurer une quasi-immortalité. La société des Rose-Croix, en Allemagne, celle des Rosiens en France, possédaient trois secrets principaux, la *transmutation des métaux*, la *médecine universelle*, et, ce qui est remarquable, le *mouvement perpétuel*. Les Rose-Croix avaient un *emplâtre* pour la guérison instantanée de toutes les maladies. Basile Valentin prôna, à ce titre, l'antimoine, dans son CURRUS TRIUMPHALIS ANTIMONII : Paracelse donna un grand crédit à son *mercure de vie*. On peut citer aussi l'*alkaest, ens primum salium*, de Van Helmont; la *poudre de sympathie*, du chevalier Digby; l'*or potable*, du grand alchimiste Thurneyssen; la *panacée*, d'Arnwald, qui n'était que du cinabre : le remède que Bovius appelait l'*hercule ;* le baume fameux de Fioravanti.

Toutes ces inventions sont ridicules; mais le principe en est, au fond, très-logique. L'unité systématique, à laquelle tend forcément la pathologie, conduit à l'unité en thérapeutique. Les fondateurs de certains systèmes médicaux, tels que Thémison chez les anciens, et de nos temps, Brown, Broussais, Rasori, ont réduit la médication, comme ils réduisaient la maladie, à l'unité et par conséquent à l'universalité. Il ne faut donc pas, sans quelque explication, rire de la médecine de Leroy et de la graine de moutarde de M. Didier. Ce Grand-Œuvre-là n'a pas eu, comme l'autre, des martyrs, mais il a fait beaucoup plus de victimes.

Encore un mot à propos d'alchimie. Que faut-il penser, en définitive, de l'art hermétique? est-il licite de croire qu'on peut transmuer les métaux, faire de l'or? Eh bien! hommes positifs, esprits forts du XIXe siècle, sachons que M. Figuier, docteur ès sciences et en médecine, agrégé de chimie à l'école de pharmacie de Paris, ne veut pas s'expliquer ouvertement là-dessus. Il doute; il hésite; il connaît des alchimistes (car il y en a toujours) qui, se fondant sur les découvertes chimiques modernes, et notamment sur les singulières circonstances des *équivalents*, signalées par M. Dumas, prétendent que les métaux ne sont pas des corps simples, de vrais éléments dans le sens absolu, et qu'ils peuvent bien, par conséquent, être produits par voie de composition. Ces raisons longuement déduites lui paraissent au moins spécieuses; il les réfute, mais sans les mépriser. Ceci m'encourage à sauter le pas, et à avouer ingénument que je ne serais que médiocrement surpris de voir quelqu'un faire de l'or. Je n'ai qu'une raison à l'appui, mais assez bonne, ce semble; c'est que l'or n'a pas toujours existé; il a été *fait* par un travail chimique quelconque au sein de la matière en fusion de notre globe ; il s'en fait peut-être encore quelque part dans les entrailles de la terre. Les prétendus corps simples de notre chimie sont très-probablement des produits secondaires dans la formation de la masse terrestre. On l'a prouvé pour l'eau, un des plus respectables éléments de l'ancienne physique. Aujourd'hui nous fabriquons de l'eau. Pourquoi donc ne ferions-nous pas de l'or ? Un éminent expérimentateur, M. Despretz, a bien fait du diamant. Il est vrai que ce diamant n'est qu'un diamant scientifique, un diamant *philosophal*, qui n'aurait pas cours chez les bijoutiers ; mais qu'importe ? notre remarque subsiste. D'ailleurs, nous n'en sommes plus aux simples conjectures. Il y a un homme vivant qui, dans un écrit adressé aux corps savants en 1853, a consigné ces paroles en lettres italiques : « *J'ai découvert le moyen de produire de l'or artificiel, j'ai fait de l'or.* » Cet adepte est M. Théodore Tiffereau, ancien préparateur de chimie à l'école professionnelle et supérieure de Nantes.

En attendant que l'or artificiel de M. Tiffereau soit essayé et contrôlé à la Monnaie, il convient de prendre en bonne part ses efforts et ceux de tous les autres chercheurs d'arcanes et docteurs ès sciences occultes. Qu'ils atteignent ou non le but particulier qu'ils poursuivent, que ce but soit ou non en soi impossible, — ce qui, d'ailleurs, ne saurait *à priori* être démontré, — leurs travaux apportent toujours dans le trésor de la science quelques valeurs positives et de bon aloi. Si le plus souvent, comme le chien de la fable, ils courent après une ombre et lâchent la proie, c'est que

cette ombre est d'une certaine manière la représenta-
tion du corps ; et l'on sait, d'ailleurs, que, suivant la
position du soleil, l'ombre tantôt suit le corps et tantôt
le précède. Dans tous les cas, ils vont l'un et l'autre
toujours de compagnie. Leibnitz, dont le vaste esprit,
type de ses Monades, était comme un miroir réflecteur
de l'univers, n'estimait pas moins, au point de vue
spéculatif, l'invention des échecs et des jeux de cartes
que la découverte de la circulation du sang ou du calcul différentiel. Il croyait qu'il y a beaucoup moins
d'inutilités et de chimères qu'on ne croit dans les produits en apparence les plus monstrueux de la pensée.
Ce n'est pas lui qui aurait contesté en principe la possibilité de faire de l'or. Il en cherchait et en décou-
vrait partout, jusque dans le *fumier de la barbarie
scolastique.* A la vérité, Leibnitz opérait un peu,
dans ses trouvailles, à la manière de certains alchimistes ; il mettait lui-même, souvent sans le savoir,
dans le fond du creuset, l'or qu'il disait et croyait y
trouver ensuite.

Quoi qu'il en soit, le parti le plus sage en pareille
matière, n'est pas, comme le voulait Bacon, d'attacher
du plomb aux ailes de l'esprit humain. Il vaut mieux
le laisser voler en liberté. Quelque désordonné et erra-
tique que soit son vol, il est probable qu'il obéit à
quelque loi de la statique, et que, s'il paraît parfois
manifestement fou, il y a pourtant toujours dans sa
folie, comme le judicieux Polonius le remarque de
celle d'Hamlet, *une certaine méthode. — Though this
be madness, yet there's method in it.*

§ V.

Critique des faits dits *impossibles, extraordinaires, surnaturels.*
— Application au magnétisme animal, aux tables tournantes, etc., etc.

La question du magnétisme animal, soulevée, ou du
moins scientifiquement posée pour la première fois, il
y a quelque soixante-dix ans, est encore pendante. Elle
s'est compliquée , dans ces derniers temps , par l'ac-
cession d'une nouvelle classe de phénomènes mystérieux, qui dépassent en étrangeté toutes les merveilles
du somnambulisme. La science, la philosophie semblent déroutées par l'intrusion dans leurs domaines
de ces fantômes indiscrets, contre lesquels elles essayent en vain toutes les formules d'exorcisme ; et les
ennemis déclarés ou secrets, intéressés ou sincères de
la philosophie et de la science se réjouissent de voir la
raison engagée dans ce mauvais pas.

La raison, certes, finira de manière ou d'autre par
avoir raison ; mais jusqu'ici la science ne paraît pas
avoir bien compris les exigences de la position logique
qui lui est faite. Elle a à la fois failli à sa mission et
compromis son honorabilité, tantôt en se récusant sans
motif, ou, ce qui est pis, sur des motifs dérisoires,
tantôt en s'engageant à l'étourdie et sans préparation
suffisante. Elle a ainsi, soit par une abstention injusti-
fiable, soit par une intervention maladroite, fait suspecter à la fois et sa compétence et sa confiance en son
bon droit.

La raison ne pouvant pas, comme on vient de le dire, avoir tort, toutes les difficultés de la situation créée par l'avénement du somnambulisme, des tables parlantes, des Esprits, des Revenants, etc..., doivent pouvoir être levées. Elles le seraient sans doute déjà, si les conditions logiques de l'examen de ces questions avaient été mieux connues et surtout mieux remplies.

La première demande qu'on adresse à quiconque parle magnétisme est une profession de foi. Croyez-vous ou ne croyez-vous pas ? C'est là une question *ad hominem* à laquelle chacun est libre de répondre ou de ne pas répondre. Mais il y a une question générale qu'on est obligé de poser et de résoudre, question de pure logique scientifique, dont la solution ne préjuge rien, soit sur la réalité des phénomènes, soit sur la valeur des théories magnétiques, et qui est la condition même de la possibilité de la recherche.

La réalité des phénomènes somnambuliques est, suivant les magnétiseurs, une vérité d'observation. Ils déclarent, en conséquence, que la seule question à élever, c'est celle de savoir s'ils sont démontrables ou vérifiables par l'expérience, et que, s'ils sont trouvés tels, ils doivent être acceptés purement et simplement à titre de *faits*, quelque discordants qu'ils paraissent, ou même inconciliables avec les notions les plus certaines de la physiologie et de la psychologie.

Nous partageons tout à fait, sur ce point, la façon de voir des magnétiseurs.

Il s'en faut cependant que cette position préalable soit généralement acceptée. Les magnétiseurs exceptés, qui y tiennent naturellement beaucoup, il est très-peu d'esprits, surtout parmi les hommes de science, qui consentent à s'y placer. Ce n'est pas qu'ils se refusent ouvertement à admettre, en général, comme certains des faits décidément inexplicables, ou, ce qui revient au même, inexpliqués, l'existence des aérolithes, par exemple. Ils prétendent que s'ils rejettent les phénomènes en question, ce n'est point parce qu'ils sont inexplicables, mais parce qu'ils sont *impossibles*. Or, il va de soi qu'on ne se donne pas la peine de vérifier et encore moins d'étudier des impossibilités. Cette fin de non-recevoir a l'avantage non-seulement de détruire d'un seul coup tout l'édifice magnétique existant, mais encore de supprimer toute recherche ultérieure. Les faits magnétiques sont impossibles ; donc ils sont faux ; donc il n'y a pas lieu à les examiner. Voilà l'argument *per impossibile* auquel reviennent sans cesse les adversaires *à priori* du magnétisme, ceux qu'on appelle les *incrédules*. Les croyants — ou les crédules — répondent : Les faits magnétiques sont expérimentalement prouvés ; donc ils sont possibles. Voilà donc le droit et le fait en conflit et se détruisant mutuellement.

Mais qu'est-ce que l'*impossible*, et en quel sens un fait quelconque peut-il être *à priori* déclaré tel ? Dans ce grand phénomène de l'Univers, il n'y a d'impossible que ce qui n'est pas. La réalité y est la seule mesure de la possibilité. Tout ce qui est réel est possible, et tout ce qui est possible existe. Mais, comme l'homme ne peut savoir sur cette réalité, seule mesure du possible, que ce qui lui est révélé par l'expérience, il n'a, dans aucun cas, le droit de dire que telle ou telle expérience ne pourra jamais être faite, ou, ce qui revient absolument au même, d'affirmer l'impossibilité d'un fait quelconque.

Tout ce que nous savons des phénomènes de ce monde, nous l'avons appris par nos sens. Notre science n'est qu'un recueil de faits qui nous sont donnés et que nous sommes forcés d'accepter tels qu'ils se présentent. A mesure que ces faits arrivent à notre connaissance, nous les comparons et les classons suivant leurs analogies et leurs différences. Cet arrangement considéré dans notre esprit est une *théorie ;* considéré dans les choses mêmes, c'est ce que nous appelons une *loi.* Toutes les branches de la philosophie naturelle, désignées sous les noms de Physique, Chimie, Zoologie, Botanique, etc., ne sont autre chose que des compartiments dans lesquels nous distribuons, sous des étiquettes diverses, la masse totale des faits observés. Ces cases s'agrandissent ou se rétrécissent, se multiplient ou se réduisent à chaque moment de la marche de la science. Comme elles sont faites pour contenir les faits, leur nombre et leur capacité varient avec les faits mêmes. Dès qu'un fait jusque-là inaperçu se présente, on cherche d'abord à le placer dans une des cases existantes ; s'il s'y refuse, on est obligé d'en faire une nouvelle, ou d'agrandir une des anciennes. On ne peut jamais dire qu'il n'y a pas de place.

C'est là cependant ce que prétend l'argument *per impossibile* allégué contre la réalité des phénomènes

magnétiques. Sa formule ordinaire est celle-ci : Un
fait est réputé impossible lorsqu'il est en opposition
avec les *lois de la nature*. Très-bien! Mais qu'est-ce
qu'une loi de la nature ? Si je l'entends bien, — et on
ne l'entend pas autrement, que je sache, — une loi de
la nature n'est que l'ordre régulier et uniforme dans
lequel se produisent et se rangent, dans le temps et
dans l'espace, un certain nombre de phénomènes.
Nous appelons Loi de la Nature ce qui arrive constamment dans un certain ordre et dans certaines circonstances assignables. Mais cette loi n'étant et ne
pouvant être que l'expression des faits mêmes, en tant
qu'ils sont conçus comme soumis à une règle, on ne
peut arguer d'une loi contre un fait, puisque la loi
n'est elle-même qu'un fait. Et de quel droit alors un
fait pourrait-il s'opposer à un autre ? Il faudrait, pour
cela, qu'ils fussent contradictoires. Dans ce cas, sans
doute, ils s'excluraient mutuellement, et leur coexi-
stence serait *impossible ;* car, pour la raison, l'impossible se résout dans le contradictoire. Un cercle ne peut
pas être un carré ; poser l'un c'est ôter l'autre, et réciproquement. Dans la nature, il n'y a pas de ces contradictions. Un fait peut différer d'un autre, mais non
le contredire ; ils peuvent, en effet, très-bien subsister
ensemble. C'est, par exemple, un fait général, c'est-à-
dire une loi des mieux constatées, que toutes les planètes tournent autour du soleil d'occident en orient,
à peu près dans le plan de son équateur. Il ne serait
pas impossible, pour cela, que d'autres planètes à découvrir eussent une marche inverse ; et, en fait, on n'a

pas opposé cette loi aux comètes pour leur contester le droit qu'elles exercent journellement de prendre, à tort et à travers, le chemin qu'il leur plaît dans l'espace. De même , en physiologie, de ce qu'un homme parle tout éveillé , il ne s'ensuit pas que ce même homme ou un autre homme ne puisse pas parler étant endormi. Le sommeil *magnétique* , s'il existe, ne contredit en rien le sommeil dit *naturel*, et on ne peut pas affirmer l'impossibilité du premier en vertu seulement de la réalité constatée du second. Il y aurait, en ce cas, deux espèces de sommeil au lieu d'une , ce qui ne dérangerait aucune loi de la nature.

Le mot *impossible* est entendu de plus d'une manière dans cette controverse. Pour quelques-uns, pour M. le professeur Bouillaud , par exemple , qui s'est maintes fois expliqué sur ce point avec beaucoup de décision et d'animation (1), il signifie toute chose contraire aux lois de la nature. D'autres, tels que MM. Dubois (d'Amiens) et Burdin (2), tournent un peu autrement l'argument. *Ils ne veulent pas imposer des bornes à la nature,* ce qui serait messéant à de simples mortels ; ils assurent seulement qu'EN FAIT *la nature elle-même s'est imposé des bornes infranchissables.* Mais comment ne voit-on pas qu'on fait ici une pétition de principe des plus flagrantes, escortée de deux ou trois hypo-

(1) Dans l'article *Magnétisme animal* du DICTIONNAIRE DE MÉDECINE et DE CHIRURGIE PRATIQUES, tom. XI, et dans les discussions académiques.

(2) *Histoire académique du Magnétisme animal*, Paris, 1841, pag. 638 et suiv.

thèses également arbitraires ? Dire, en effet, que la nature ne dépasse pas *en fait* certaines bornes connues et désignées, et se servir ensuite de ce prétendu fait pour nier la possibilité d'autres faits qui prouveraient eux-mêmes que les prétendues bornes ne sont pas là où on les avait mises, n'est-ce pas supposer ce qui est précisément en question? Il faut donc toujours en venir à l'examen des faits mêmes, qui seuls peuvent marquer des bornes, si bornes il y a; non pas les bornes du *possible*, mais celles du *réel* ; non pas même les bornes absolues de ce réel, mais les bornes relatives à nous, uniquement et exclusivement déterminables par l'observation et l'expérience. La seule question étant donc de savoir où sont les bornes, et la seule manière d'acquérir cette connaissance étant l'observation des faits, c'est une contradiction que d'interdire à l'observation (seule autorité qu'on invoque) le droit de dépasser telles ou telles limites qu'elle seule avait posées.

Quant aux hypothèses impliquées dans l'argument, elles consistent à assurer 1° que la nature a des bornes; 2° que ces bornes sont infranchissables. La première assertion n'est pas discutable, car elle n'est pas intelligible ; la seconde n'est guère plus claire, car elle participe de l'obscurité de la première. Mais, en supposant que le mot *bornes* ait ici un sens, comment peut-on affirmer que ces bornes sont infranchissables? C'est là encore une sentence *à priori* tout à fait gratuite, et d'autant moins motivée dans le système même de ces critiques, qu'ils prétendent vouloir rester dans le *fait*, dans le *réel*. Eh bien ! le Réel, le Fait n'étant connus et connaissables que par l'expérience, et l'expérience ne donnant et ne pouvant donner que des faits, il en résulte que ces idées de bornes, et de bornes infranchissables de la nature sont tout à fait en dehors de l'expérience, étrangères à la question, et partant inadmissibles. Il ne s'agit, encore une fois, que d'une chose, c'est de savoir, *en fait,* comme on le dit à qui mieux mieux de tous les côtés, ce qui se passe dans cette Nature, sans s'enquérir si elle peut faire plus ou moins que ce qu'elle nous montre, sans s'inquiéter de ce qui est possible ou impossible, quelque sens qu'on attache à ces mots, mais seulement de ce qui arrive réellement.

Ceci ne veut pas dire qu'*il ne faut pas discuter les faits,* mais seulement que la seule discussion dont les faits soient susceptibles est celle qui porte sur leur réalité. On prend quelquefois le change sur cette question, et c'est ce qui arriva à M. Bouillaud, dans la fameuse discussion sur le Magnétisme, qui eut lieu en 1837 (1), lorsqu'il protestait avec une extrême énergie contre l'assertion d'un membre qui avait avancé, sans explication, que les faits ne sont pas discutables. Cet honorable académicien — c'était, si je m'en souviens bien, M. Oudet — n'entendait par là qu'une chose, c'est qu'une fois le fait constaté et vérifié par tous les moyens à la portée de l'homme, il doit être admis dans la science, soit qu'il s'accorde, soit qu'il ne s'accorde pas avec les théories précédemment établies, quelque solides que soient ou paraissent être

____

(1) *Bulletin de l'Académie de médecine,* t. I, p. 373.

celles-ci. M. Bouillaud prend cette règle au rebours. Il a écrit quelque part, et souvent soutenu depuis, qu'une théorie démontrée infirmait d'avance les faits qui lui seraient contraires. Cette hérésie philosophique est surprenante chez un disciple de Bacon. L'histoire de la science, depuis un siècle, a pourtant donné bien des démentis à cette prétendue autorité des systèmes. La théorie newtonienne de la lumière est un exemple mémorable de ces mésaventures. Cette doctrine a, pendant près de deux siècles, été considérée comme le chef-d'œuvre de la méthode expérimentale : elle avait l'autorité d'une démonstration mathématique. Elle est cependant aujourd'hui à peu près renversée. Fallait-il donc nier à Young les phénomènes des interférences, sous prétexte qu'ils ne s'accommodaient pas bien avec les lois de Newton? Mais si les nouvelles observations ont fortement compromis la théorie newtonienne, elles n'ont en rien infirmé les faits qui lui servaient de base. Ces faits subsistent à côté des nouveaux, et conservent toute leur valeur. Les derniers n'ont pas annulé les premiers, pas plus que les premiers ne s'opposaient aux derniers ; car, redisons-le, un fait ne saurait jamais contredire un autre fait. La contradiction n'est pas dans la nature : elle n'est que dans la pensée humaine.

*
* *

Mais en voilà assez sur *l'impossible*. Parlons un peu maintenant de l'*extraordinaire*. C'est là aussi un mot qui figure souvent parmi les considérants de la fin de non-recevoir opposée au magnétisme animal ainsi qu'aux doctrines et aux pratiques affines. Arrêtons-le un instant au passage. Nous appelons *ordinaire* ce qui arrive et que nous voyons constamment ou très-souvent. L'*extraordinaire* serait donc, par la loi des contraires, ce qui n'arrive ou que nous ne voyons que rarement ou jamais. A ce titre, l'Extraordinaire a, sans doute, bien droit d'exciter la *surprise*, comme il arriva aux habitants de Paris, lorsque, le 21 novembre 1783, à une heure après midi, ils virent deux hommes, Pilatre de Rozier et le marquis d'Arlandes, s'élever dans les airs, comme jadis le prophète Élie, dans un char de feu, et réaliser les mythiques voyages aériens de Dédale et de Médée. Mais l'étonnement, résultat naturel de la réalisation de l'Improbable et de l'arrivée de l'Imprévu, est une situation d'esprit essentiellement éphémère : elle ne se produit pas deux fois dans la même rencontre chez le spectateur. Ce n'est guère aussi qu'une fois que l'Extraordinaire justifie son titre. Après deux ou trois apparitions, il se transforme en son opposé et devient l'ordinaire.

Remarquons, en outre, que l'Extraordinaire est, par rapport aux faits ainsi qualifiés, une simple dénomination externe, comme dit la grammaire, qui ne s'applique pas à la chose même, mais seulement à la relation particulière et tout accidentelle qu'elle a avec l'esprit ou les sens de l'observateur. En réalité, il n'y a rien d'extraordinaire *in natura rerum*, ou, si l'on aime mieux, tout y est également extraordinaire ou ordinaire. Les faits magnétiques, en les supposant réels, ne sont pas, au fond, plus étonnants, plus inexplicables, plus inconcevables — car ce sont là autant de variantes de l'Extraordinaire — que tout ce que le spectacle du monde physique et moral nous montre à chaque instant. Il n'est pas plus extraordinaire en soi de voir un être humain éprouver certaines modifications psychiques et physiologiques, lorsqu'un autre fait devant lui certains gestes, que de voir la mer s'élever lorsque la lune se trouve arrivée à un certain point de l'espace. Dans ce dernier cas, vous dites *attraction*, et vous paraissez satisfait. Dans le premier, on nous dit *magnésme anim a l*, et nous hochons la tête. Cependant les deux mots se valent bien, et si l'un nous semble plus clair que l'autre, c'est une pure illusion de l'habitude. Si l'on approche d'une barbe de plume un bâton de cire à cacheter préalablement frotté sur de la laine, le brin de plume s'élance vers le corps frotté et s'y attache. Si le bâton n'est pas frotté, le phénomène n'a pas lieu. Le premier qui raconta ces faits aurait pu passer pour un imposteur ou un visionnaire ; car quoi de plus *extraordinaire* qu'un corps inerte se meuve sans l'intervention d'une cause mécanique, et quoi de mieux démontré qu'*un corps ne peut agir que dans le lieu où il est ?* C'était là ce que les anciens appelaient un *principe*, et ce que, dans notre langage moderne, nous appelons une *loi de la nature*. Ce fait violait, en apparence du moins, et la loi et le principe. On le trouve cependant tout à fait conforme à la meilleure physique. Pourquoi ? Parce qu'il se reproduit souvent et à volonté ; parce qu'une foule de phénomènes analogues d'action à distance **ont** été constatés ; et le doute n'étant plus permis, on a imaginé, pour les expliquer, un être de raison (un fluide) auquel on a imposé un nom arbitraire (électricité), et le tout a été appelé *loi de la nature*.

Un homme magnétisé ressemble beaucoup au morceau de cire frotté ; avant la magnétisation, il ne peut rien de ce qu'il peut après, de même que la cire avant et après le frottement. Seulement on a un procédé certain pour communiquer au bâton ces propriétés nouvelles, et pour l'homme on n'en a pas. De là vient que les phénomènes attribués au magnétisme et autres pratiques plus ou moins mystérieuses ne se produisant, à ce qu'il semble, que de loin en loin, dans des conditions difficiles à connaître, plus difficiles encore à réaliser, ils restent indéfiniment à l'état *occulte*.

L'Extraordinaire ne saurait donc être un motif valable de négation à l'égard d'un phénomène quelconque. C'est tout au plus un motif de suspicion. Il autorise la réserve, la circonspection, la sévérité dans l'examen, mais non l'abstention systématique et encore moins le rejet formel.

On insiste, et on dit qu'avec ce système d'accommodement il faudra admettre toutes sortes de prodiges et croire, par exemple, qu'un chameau a passé par le trou d'une aiguille, ou que Mahomet a mis la lune dans sa poche, si des témoins dignes de foi l'affirmaient. Pourquoi pas ? Il suffit, pour cela, que le trou soit aussi grand que le chameau, ou le chameau aussi petit que le trou ; et de même, pour le cas du prophète, il a fallu que la lune fût assez petite pour entrer dans la poche, ou la poche assez grande pour contenir la lune. Le tout est de savoir s'il y a de tels chameaux ou de telles aiguilles, de telles lunes et de telles poches ; ce qui est du ressort de l'expérience. Mais l'objection formulée par ces exemples n'est pas sérieuse. Les événements en question sont de ceux que la raison déclare *à priori* impossibles, parce qu'ils renferment une véritable contradiction. Ils posent l'un et l'autre des termes qui s'excluent mutuellement. Le miracle de Mahomet implique, en effet, qu'un corps de 782 lieues de diamètre a trouvé place dans un espace de 6 pouces carrés, et celui du chameau et de l'aiguille qu'un corps de 2 mètres a passé par un trou de 1 millimètre, c'est-à-dire que 782 lieues $=$ 6 pouces, et 2 mètres $=$ 1 millimètre, ce qui n'est pas seulement, ni même, à proprement parler, l'Impossible, mais tout simplement l'Absurde. Or, la prétendue impossibilité des faits dits extraordinaires n'est pas de cet ordre : elle n'est que le plus haut degré de l'improbabilité, laquelle n'étant qu'une induction de l'expérience, peut toujours être diminuée et même détruite par l'expérience. En un mot, les phénomènes magnétiques et autres, les plus insolites, n'étant pas *contradictoires,* ni même *opposés* aux phénomènes les plus ordinaires, mais seulement *différents,* il n'y a aucune raison légitime de les exclure *à priori* de la nature et de la science.

Ce n'est pourtant pas ainsi qu'ont paru l'entendre les corps académiques, dans les diverses occasions où ils ont été mis en demeure de donner leur avis sur ces questions. Sauf la première commission académique, de 1784, qui examina le Mesmérisme avec l'impartialité philosophique la plus louable, toutes les présentations faites depuis aux corps savants y ont rencontré une défiance extrême, et même une sorte d'hostilité. Ces enquêtes officielles ont été instituées et conduites plutôt à la manière d'une instruction judiciaire en matière criminelle que comme un examen scientifique. Quoique ces dispositions aient pu souvent être motivées, sinon justifiées par les circonstances, toujours est-il qu'elles ne sont pas, en général, celles qu'il faut apporter dans la recherche sincère et indépendante de la vérité.

Parmi les procès assez nombreux que le magnétisme animal et d'autres doctrines aussi mal notées ont eu à soutenir, depuis un demi-siècle, par-devant les tribunaux scientifiques, un des plus intéressants, au point de vue de la question générale de critique et de méthodologie, est celui de la *fille électrique*, à l'Académie des sciences. Cette affaire est vieille de dix ans, mais les discussions toutes récentes sur des phénomènes fort analogues, ceux des Tables Tournantes, ont fait voir qu'aujourd'hui comme alors on est enclin, dans ce corps savant, à oublier un peu, dans les questions de cette nature, les principes rigoureux de critique et de logique qu'on y professe avec un certain apparat, et qu'on y applique même, en général, avec le soin le plus méritoire, à toutes les branches des connaissances.

En 1846, donc, l'Académie des sciences fut appelée
à examiner certains phénomènes *extraordinaires* manifestés, disait-on, chez une jeune paysanne bretonne.
Ces phénomènes consistaient en des mouvements de
répulsion ou d'attraction qu'éprouvaient au simple
contact de ses habits, de sa main, ou même sans contact
et à distance, les corps environnants. Cette action était
assez forte pour soulever, pour projeter au loin, et
même pour briser une chaise, une table, les meubles
les plus lourds. Après avoir étonné et même un peu
effrayé sa famille, son village et la ville voisine, par ces
manifestations insolites qui ressemblaient aux effets
d'une Possession démoniaque, elle fut amenée à Paris
dans un but de spéculation, et exhibée publiquement.
Le nombre et la qualité des témoignages sur la réalité
et sur la singularité de ces phénomènes déterminèrent
l'Académie des sciences à s'en occuper. Elle nomma
une commission chargée de lui présenter un rapport.
Ce rapport fut fait par Arago. Les conclusions furent
toutes négatives. La plupart des faits signalés par la
voix publique et dans plusieurs communications faites
à l'Académie ne s'étaient pas produits devant les
commissaires, et ces faits qui avaient manqué étaient
précisément ceux qui, par leur nature, n'auraient
laissé aucune prise au doute sur leur réalité et leur
sincérité (les phénomènes d'action à distance); tandis que les seuls dont ils avaient été témoins (la répulsion ou projection d'une chaise au contact immédiat) étaient susceptibles d'être simulés et devenaient,
par conséquent, suspects. En outre, ce dernier phéno-

mène n'avait eu lieu qu'à une première séance, et aussitôt que la commission eut exprimé nettement ses soupçons sur la manière dont pouvaient s'opérer les mouvements et annoncé qu'elle exercerait une surveillance sévère, on lui avait fait savoir que le sujet ne manifestait plus rien. Elle n'eut plus dès lors à continuer son examen. Enfin on avait su que, tandis que les propriétés électriques de la jeune fille étaient tout à fait suspendues pour les commissaires, elles continuaient de se révéler journellement dans les salons. De ces circonstances la commission conclut que *toutes* les communications relatives à Angélique Cottin devaient être considérées *comme non avenues*. L'Académie adopta cette décision.

Il n'y a rien à objecter au rapport en lui-même. La commission racontait avec convenance, avec autorité, avec dignité, la marche et les résultats de ses recherches. L'impression générale restée dans l'esprit des commissaires sur la nature des scènes auxquelles ils avaient assisté parut suffisamment justifiée, et le savant et habile rapporteur sut la faire partager à l'Académie par le récit seul des faits.

La conclusion seule nous semble sujette à discussion.

Cette conclusion semble n'être que la déclaration officielle de la résolution prise par l'Académie de ne plus s'occuper de cet objet. Mais si on en pèse avec attention les termes, on remarquera qu'elle a une autre signification et une autre portée. Elle formule un jugement général, non-seulement sur les faits soumis à l'examen de la commission, mais encore sur les autres faits qui ont pu se produire en présence d'autres témoins. En effet, en déclarant, sur la foi des seuls résultats constatés par les commissaires, que *toutes* les communications relatives à Angélique Cottin seront regardées comme *non avenues*, l'Académie décidait (du moins implicitement) que tous les faits portés officieusement à sa connaissance n'avaient pas d'autre valeur que ceux observés par la commission, c'est-à-dire qu'ils *devaient* aussi passer pour *non avenus*. Or cette conséquence dépasse évidemment les prémisses. Il est clair que la commission, tout en désirant et croyant formuler une conclusion rigoureusement déduite de ses recherches, lui donnait involontairement une extension bien plus grande, et transformait en loi générale le résultat d'une expérience particulière.

Nous ne nous chargerions certes pas de prouver que cette induction générale est fausse, car, portant sur un fait négatif, on ne saurait pas plus prouver sa fausseté matérielle que sa vérité. De ce que des académiciens n'ont pas observé certains phénomènes extraordinaires promis à leur curiosité, de ce qu'ils ont soupçonné ou même constaté de la supercherie dans certains autres qu'on donnait comme naturels, il ne s'ensuit nullement sans doute que ces phénomènes ont dû, dans d'autres cas, être tels qu'on les a racontés ; mais il n'en résulte pas non plus qu'ils ont été toujours et en toutes circonstances ou des contes en l'air ou des jongleries. Ce n'est donc pas tant, on le répète, la vérité ou la fausseté intrinsèque de la conclusion du rapport qui est ici en cause, que sa légitimité logique.

On n'examine pas si elle est juste ou non au fond ; mais il est évident qu'elle est vicieuse dans la forme, puisqu'elle conclut du particulier au général.

Cette induction est, du reste, si naturelle, si conforme à la marche habituelle de l'esprit, qu'on risque, en la censurant, de paraître subtil et ergoteur. Cette critique sera surtout très-difficilement acceptée par ceux qui ont une disposition naturelle ou acquise au scepticisme historique et scientifique. Pour ceux-là la décision de l'Académie ne fait que confirmer ce qu'ils savaient ou croyaient savoir d'avance, et ils perdraient aisément patience si on leur disait qu'ils raisonnent mal. Ils regarderaient ces objections comme de misérables faux-fuyants auxquels on a recours en désespoir de cause pour échapper à l'écrasante autorité des *faits*. Quelques-uns pourtant de ces intraitables mécréants pourraient être ramenés, s'ils considéraient que la position logique où ils sont établis, et qu'ils croient si forte, est au fond absolument la même que celle où se placent les esprits à tendances et à conviction opposées. Ces derniers, en effet, arguent également et volontiers des expériences faites à toutes les expériences possibles. Ayant observé ou cru observer, comme réels et authentiques, certains faits, ils en induisent par analogie la vérité des faits analogues ou semblables. L'induction affirmative et l'induction négative reposent donc sur les mêmes bases. Toutes deux procèdent d'abord du particulier au général ; puis, une fois en possession de cette règle ainsi vicieusement obtenue, ils s'en servent comme d'un *criterium* pour l'interprétation des cas nouveaux. Mais il est clair que ni ceux-ci ni ceux-là ne peuvent justifier de la légitimité de leurs conclusions. La confiance ou croyance des uns, la défiance ou incrédulité des autres sont également arbitraires.

Cette double tendance se révèle dans les sciences, dans les affaires, dans toutes les circonstances, même les plus insignifiantes, de la vie ; mais elle se manifeste surtout de la manière la plus caractéristique en présence de cette classe de faits qu'on appelle *extraordinaires* soit à cause de leur rareté, soit à cause de leur inexplicabilité supposée. Sitôt qu'un événement de ce genre est annoncé, l'opinion se divise immédiatement, avant toute vérification, en deux partis diamétralement opposés, dont l'un affirme et l'autre nie *à priori* la réalité du fait. Tous deux admettent bien qu'il faut examiner avant de conclure, et on procède des deux côtés aux expériences ; mais, chose singulière, les expériences, loin de les mettre d'accord, ne sont qu'un nouveau motif de dissidence. En effet, l'aspect des choses est si différent, suivant les dispositions mentales des observateurs, que là où les uns signalent une merveille de la nature, les autres ne voient qu'une grossière jonglerie, et que les mêmes circonstances ou détails paraissent à ceux-ci d'une importance capitale, à ceux-là d'une insignifiance parfaite. Le même fait, quoique unique en soi, se dédouble ainsi en réalité en deux faits, ou présente deux faces complétement dissemblables dont chacune n'est visible que pour une classe de spectateurs ; à peu près comme ces tableaux qui montrent une figure d'homme ou d'animal, suivant le côté d'où on les regarde. L'histoire du magnétisme animal a offert au philosophe, dans ces dernières années, de nombreuses occasions d'observer ce phénomène psychologique, non moins curieux assurément que ceux qui excitent l'admiration des magnétiseurs.

Notre impartialité ne va pas jusqu'à prétendre que ces dissidences soient inconciliables. Ce serait reconnaitre l'impossibilité intrinsèque d'arriver en pareille matière à la vérité, et par conséquent proscrire toute recherche. On veut seulement signaler ces tendances diverses de l'esprit comme le principal obstacle à l'étude de ces sortes de faits et la cause première de la difficulté qu'il y a de donner une base scientifique aux discussions qui s'y rapportent. Supprimer ces tendances est impossible. Tout ce qu'on peut essayer, c'est de les limiter l'une par l'autre, en leur montrant, comme nous venons de le faire, qu'elles sont également illégitimes.

Cette neutralisation des deux positions logiques en conflit en établit une troisième, résultant de l'élimination de la conclusion illégitime des deux autres, et qui parait la seule bonne. L'une des thèses a pour fondement secret ce sophisme : Il y a des faits vrais, donc il n'y en a pas de faux ; l'autre, celui-ci : Il y a des faits faux, donc il n'y en a pas de vrais. Le sophisme ainsi présenté, est grossier, et personne ne consentirait à s'en reconnaitre coupable. Cependant, dans l'application, il est l'unique base des affirmations et des négations systématiques en présence. En élimi-

nant de ces deux formules, la conséquence sophistique, il n'en reste que cette double assertion : Il y a des
faits vrais ; il y a des faits faux ; propositions qui, sans
rien affirmer ni nier témérairement, laissent le champ
libre à l'étude. A la vérité chacune des formules exclusives nie l'une ou l'autre des deux assertions admises par
la troisième, mais elles ne peuvent cependant se refuser à les accepter au moins, à titre provisoire, comme
conditions de la possibilité même de la recherche.

Tel est, ce semble, le point où il convient de se
placer, pour s'orienter dans ces obscures régions. Cette
position est celle du sens commun, de la logique naturelle. C'est la route que prend instinctivement l'esprit
libre de tout engagement systématique. Mais autre
chose est de faire ce qui convient dans tel ou tel cas
donné, guidé par une sorte d'instinct, ou d'avoir pour
se conduire dans tous les cas, une règle, une méthode
rationnelle. Dans la question ici discutée, notamment,
autre chose est d'apporter dans l'étude une simple
disposition générale d'impartialité et de circonspection, et autre chose de s'y présenter muni des instruments logiques appropriés aux difficultés qu'on a à
vaincre et aux illusions de toute nature dont on a à se
défendre. Il y a là une lacune à remplir dans beaucoup
de traités de logique.

Les deux tendances exclusives, l'affirmative et la
négative, se manifestèrent immédiatement à la première annonce de la *fille électrique*. La première eut naturellement pour organes les partisans et croyants du
magnétisme animal ; ils se mirent aussitôt en campa-

gne, non pas pour *vérifier* le fait, mais pour l'*étudier*. C'est dans les journaux du magnétisme qu'on en trouve les relations les plus minutieuses, les plus élaborées. La question de la réalité des phénomènes n'y est pas sérieusement posée ; elle y est à peine indiquée comme une vaine protestation de l'incrédulité systématique. On y place sur la même ligne, non-seulement les observations personnelles des narrateurs, mais encore tous les on-dit, les bruits qui sont parvenus à leurs oreilles. Tout est accueilli avec la même sécurité apparente. Le doute n'a pas pénétré un instant dans ce camp-là ; et de même que la conviction n'avait pas eu besoin, pour s'établir, d'une vérification préalable, aucune vérification ultérieure n'eût été capable de l'ébranler, et encore moins de la détruire. La tendance contraire se produisit surtout parmi les savants ; elle commença, dans le sein de l'Académie, par s'opposer à l'examen des faits, opposition évidemment fondée sur la conviction préalable, tirée on ne sait d'où, qu'il n'y avait pas de faits à examiner. Cependant l'Académie, entraînée par les témoignages positifs d'Arago et du docteur Tanchou, nomma une commission. Cette commission fit des expériences. Ces expériences furent, sans aucun doute, sérieuses, impartialement établies et conduites. Jusque-là tout dans les démarches et les paroles de la commission et de l'Académie fut parfaitement légitime. Le rapport lui-même, quoique fortement empreint de la mauvaise humeur de gens qui croient avoir été dérangés pour rien, était scientifiquement irréprochable dans l'exposé des faits. Mais le parti-pris négatif, qui était au fond de la majorité des esprits à l'Académie et dans la commission, se trahit dans la conclusion, en déclarant *non avenues toutes* les communications relatives à Angélique Cottin. On vit là l'influence secrète de l'induction sophistique qui, concluant du particulier au général, prononce sans hésiter la sentence : *Falsus in uno falsus in omnibus.*

Il paraît donc qu'en droit logique, *sit venia verbi*, l'Académie en cette rencontre, outre-passa ses pouvoirs ; elle condamna, sinon des innocents, du moins de simples suspects, ce qui est manifestement illégal. En matière civile ou criminelle, la Cour de cassation casserait un pareil arrêt pour vice de forme.

La conclusion académique déjà vicieuse par la forme, *ratione formæ*, ne l'était pas moins peut-être *ratione materiæ*, c'est-à-dire dans le fond. Bien que la commission n'eût pas développé les motifs de son opinion, elle en disait assez cependant pour les laisser soupçonner. Ces motifs étaient : 1° la *cessation* ou interruption de la plupart des phénomènes survenue tout à coup au moment où elle fut appelée à les vérifier ; 2° la production de phénomènes, présentés comme naturels, mais probablement *simulés.*

La non-apparition des phénomènes à tel ou tel moment donné ne prouve absolument rien en soi. C'est un fait négatif qui, comme tel, ne détruit nullement le fait positif de leur apparition dans un autre moment, si celui-ci est convenablement constaté d'ailleurs. On ne peut disconvenir cependant que cette interruption n'ait quelque chose de suspect lorsqu'elle a lieu, comme dans le cas actuel, à l'instant même où des observateurs clairvoyants, compétents et sévères viennent procéder à une vérification directe des faits annoncés, et qu'elle se maintient pendant toute la durée de leur examen. Mais cette impression fâcheuse a pour correctif l'interprétation non moins plausible, mais plus favorable, tirée de la nature essentiellement mobile, fugace, intermittente des phénomènes nerveux, à quoi il faut ajouter les effets possibles de l'émotion produite sur le sujet par le cérémonial de l'examen, la qualité et les dispositions morales des témoins. Ces deux explications sont ainsi à peu près également admissibles et se font équilibre. Mais quoique, théoriquement parlant, cette circonstance n'ait pas grande valeur, elle paraît avoir en pratique beaucoup d'influence sur les esprits. Il n'est pas rare de voir des convictions très-ardentes, acquises par des observations personnelles qui avaient paru irrésistiblement démonstratives, rebrousser chemin, faiblir et même s'éteindre, lorsque les faits sur lesquels elles s'étaient établies cessent de se montrer. C'est ce qui arriva dans l'affaire d'Angélique Cottin. M. Tanchou, qui avait envoyé à l'Académie un récit détaillé des nombreuses et remarquables expériences instituées par lui-même, et d'après lesquelles il se déclarait convaincu de la réalité des propriétés attractives et répulsives d'Angélique Cottin, se mit tout à coup à *rentrer dans le doute* à l'égard de ces mêmes faits, par cela seul qu'ils ne s'étaient pas produits devant la commission, et qu'il ne les avait plus observés lui-

même ; de sorte que les observations purement négatives, c'est-à-dire nulles, de la commission, eurent
un effet rétroactif véritablement incompréhensible sur
les observations positives, c'est-à-dire concluantes de
ce médecin. Cet effet retentit jusque sur les faits racontés par l'illustre rapporteur lui-même, Arago, qui,
à la vérité, ne contre-manda pas ses observations, mais
ne les rappela pas non plus, ni ne les maintint. Quoi
qu'il en soit de ces exemples, qui peuvent être instructifs sous d'autres rapports, toujours est-il qu'en
principe le fait seul de la cessation ou interruption des
phénomènes, chez Angélique Cottin, n'autorisait pas
la commission à laisser entendre que ces mêmes
phénomènes, n'ayant pas été vus par elle, n'avaient
jamais été vus par personne.

Quant à la *simulation*, le cas est plus grave. Il
frappe, ce semble, d'une inévitable suspicion tous les
faits passés et futurs. Il est difficile de retenir ici la
terrible sentence : *Falsus in uno, falsus in omnibus*, et
toute l'histoire de cette petite fille prend le triste aspect d'un tissu de jongleries et de mensonges. Cependant examinons.

D'abord, en principe, on ne peut pas rigoureusement conclure, nous le répétons encore, du particulier
au général, de la partie au tout, et c'est ce qu'on faisait
en condamnant *in globo* et sans distinction. Voilà pour
la logique. Mais on peut aussi présenter quelques circonstances atténuantes. D'abord, si l'on admet que tout
ce qu'on raconte de cette fille n'a été dès le commencement qu'une jonglerie, il faut supposer, dans cette

petite paysanne de treize ans, une audace, une effron-
terie, un esprit de suite, une habileté de conduite assurément très-rares, et que ne lui attribueront pas
facilement ceux qui l'ont vue de près, et ont pu juger
combien elle était intellectuellement peu propre à un
pareil rôle. Il faut supposer, en outre, que les nombreux spectateurs qu'elle a attirés autour d'elle dans
diverses villes ont tous été dupes des manœuvres les
plus grossières, s'il faut en juger par celles qu'elle paraît avoir essayées devant la commission et devant
nous-même. On ne donne ces remarques que pour ce
qu'elles valent. Je sais qu'en ce genre les supercheries
les plus honteuses et les moins raffinées trouvent des
dupes partout et en grand nombre, non-seulement
dans les campagnes, mais encore dans les salons et
même dans les Académies. Le mot de Pline n'a pas
perdu et ne perdra probablement jamais son à-propos :
Nullum tam impudens mendacium est ut teste careat.
J'ai moi-même constaté et démontré tant de fripon-
neries authentiques chez les prétendus somnambules
en titre qui exploitent Paris, que rien ne peut guère
me surprendre en fait d'impudence de la part des acteurs, en fait de crédulité de la part des spectateurs.
Cependant la nature des phénomènes attribués à Angélique Cottin paraissait se prêter très-difficilement à une
simulation continue, et la difficulté de les reproduire
souvent sans s'exposer presque inévitablement à être
découverte, aurait dû, ce semble, lui interdire de
bonne heure ce genre d'exploitation.

Si ces considérations ont toutes seules peu de force,

il en est une qui, ajoutée aux précédentes, peut leur donner quelque valeur. Dans l'hypothèse de la jonglerie constante, il faut expliquer comment l'idée de cette supercherie, qui est véritablement inouïe dans les fastes du charlatanisme, a pu tomber dans la tête d'une petite paysanne presque idiote, vivant à la campagne, dans un coin reculé de la Bretagne ; comment, en supposant qu'une pareille pensée lui fût venue, elle aurait pu entreprendre de l'exploiter comme elle l'a fait ? Sans pousser plus loin ces questions, qu'il serait facile de multiplier, on peut affirmer, d'après la difficulté qu'on aurait à répondre à celles-ci, qu'il est au plus haut point improbable que les faits singuliers qui ont attiré sur elle la curiosité publique aient été dès l'origine le résultat d'une supercherie préméditée. L'histoire des premières apparitions de ces phénomènes, la succession des événements qui ont suivi, le développement extérieur des idées et des sentiments des personnes qui en ont été témoins, tout semble déposer en faveur de la réalité des faits, au moins pendant une certaine période. Mais de ce qu'ils ont été réels à une certaine époque ou dans certaines circonstances, il ne s'ensuit pas qu'ils n'aient pu être et qu'ils n'aient été simulés à une autre époque et en d'autres circonstances. On comprend même très-bien comment cette petite fille put être insensiblement et presque involontairement conduite à cette jonglerie. Ses parents l'avaient amenée à Paris pour la faire voir au public pour de l'argent ; ils avaient bâti sur cette exhibition des rêves de fortune. D'autre part, la curiosité générale était éveillée sur elle ; elle était l'objet de visites incessantes ; de grands personnages venaient lui demander les preuves des facultés exceptionnelles dont elle tirait déjà vanité, car ses parents les considéraient comme une sorte de don ou de talent accordé à leur fille. L'amour-propre, l'intérêt étaient en jeu. Il fallait satisfaire les exigences des curieux, et les satisfaire à toute heure. Quoi de surprenant donc que lorsque les phénomènes spontanés se firent attendre, la petite fille ou ses parents aient eu l'idée d'aider un peu la nature ?

Cette supposition expliquerait l'histoire de cette jeune fille sans violence aucune, et laisserait à tous les faits leur caractère. Elle est d'autant plus plausible qu'en l'admettant elle donne la clef de beaucoup d'autres histoires du même genre, et particulièrement de celle des somnambules les plus fameux de ce temps-ci. Ces prétendus somnambules sont pour la plupart des espèces d'escamoteurs, fort peu amusants, travaillant à heure fixe sur leur théâtre ou en ville, au choix des personnes, et les merveilles qu'on en raconte se réduisent à des tours assez grossiers. Ce sont certainement des jongleurs ; mais l'ont-ils toujours été, le sont-ils même constamment ? Non. Il est à croire que la plupart ont manifesté, à une certaine époque de leur vie, des phénomènes magnétiques plus ou moins caractérisés. Des magnétiseurs, par un motif ou par un autre, ont cultivé ces premiers germes et les ont développés ; plus tard des charlatans s'emparent de ces sujets pour les exploiter et eux-mêmes sont entraînés à faire métier de leur personne. Mais le public est exigeant ; il faut lui servir ce qu'il y a de plus beau, de plus rare, et le lui servir à son heure. Alors l'insuffisance des moyens naturels se fait sentir ; ils sont d'abord ou incomplets, ou intermittents, ou insignifiants ; le plus souvent même ils manquent tout à fait ; il faut alors y suppléer par l'industrie. Les livres des magnétiseurs contiennent l'énumération des facultés qui constituent le parfait somnambulisme lucide ; on s'étudie à exécuter, tant bien que mal, ce programme, et on invente, pour remplir convenablement le rôle, un certain nombre de tours dont l'expérience a fait voir que le public se montre généralement satisfait. C'est ainsi que le somnambulisme s'apprend comme toute autre branche d'escamotage. De là la régularité , l'uniformité, l'invariabilité des exercices prétendus somnambuliques, dont on donne le spectacle, et qu'on peut sans hésiter déclarer des phénomènes simulés, par cela seul qu'ils se reproduisent chaque jour, pendant des années, chez les mêmes individus, sans variation aucune. Néanmoins, ces faits de jonglerie ne doivent pas faire méconnaître les faits réels, qui donnent tant d'intérêt à l'étude du magnétisme animal. Il ne faut jamais perdre de vue que ces faits sont indépendants les uns des autres, et qu'ils peuvent très-bien se rencontrer, soit successivement, soit simultanément, chez le même sujet.

Du reste, la *supercherie*, ne doit pas être alléguée à tout propos et sans preuves. On se contente trop souvent de la supposer pour la facilité de l'explication. Il serait plus équitable et plus rationnel de la dévoiler par tous les moyens employés en justice pour découvrir un faux témoignage. Il faudrait surtout montrer en quoi consiste la supercherie, et indiquer, au moins approximativement, les moyens *naturels* dont se servent les prestidigitateurs pour opérer leurs prodiges. Il faudrait, par exemple, dans le cas, souvent cité, de M. J. Cloquet, montrer d'abord les graves motifs qui déterminèrent une jeune femme à jouer la comédie pendant qu'on lui extirpait le sein, et par quel adroit escamotage elle parvint, pendant toute la durée de l'opération et du pansement, à maîtriser tout signe de sensibilité physique et d'émotion morale, à maintenir dans un état de régularité parfaite le battement de ses artères, les mouvements de sa respiration, et à converser tranquillement de choses indifférentes. Voilà sans doute une très-étonnante comédienne, et si étonnante, que ce talent nous paraîtrait un phénomène beaucoup plus *merveilleux* que l'état d'insensibilité, magnétique ou non magnétique, que les témoins ont cru devoir admettre. Il en est à peu près de même de la femme observée par M. Oudet, qui se laissait enfoncer des épingles dans les doigts pour faire plaisir à son magnétiseur. Ces faits, pris entre tant d'autres, suffisent pour montrer avec quelle légèreté cette accusation de supercherie est quelquefois mise en avant, puisqu'au lieu de simplifier le problème, souvent elle le complique. Mais, quand même la fraude serait réelle dans ces observations (ce qui reste à prouver, et ce qui est improbable au plus haut degré), le fait de l'insensibilité apparente n'en serait pas moins réel, et ce fait serait déjà très-intéressant et très-important, car il prouverait que la volonté peut non-seulement réprimer tous les signes extérieurs de douleur qui dépendent des muscles et des nerfs volontaires, ce que tous les chirurgiens ont pu observer sur quelques opérés, mais encore s'opposer au trouble de la circulation et de la respiration, et à tous les phénomènes automatiques concomitants. Or, ce fait d'insensibilité, soit réelle, soit jouée, est soumis à l'observation directe ; il ne diffère en rien de tout autre phénomène, physique ou physiologique ; et, récuser le témoignage de ceux qui l'ont vu et étudié avec tout le soin convenable, ce serait dire qu'ils ont menti effrontément ou qu'ils ont perdu le sens, sorte d'objection qui ne peut toujours se faire commodément.

Si ces observations ont quelque solidité, on reconnaîtra que le fait positif de la *simulation*, pas plus que le fait négatif de la *cessation* des phénomènes, n'autorisait la conclusion générale adoptée par l'Académie des sciences dans l'affaire de la *fille électrique*.

L'avénement des Tables tournantes et parlantes, des esprits, des revenants, etc., etc., vient de remettre à l'ordre du jour ces questions de logique et de critique générales. L'attitude des corps savants n'a pas été cette fois encore telle qu'on avait droit d'exiger, sinon d'espérer. Surpris à l'improviste par cette espèce de tremblement du monde intellectuel, ils se sont tenus cois jusqu'ici, attendant, avec une sorte d'indifférence et d'incuriosité , peut-être plus affectées que réelles , la cessation de cet étrange phénomène. Tandis que l'autorité religieuse et l'autorité civile intervenaient, chacune avec les moyens à sa disposition, la science restait muette. Cependant quelle plus belle occasion eut-elle jamais de justifier les prétentions qu'elle affiche au gouvernement spirituel de la société? elle qui se vante d'avoir fait tomber tant de ces *idoles* de l'esprit dont parlait Bacon, devait-elle s'incliner devant celle-ci? Il y avait cependant un grand danger moral public. A quelque point de vue qu'on se mette pour juger ces singuliers événements, il est certain qu'ils ont profondément impressionné les esprits dans le monde entier. Observés sans critique et sous l'influence de la curiosité superstitieuse excitée par l'interprétation supernaturelle qu'on en donne, les phénomènes des Tables (réels ou fictifs, objectifs ou subjectifs, physiques, physiologiques ou psychiques) peuvent être un spectacle extrêmement dangereux pour la masse des esprits simples qui risquent de perdre à ce jeu imprudent leur repos et même leur raison. Il n'y a que les physiciens qui puissent manier sans péril les machines électriques. Bien mal en prit à Tullus Hostilius de vouloir, sans connaissance suffisante des procédés, évoquer Jupiter *Elicius*, c'est-à-dire diriger la foudre, comme savaient dit-on, le faire, quelques mille ans avant Franklin, les prêtres initiés à la science secrète des temples. Le fluide se retourna contre l'opérateur maladroit qui périt foudroyé. De même dans l'ordre intellectuel et moral, il y a des choses qu'il n'est pas prudent de mettre sous les yeux des faibles et des ignorants, c'est-à-dire du grand nombre. Nous avons vu plus d'une fois une courte visite dans une maison de fous laisser pour long-temps dans certains esprits des impressions inquié-tantes. Les tables tournantes étaient dangereuses au même titre. La profonde préoccupation, l'espèce de fascination auxquelles des millions d'individus ont été et sont encore en proie constituent par elles-mêmes un cas médical. Comment donc l'Académie de méde-cine, expressément instituée, comme on sait, pour résoudre les questions qui intéressent la santé publique, et qui possède une commission permanente et spéciale des *épidémies*, n'a-t-elle pas songé à étudier celle-ci ? Ce contagieux cauchemar intellectuel était, certes, infi-niment plus curieux, plus grave, plus digne d'examen, d'un intérêt universel plus pressant, que toutes ces petites histoires d'épidémies de scarlatine, de suette, d'angine couenneuse, de variole, qu'elle serre si soi-gneusement depuis trente ans dans ses cartons !

La morale publique n'était pas moins intéressée dans cette question que la santé publique. La tabulomancie est bientôt devenue, comme la cartomancie, la sorcel-lerie, etc., l'occasion de scandales, de fraudes coupa-bles. Le charlatanisme s'en est emparé partout. En Amérique, les êtres privilégiés qui prétendent être en communication immédiate avec les esprits habitant les tables, et qu'on appelle, en vertu de cette prérogative supposée, des *médiums*, se sont multipliés dans une proportion gigantesque. On n'évalue pas à moins de trente mille le nombre de ces Voyants dans les divers

États de l'Union. Le rôle de *medium* est devenu une profession régulière et fort lucrative. En France, ce mode de communication et de consultation par les *médiums* commence à s'établir, et déjà il a donné lieu à des scènes scandaleuses qui se sont dénouées devant la police correctionnelle.

Mais la justice ne peut s'enquérir que des faits matériels constituant des délits prévus par le code : elle ne peut réprimer que quelques conséquences accidentelles de ces pratiques. C'est à la science qu'il appartenait d'attaquer la question dans sa source même, en déterminant les véritables causes des phénomènes. Or, la science, on regrette d'avoir à le dire, s'est jusqu'ici récusée, ou n'a fait que balbutier quelques paroles sentencieuses de dédain qui ne remédient à rien. La seule tentative un peu sérieuse d'explication ou de solution, émanée d'une autorité scientifique respectable, est le petit travail de quelques pages de M. Babinet, dans la *Revue des deux Mondes*. Ce physicien et géomètre distingué a eu l'idée fort naturelle, et cependant fort peu pratiquée, d'observer d'abord lui-même. Ayant constaté par sa propre expérience le fait du tournoiement des tables par l'imposition des mains, il a eu le courage de le certifier en pleine Académie des sciences. Il a essayé ensuite de l'expliquer d'après les principes de la mécanique et de la physiologie. Sa théorie est, au fond, là même que celle qu'avait mise en avant Arago, et qui a été développée en Angleterre par M. Faraday. Elle consiste dans la supposition de mouvements musculaires inconscients, infiniment petits, mais infiniment nombreux et rapides, qui par leur addition finissent par constituer une force capable de vaincre la résistance du poids et de l'adhérence du corps mobile et de déterminer son déplacement dans un sens quelconque. Malgré les savants calculs et les ingénieux rapprochements analogiques de **M. Babinet**, cette théorie est tout à fait insuffisante; admissible en gros pour l'explication d'un mouvement quelconque imprimé au meuble, elle ne l'est plus dès qu'il s'agit de la faire concorder avec toutes les circonstances particulières de degré, de direction de ce mouvement, circonstances indiquées par M. Babinet lui-même. Elle ne rendrait pas compte notamment d'un phénomène négligé par M. Babinet, qui a pourtant dû l'observer, pour peu qu'il ait répété les expériences, et qui est extrêmement remarquable : c'est une espèce de trépidation, de frémissement intime de la substance ligneuse, sensible à la main, et se manifestant à l'ouïe par des craquements analogues à ceux que produit accidentellement le changement de température dans les meubles et qui font dire que *le bois travaille*. Ces mouvements intérieurs et moléculaires, qu'il faut bien distinguer du mouvement de translation, sont quelquefois assez forts, dit-on, pour briser la table.

Fautive déjà dans l'ordre très-circonscrit, et arbitrairement circonscrit, des phénomènes auxquels on l'applique, cette théorie l'est bien davantage encore en ce qu'elle laisse en dehors les faits les plus curieux, les plus importants, ceux qui, dans l'intérêt de la science et pour l'honneur de la raison, réclament le plus impérieusement une explication : par exemple, le mouvement imprimé à distance, sans contact, par la seule influence de la volonté, et la production de mouvements significatifs, et, en apparence intentionnels, intelligents, en un mot le fait des tables obéissant à la parole et parlant elles-mêmes. A la vérité M. Babinet nie ces faits ou les met hors de cause, en disant *qu'ils ne sont pas à expliquer*, mais à *constater*. Sans doute c'est ici, plus que jamais, le cas d'appliquer le mot de Montaigne : *le faict est-il?* Cependant au point de vue de la critique historique, le fait des tables *parlantes*, contesté par M. Babinet, n'est pas moins authentique que celui des tables *tournantes*, reconnu par lui. Ils reposent l'un et l'autre sur des témoignages de même nombre, de même poids, et pour le dire en passant, il est à peu près certain pour nous qu'ils constituent un fait unique. Si donc on admet, en général, en cette matière, la preuve par témoins, il faut reconnaître que le phénomène des tables parlantes est tout aussi bien constaté que celui des tables mouvantes. Qu'il ait manqué, à cet égard, à M. Babinet une expérience personnelle, cela peut sans doute influer beaucoup sur le degré et l'étendue de ses propres convictions ; mais cela importe peu à la question générale. Un témoignage individuel de plus ou de moins ne fait rien à l'affaire. Du reste, la fin de non-recevoir mise en avant par M. Babinet est absolue. Il ne dit pas seulement que les faits en question ne sont pas valablement constatés (ce qu'il est permis de soutenir), mais qu'ils ne sont pas constatables; et ils ne sont pas constatables parce qu'ils sont impossibles, et ils sont impossibles parce qu'ils sont en contradiction avec les lois de la communication du mouvement, et en général avec les lois de la nature. Nous avons déjà, à propos du magnétisme animal, signalé le vice logique de cet *à priori*. On ne saurait trop répéter que les *lois de la nature* n'étant connues que par les faits, n'étant que les faits mêmes généralisés, c'est toujours au fait qu'il faut en appeler pour établir la réalité de la loi, et jamais à la loi pour constater la possibilité du fait. En outre, admettrait-on en principe ce *non liquet* absolu à l'égard de certains faits, la science ne serait pas pour cela quitte de tout devoir. Le fait est impossible, soit ; il n'est pas, il ne peut pas être tel qu'on l'expose, soit encore; mais enfin il n'est pas un pur néant; il se fonde au moins sur des apparences, sur des illusions; il a une base quelconque, matérielle, objective, psychologique. Or c'est l'obligation de la science de discerner ces apparences, de pénétrer ces illusions, de faire voir en quoi et sur quoi les témoignages des expérimentateurs sont entachés d'erreur ou de fraude. C'est ainsi que j'essayai, il y a quelques années, et réussis, si je ne m'abuse, à élucider certains prétendus phénomènes de vision somnambulique. Je rappellerai brièvement ces faits qui viennent ici à point.

Ce fut à l'occasion du prix Burdin que je fus conduit à cette recherche.

Le docteur Burdin jeune, membre de l'Académie de médecine, fatigué des interminables disputes sur le magnétisme, résolut d'en finir par un coup d'éclat. Il prit la résolution héroïque de constituer de ses deniers un prix de 3,000 francs, qu'il déposa chez Mᵉ Haylig notaire à Paris, et qu'il promit d'adjuger à celle ou celui qui, magnétisé ou non magnétisé, endormi ou éveillé, lirait sans le secours de ses yeux en présence d'une commission académique. Ce concours devait rester ouvert deux ans. Ce programme fut solennellement proclamé le 5 septembre 1837 (1).

Plusieurs concurrents se présentèrent. Et d'abord mademoiselle Pigeaire, amenée tout exprès pour cela de Montpellier. On annonçait qu'elle devait lire les yeux couverts d'un large et épais bandeau de velours noir ; et, en effet, c'est avec ce bandeau qu'elle a lu devant tous les journalistes de Paris, devant des députés, des pairs de France, devant des savants, devant des ignorants, devant tout le monde. Mais cet élégant bandeau ne convint pas à l'Académie, et mademoiselle Pigeaire assurant qu'elle ne pourrait lire avec aucun autre, on s'en rapporta à elle sur ce point, et il n'y eut rien de fait. Plusieurs autres propositions n'eurent également aucune suite. Le dernier concurrent sérieux fut mademoiselle Diana, qui vint tenter l'aventure sous les auspices du docteur Teste. Elle devait, en moins de dix minutes de sommeil, lire des mots écrits placés dans une boîte de carton opaque hermétiquement fermée et cachetée. Au bout d'une heure, elle n'avait rien

(1) Voyez, pour plus de détails, *Histoire académique du magnétisme animal*, par C. Burdin et F. Dubois. Paris, 1841, page 575.

vu et ne vit rien. Son magnétiseur assura que c'était extraordinaire ; mais il fut seul de son avis.

La clôture du concours Burdin ayant eu lieu, après une prorogation d'une année, le 1ᵉʳ octobre 1840, l'honorable académicien alla reprendre chez Mᵉ Haylig ses 3,000 francs, et la grande question de la vision somnambulique resta encore *sub judice*.

Mademoiselle Pigeaire, disais-je, avait lu dans un livre devant tout Paris, pendant trois mois, les yeux couverts d'un épais bandeau de velours noir. Les procès-verbaux de ces séances ont été revêtus des noms les plus considérables de l'art, de la littérature, de la science. Que prouvaient ces adhésions, ces convictions, déclarées et signées? Rien. Ce fait n'avait certes rien qui méritât l'admiration et l'étonnement. Ce n'est pas merveille qu'une petite fille de douze ans sache lire assez couramment dans un livre imprimé. Or, c'est là, en réalité, tout ce que mademoiselle Pigeaire faisait voir. Mais il est *impossible*, disait-on, de lire avec un tel bandeau ! Le fait prouvait, au contraire, que rien n'était plus *possible*, et même *certain*, puisqu'elle lisait. Tout le mystère consistait en ce que le bandeau destiné à boucher les yeux ne les bouchait pas, quoiqu'il *parût* les boucher.

C'est ce qu'un examen scrupuleux dudit bandeau, me fit fortement soupçonner, et ce dont j'eus bientôt des preuves expérimentales sans réplique.

En 1841 je fus invité par le plus zélé, le plus brillant, et j'ajouterai le plus loyal défenseur dont le magnétisme animal pût alors se vanter, le docteur Frappart,

à venir assister chez lui à des expériences sommambu-
liques. Le docteur Frappart était, comme on dit, un
esprit des plus avancés. Il cumulait à la fois dans sa
tête le magnétisme animal, la cranioscopie et l'homéo-
pathie, au demeurant très-honnête homme et même
fort intelligent à sa manière. Je me rendis à son invi-
tation. Il s'agissait d'une jeune somnambule récemment arrivée de province, où elle avait fait merveille.
Cette somnambule était mademoiselle Prudence, dont
le nom a beaucoup d'éclat dans le monde magnétique.
Le fait de Seconde-Vue dont j'allais, me disait-on,
être le témoin et le témoin convaincu, était observé
tous les soirs depuis quelques semaines. On laissait les spectateurs libres d'instituer, de modifier, de
régler l'expérience à leur gré. On ne pouvait moins
attendre de la loyauté de M. Frappart. La jeune fille
étant déclarée endormie par son magnétiseur, on mit
sur ses yeux un appareil composé : 1° de bandes de
taffetas gommé étendues d'une paupière à l'autre, et
couvrant tout le globe de l'œil; 2° une couche de terre
glaise (terre à modeler des sculpteurs) épaisse de cinq
ou six lignes, et formant une espèce de masque qui
couvrait les yeux, le nez, le front, les joues, jusque
vers la bouche; 3° sur cette couche de terre un bandeau noir noué derrière la tête ; 4° sur le bandeau noir
une nouvelle couche de terre glaise. Cet appareil placé,
je fus admis à l'examiner. Je le fis avec une extrême
attention. Je ne pus y découvrir aucun défaut. On ap-
porta des cartes, des livres. La somnambule lut, elle
joua aux cartes, elle *vit*. Je retournai le lendemain, le

surlendemain, même résultat. M. Frappart me demanda ce que je pensais, et si j'étais convaincu. Avant de répondre, je voulus expérimenter sur moi-même le degré d'efficacité de cet appareil d'occlusion. Je fis ces expériences conjointement avec M. le docteur Dechambre. Je n'en dirai ici que le résultat. Elles nous prouvèrent que cet appareil n'empêchait nullement de voir, et que la lumière pouvait facilement arriver à l'œil dans plusieurs directions et de plusieurs manières. Nos expériences furent publiées. M. Frappart les répéta sur lui et sur d'autres, et s'exécuta de bonne grâce.

Autre fait. Il s'agit dans celui-ci d'un jeune homme de vingt ans, nommé Calixte, dont la renommée magnétique est européenne. Pendant plusieurs années, il a donné chaque lundi, rue Saint-Honoré, sous la direction de M. Ricard, professeur de magnétisme, des soirées somnambuliques. On le regarde comme un des plus parfaits somnambules qui aient existé. Sa lucidité surtout passait pour incomparable. Pour la prouver, on appliquait sur ses deux yeux une poignée de coton cardé qu'on fixait au moyen d'un mouchoir lié derrière la tête. Ce moyen d'occlusion, en usage dans le colin-maillard, est plus simple que celui employé sur Prudence mais non moins infaillible. C'est avec ce bandeau sur les yeux que Calixte faisait preuve d'une clairvoyance qui excitait les applaudissements du public, et confondait la raison orgueilleuse du philosophe. Il lisait, jouait aux cartes, reconnaissait, désignait, décrivait les objets qu'on lui présentait : bref il prouvait parfaitement qu'il voyait malgré son bandeau.

Et nous avons d'autant moins raison d'en douter, que, nous étant appliqué et fait appliquer, M. Dechambre et moi, un bandeau absolument semblable, absolument de la même manière, avec la même quantité de coton, et avec toutes les précautions possibles, nous avons joui tout éveillés de la lucidité que cet intéressant jeune homme n'acquérait qu'étant endormi. C'est une expérience que chacun peut faire. Seulement, quelques exercices sont nécessaires pour apprendre à se servir du bandeau et obtenir des résultats prompts et décisifs. Nous eûmes encore cette fois le plaisir de convaincre Frappart qu'il possédait, lui aussi, sans s'en douter, la même faculté que ce somnambule, qu'il appelait une des *perles* du magnétisme expérimental. La seconde perle était mademoiselle Prudence. Des expériences analogues relatives à plusieurs autres somnambules en renom, tels qu'Alexis, Didier, etc., m'ont conduit aux mêmes résultats (1).

On peut juger par là du degré de confiance que méritait le bandeau de mademoiselle Pigeaire, et sans vouloir appliquer témérairement la maxime : *ab uno disce omnes*, celle que méritent tous les bandeaux, masques et autres moyens d'occlusion des yeux employés dans ces prétendues démonstrations expérimentales de la vision somnambulique ; et par suite les observations relatives au phénomène lui-même.

(1) Les mêmes essais furent faits par M. Gerdy avec le bandeau Pigeaire, le masque de Prudence et la cravate de Calixte, et lui donnèrent des résultats identiques. (Voir sa *note* communiquée à la commission du prix Burdin.)

C'est de cette façon qu'il convenait et qu'il convient de traiter tous les phénomènes dits Extraordinaires, Merveilleux, racontés par les mystagogues du jour, et particulièrement les Tables Tournantes. Tant que cette analyse interprétative des faits, ou plutôt des observations et narrations, ne sera pas faite, la conscience et la raison publiques seront livrées sans défense à la pernicieuse fascination de cette fantasmagorie. M. Babinet, ainsi que la plupart des savants, a cru pouvoir se retrancher derrière l'axiome : *in schola non recipitur*. Mais ce n'est là qu'un acte d'autorité et non de science auquel la Raison ne doit ni ne peut se soumettre.

Cette appréciation du rôle de la science en général, dans la question des tables, et en particulier du système d'argumentation et d'explication de M. Babinet, a rencontré de l'opposition. On a trouvé *léger* d'affirmer que le fait extraordinaire des tables *parlantes* est aussi bien et dûment constaté que celui des tables *mouvantes* (1). On aurait dû dire en quoi pèchent les observations ou déclarations publiées par des hommes comme MM. A. de Gasparin, de Saulcy, Coze (de Strasbourg), etc. Il n'y a rien d'improbable que ces observateurs, quoique très-éclairés et très-véridiques, aient été la dupe de quelque illusion, de quelque fraude ; mais tant qu'on n'aura pas dévoilé la source de ces illusions ou le secret de ces tromperies, la valeur de leur témoignage reste entière, et le fait constaté par ce témoi-

____

(1) Voir le *Cosmos*, revue encyclopédique, rédigée par M. l'abbé Moigno, numéro de février 1854.

gnage a toute la certitude historique requise pour légitimer une affirmation. C'est la négation, au contraire, qui est toute *gratuite* et même *légère,* car elle ne se fonde, en définitive, que sur l'*à priori* de la prétendue impossibilité du fait. On admet que les tables tournent; mais on ne veut pas admettre absolument qu'elles parlent. Cependant ce sont les mêmes expérimentateurs qui affirment l'un et l'autre événement. N'accepter que la moitié de leur témoignage est un procédé logique très-arbitraire. On y est conduit par l'apparente facilité qu'on trouve à expliquer le premier fait et par l'impossibilité supposée d'expliquer le second. Les tables tournent quand on les touche, rien de plus simple : c'est qu'on les fait tourner, et on les fait tourner au moyen de certains mouvements musculaires décrits par MM. Faraday, Babinet, Chevreul, etc. Dès lors il est tout naturel qu'on croie les gens qui disent avoir vu une table se mouvoir. Mais pour les tables parlantes, c'est bien différent. Le fait est inexplicable, et en conséquence personne ne peut être reçu à dire qu'il l'a observé. Telle est, sinon l'argumentation expresse de ces critiques, du moins leur situation d'esprit. Mais si ces mouvements insensibles, invisibles, inconscients, dont on admet sans difficulté l'existence et la puissance, sur la foi de M. Babinet, peuvent faire tourner la table, pourquoi ne la feraient-ils pas parler ? L'un ne paraît pas plus difficile que l'autre ; car on sait que, pour la table, parler c'est se mouvoir ou tourner dans un sens plus ou moins correspondant à la volonté et à la pensée des interrogateurs. Si l'on entrait dans cette vue, qui est la vraie, on reconnaîtrait que le fait des tables parlantes qu'on nie a la même certitude historique, la même valeur expérimentale que celui des tables mouvantes qu'on accepte.

Quant à l'appel que nous faisons à la science et à la philosophie pour guérir les imaginations troublées, on l'a trouvé maladroit, ce qui veut dire probablement inutile. On pourrait bien en ceci avoir raison en fait ; mais à qui et à quoi faut-il donc s'adresser pour chasser des spectres ? N'est-ce pas à ceux qui s'attribuent aujourd'hui le privilége de prononcer le *vade retro ?*

∴

A ce propos, il convient de ne pas laisser non plus passer sans contrôle un troisième mot qui, dans la question ici discutée, joue un rôle plus important encore que l'Impossible et l'Extraordinaire. Il s'agit du SURNATUREL. Ce mot est lui-même très-extraordinaire, car il exprime une idée dont l'introduction dans l'esprit humain n'est pas aisée à expliquer. Cette idée est la croyance à des êtres et à des forces qui ne font pas partie de ce monde et qui, cependant, quoique existant en dehors de ce monde, peuvent dans certains cas s'y introduire et s'y comporter comme causes efficientes de certains événements ou phénomènes matériels et spirituels. Cette croyance à l'influence terrestre de puissances Suprà, Infrà, Ultrà, c'est-à-dire toujours Extra-Mondaines, ou autrement dit Surnaturelles, est d'autant plus remarquable qu'elle paraît elle-même *naturelle*, si par Naturel il faut entendre ce qui se produit spontanément partout et toujours. L'idée du Surnaturel est, en effet, d'une universalité, d'une perpétuité, d'une fécondité étonnantes. Le monde et l'histoire sont inondés de ses produits. La Nature, comme on l'entend au sens philosophique et scientifique, était une chose presque inconnue dans le monde ancien et l'est encore complétement parmi les peuples de l'Orient. La Sur-nature l'a longtemps supplantée. Le *Miracle*, loin d'être considéré comme une exception, était jadis chose commune et vulgaire, de sorte que dans la nature rien n'arrivait naturellement. Dans le monde occidental moderne, surtout depuis deux siècles, le surnaturel a perdu une grande partie de son empire. Mais, très-vivace, il tend sans cesse à rentrer sous un prétexte ou sous un autre dans le monde et dans la science. Semblable en ceci à son contraire, on a beau le chasser il *revient au galop.* Depuis quelques années il a reparu avec un éclat tout à fait imprévu sur la scène, et nous témoins de ces merveilles nous pouvons nous écrier comme Joad :

Eh ! quel temps fut jamais plus fertile en miracles?

Cependant, malgré l'immense crédit et l'autorité séculaire du surnaturel, la philosophie qui n'est que l'usage réfléchi de la Raison, faculté non moins naturelle, sans doute, et non moins respectable que l'imagination, la philosophie a, de bonne heure, suspecté la réalité de l'objet de cette idée ou croyance. Cette incrédulité rationnelle est allée toujours croissant, se généralisant et s'affermissant à ce point qu'aujourd'hui l'hypothèse de l'intervention de causes hyperphysiques dans la production d'un phénomène ou événement quelconque est *à priori* formellement exclue du domaine de la science. et le principe opposé, c'est-à-dire l'idée de l'enchaînement indissoluble des causes et des effets dans le temps et dans l'espace, est devenu le postulat fondamental de toute explication des faits de la nature et de l'histoire.

La prépondérance logique de ce principe s'est surtout révélée dans les immenses travaux de la théologie allemande depuis un demi-siècle. travaux qui ont en grande partie pour objet l'interprétation rationnelle de toute la portion miraculeuse ou surnaturelle des récits bibliques. On sait quels terribles effets rétroactifs a eus cette exégèse sur l'histoire en général et sur l'histoire sacrée en particulier. De la discussion de certains récits isolés de la Bible que la science ne pouvait plus accepter sous leur ancienne forme, on en est venu à examiner les fondements mêmes de tout le système historique, mosaïque et évangélique, et à chercher une règle de critique suffisante pour fournir une explication naturelle des faits, sans cependant leur ôter toute signification religieuse. D'autres, plus hardis, ont élevé le problème à sa plus haute généralité, en l'étendant à l'histoire entière des religions et des croyances de tous les peuples et de tous les temps, et l'interprétation du surnaturalisme chrétien n'a plus été qu'un cas particulier de la question. Tout ce travail critique est fondé sur ce principe que les faits représentés dans toutes les histoires sacrées comme surnaturels, c'est-à-dire comme produits par l'intervention directe et immé-

diate de puissances hyper-physiques et réalisés hors de
toutes les conditions qui règlent l'ordre et la suite des
phénomènes de l'univers (par exemple, les métamorphoses, les résurrections, les apparitions de morts ou
d'êtres célestes et infernaux, la transmutation des sub-
stances, etc.) n'ayant pu se passer comme ils sont racontés, il y a nécessité de les expliquer autrement. L'élimination préalable de tout élément surnaturel est donc
la condition négative impliquée *à priori* dans tout système rationnel d'exégèse historique. C'est là le point
de départ commun des théologiens dont nous parlions,
et le sujet principal de leur opposition aux orthodoxes
purs. Ceux-ci prétendent que ce principe de critique est
arbitraire, en ce sens qu'il pose, sans preuves, ce qui
est précisément en question, à savoir l'impossibilité du
Surnaturel. Sans vouloir apprécier ici la valeur théorique de ces divers points de vue, on peut remarquer
que si les orthodoxes paraissent, en principe, autorisés, sinon à nier, du moins à discuter la nécessité logique de la condition réclamée par les rationalistes, ils
se trouvent eux-mêmes dans un grand embarras, lorsqu'ils veulent traiter la question dans leur propre manière de voir. En s'engageant, en effet, à conserver
l'élément surnaturel dans l'histoire religieuse chrétienne, ils ont à expliquer pourquoi ils ne le maintiennent pas dans les autres religions ; et on leur reproche
l'inconséquence de leur méthode critique qui se sert
tacitement du principe rationnel pour l'interprétation des antiques mythologies et refuse de l'appliquer
aux faits du même genre appartenant au supernatura-

lisme biblique. Il y a là évidemment pour la théologie orthodoxe un mauvais pas dont il ne paraît point qu'elle puisse se tirer de sitôt.

Mais d'un autre côté, si le principe rationaliste a l'avantage de chasser à l'instant de la nature et de l'histoire, comme par un coup de baguette, toutes ces représentations fantastiques, il s'impose en même temps et par cela même l'obligation de montrer derrière cette toile peinte de théâtre le spectacle du monde réel. Or, cette tâche n'est pas facile. Démêler d'une manière précise, rigoureuse, dans ces sortes de faits, à quelque genre de *merveilleux* qu'ils appartiennent, les éléments divers qui leur donnent la forme sous laquelle ils ont apparu aux yeux des contemporains, déterminer ce qui, dans un événement quelconque de cette nature, s'est réellement passé, soit matérielle-ment dans les circonstances extérieures, soit psycho-logiquement dans l'esprit des acteurs, des spectateurs et des narrateurs, c'est un des nœuds gordiens les plus embrouillés de la philosophie de l'histoire. Prenons un exemple :

Numa Pompilius, second roi de Rome, retiré dans une grotte près de la ville, avait des communications avec une divinité champêtre qui lui apparaissait de temps en temps et lui enseignait plusieurs choses im-portantes sur le gouvernement et sur le culte des dieux. Voilà le récit orthodoxe. Que s'est-il passé? — Rien de plus simple, dit un critique. C'est un conte fait à plaisir par Numa pour donner plus d'autorité à ses réformes politiques. — Un second arrive et dit: Ce

n'est pas cela. La nymphe Égérie est une simple allé-
gorie, une expression métaphorique dont s'est servi
Numa pour dire que tout le bienfait de ses institutions
devait être rapporté aux dieux. Un troisième survient :
— Numa était un mage, un habile thaumaturge; il
avait disposé dans sa grotte un mannequin habillé en
nymphe, qui, adroitement montré de temps à autre
aux paysans qui passaient à quelque distance dans la
campagne et soigneusement caché ensuite, jouait le
personnage d'Égérie. A l'Opéra on voit tous les jours
de ces prestiges (1). Un quatrième : — Vous calomniez
Numa. Il aura eu une rencontre avec une jeune fille
dans un bosquet, et, comme on connaissait la piété du
roi, on aura dit que c'était une nymphe. Un cinquième :
— Numa a dit voir et entendre une Divinité; c'était
évidemment une hallucination de la vue et de l'ouïe.
Nos maisons de fous sont pleines de gens qui ont des
apparitions de ce genre. Un sixième : — Numa allait
consulter une jeune fille nommée Égérie, qui lui révé-
lait des choses cachées; cette Égérie ne peut avoir été
autre chose qu'une somnambule. Vient enfin le my-
thiste, qui dit : — Vous cherchez à expliquer un fait,
c'est peine perdue. Il n'y a pas de fait; il n'y a pas de
grotte, pas de nymphe, pas même de Numa; il n'y a
qu'un récit sur Numa; c'est ce récit qu'il faut expliquer et non la chose racontée.

---

(1) C'est là à peu près le système d'interprétation développé
dans tout le livre curieux, ingénieux et savant d'Eusèbe Salverte
(*des Sciences occultes*. Nouvelle édition, avec une introduction par
E. Littré. Paris, 1856).

Voilà bien des mots pour cette énigme ! Quel est le bon ?

Les événements dont on peut être spectateur dans une séance de Tabulomancie ou de Somnambulisme sont des espèces de logogriphes de ce genre. La science sommée de s'expliquer sur ces *prodiges* peut éprouver le même embarras que l'historien philosophe à l'égard des tête-à-tête de Numa avec Égérie, du caillou coupé avec un couteau par l'augure Nævius en présence de Tarquin et de tout le peuple romain, des bâtons changés en serpents par les magiciens de Pharaon, de l'ascension aérienne de l'enchanteur Simon devant l'empereur Néron, du démon dont Socrate entendait la voix (1), des entretiens de Jeanne d'Arc avec les anges et les archanges Gabriel et Michel et autres êtres célestes, etc., etc. ; c'est-à-dire, elle peut ne pas être en état de déterminer la vraie nature des faits. L'*à priori* critique qui lui prescrit, en général, de ne pas chercher hors de la nature les causes et conditions de ce qui arrive dans la nature, est tout négatif. Il suffit bien pour l'autoriser à déclarer ce que la chose n'est pas, mais non à dire ce qu'elle est. Or c'est là ce qu'on lui demande et ce qu'on attend d'elle ; c'est là d'ailleurs la seule manière efficace de répondre à la fois à ceux qui la provoquent et à ceux qui l'invoquent et de se satisfaire elle-même. De là les efforts plus ou moins heureux qu'elle a faits de tout temps, mais surtout dans ce dernier siècle, pour s'orienter

____

(1) Voyez l'ouvrage de M. Lélut, *le Démon de Socrate*, 2. édition. Paris, 1856.

1.

dans ce ténébreux empire du merveilleux. Ces essais d'exégèse laissent pour la plupart beaucoup à désirer. Ils n'apportent pas toujours la lumière qu'ils promettent, comme nous venons de le voir par l'exemple de M. Babinet, et j'en pourrais citer quatre ou cinq autres, et notamment celui de M. Chevreul (1). Mais entre le coup mortel d'une abdication formelle de la raison et l'inconvénient passager de l'insuccès de tel ou tel système d'interprétation, il n'y a pas à balancer. C'est ici le cas du *melius anceps quam nullum remedium*. Une explication telle quelle vaut toujours mieux qu'une dénégation pure et simple ou qu'une abstention systématique. La science ne doit pas seulement déclarer son droit par une protestation générale, elle doit l'exercer par une intervention active. Sans cela elle court le risque, ainsi que je le disais tout à l'heure, de laisser mettre en doute sa compétence et son autorité, et de faire considérer sa réserve comme un déni de justice ou comme un aveu d'impuissance.

Mais que la science se taise ou parle, que ses solutions soient ou non satisfaisantes, le supernaturalisme n'est nullement autorisé à se prévaloir de son silence ou de ses insuccès pour établir son propre droit. Il ne peut, dans aucun cas, être reçu à se proposer lui-même, par voie d'exclusion, comme la seule explication possible des phénomènes ; il ne peut pas, quoiqu'il ait hautement affiché dans ces derniers temps cette prétention, se donner comme une théorie, ni même

(1) *De la baguette divinatoire, du pendule dit explorateur et des tables tournantes*, etc. Paris, 1854, in-8.

comme une simple hypothèse scientifique légitime, et se présenter sur le terrain de la science au même titre et sur le même pied que les autres solutions. Il est par son essence même un élément réfractaire à toute combinaison, à tout usage scientifiques, une matière hétérogène que la science ne saurait s'assimiler.

C'est, en effet, suivant la règle de Newton, une condition *sine qua non* de toute théorie scientifique valable, que les causes assignées aux phénomènes soient elles-mêmes censées placées dans la sphère des choses sensibles et perceptibles, c'est-à-dire qu'elles puissent être l'objet d'une expérience actuelle ou possible. Or l'hypothèse supernaturaliste est la négation même de cette condition; loin d'être une explication des phénomènes, elle n'est explicitement que la déclaration de leur absolue *inexplicabilité*, puisque l'explication d'un phénomène ne consiste et ne saurait consister qu'à montrer son rapport dans le temps et l'espace avec d'autres phénomènes antérieurs ou concomitants, et c'est précisément sur la non-existence de ce rapport et de tout rapport qu'est fondée l'hypothèse supernaturaliste. Un Esprit, un Démon ou, sous quelque nom qu'on le présente, un être extra-mondain est, par sa conception même, un objet placé hors du champ de nos facultés perceptives et cognitives. Sa présence actuelle et réelle, son intervention causale sur le théâtre des phénomènes, dans la nature, ne sauraient donc, pas plus que son existence en général, nous être directement révélées. Nous sommes par conséquent à jamais réduits, à l'égard d'un tel être, à une ignorance absolue et invincible. Toute affirmation et toute négation sur son compte est également arbitraire.

Maintenant, si un agent surnaturel n'est pas en soi un objet direct et immédiat d'expérience, et ne peut, même par supposition, jamais le devenir, l'affirmation de son existence et de sa présence intra-mondaines ne peut plus s'appuyer et ne s'appuie, en effet, que sur la nécessité logique de son admission comme seule ressource possible pour l'explication des phénomènes. Mais cette nécessité n'existe pas ; elle ne pourrait être admise qu'autant que l'impossibilité de l'explication naturelle serait préalablement démontrée, et cette démonstration étant elle-même impossible, la conclusion supernaturaliste, qui la suppose, tombe avec ses prémisses.

La position logique du Rationalisme, du Naturisme, la seule que puisse et doive prendre la science pour rester science, est sur ce point inexpugnable. Le droit de considérer *à priori* comme *naturel* tout événement, changement, phénomène, enfin tout ce qui tombe sous l'appréhension des sens extérieurs ou du sens intime, est absolu. La causalité naturelle dans tout ce qui arrive et se produit en ce monde doit toujours, jusqu'à preuve du contraire, être présumée. Le supernaturalisme reconnaît lui-même la légitimité de cette présomption, en avouant que la causalité surnaturelle est un cas exceptionnel. C'est donc à lui à montrer les cas qui sortent de la règle, et à prouver qu'ils en sortent véritablement : *Neganti incumbit probatio*. Mais cette preuve lui est impossible, parce que l'élément surnaturel, substance ou force, ne se manifestant jamais sous une forme et avec des caractères spécifiques propres à révéler directement son essence et son action, et ne pouvant pas par conséquent être montré, le Naturiste peut toujours, et à très-bon droit, refuser de l'admettre, et comme c'est sa présence même et son intervention qui constituent le renversement de l'ordre naturel, le supernaturaliste étant hors d'état de constater cette présence et cette intervention, il n'y a jamais lieu d'affirmer qu'un cas quelconque viole la règle. Ainsi la présomption légale établie par la raison conserve toujours son autorité souveraine, et la restriction *jusqu'à preuve du contraire*, mise là pour protéger les droits des tiers, s'il s'en présentait, n'est qu'une formule courante de procédure relative à une éventualité hypothétique qui, en fait, ne se réalise jamais.

Ceci a peut-être besoin d'être éclairci par un exemple.

Une grande croix lumineuse est apparue tout à coup, dit-on, au milieu d'un ciel serein aux yeux d'une foule immense rassemblée pour une cérémonie religieuse. Supposons la réalité objective de l'événement raconté, et tel qu'il est raconté, dans toutes ses circonstances. Cet événement est-il surnaturel, constitue-t-il un *miracle?* des croyances respectables l'affirment. Des raisonneurs prétendent le prouver. Comment? en alléguant l'impossibilité de la production de ce phénomène par des causes naturelles. Un météore de ce genre, disent-ils, étant sans exemple, et la physique étant incapable de déterminer comment il s'est produit, il ne reste pour toute explication que le *fiat* d'une volonté et d'une puissance extra-mondaines et hyperphysiques, c'est-à-dire de Dieu. Mais cette conséquence est évidemment illégitime. De ce que les causes ou conditions physiques du phénomène n'ont pu être déterminées, il ne s'ensuit nullement que ces causes et conditions n'ont pas existé. Leur existence est impliquée dans celle du phénomène lui-même ; elle est donnée en même temps que le phénomène et ne saurait en être séparée que par un acte de violence exercée par la raison contre elle-même, c'est-à-dire par un suicide. Mais la raison n'est pas dans ce cas-ci — ni dans nul autre — réduite à cette extrémité. La présomption de droit en faveur de la causalité naturelle, dans cette apparition d'un météore ayant la forme d'une croix, ne saurait être infirmée, ni même ébranlée par l'impuissance actuelle de déterminer les conditions physiques, prochaines ou éloignées, de sa production. Cette impuissance d'explication ne conduit logiquement qu'à un aveu d'ignorance de la cause réelle et non à sa négation, et moins encore à la supposition d'une causalité extra-naturelle. La causalité extra-naturelle a besoin, en effet, d'être démontrée directement et en elle-même. C'est à celui qui nie la causalité naturelle, toujours présumée en droit dans tout événement, à prouver, dans tel ou tel cas particulier, l'action de la causalité surnaturelle. *Neganti incumbit probatio.* Mais celle-ci n'étant pas donnée immédiatement dans le phénomène, comment s'assurer de sa présence ? il faudrait pour cela qu'elle se manifestât directement, en son propre et privé nom, qu'elle apparût en quelque sorte en personne, pour avertir que le fait censé naturel ne l'est pas. Il faudrait donc, pour certifier le caractère miraculeux du fait, un autre miracle. Mais ce second miracle aurait lui-même besoin d'être garanti par un troisième, car la manifestation terrestre du Surnaturel ne pouvant se faire qu'au moyen de représentations sensibles, c'est-à-dire par des phénomènes physiques ou psychiques, ces phénomènes et ces représentations tombent, par cela seul qu'ils ont lieu, dans la sphère des choses censées naturelles et en font partie ; et on irait ainsi à l'infini, sans jamais rencontrer une manifestation telle qu'elle put exprimer en soi et *vi propria* le Surnaturel, comme tel, et échapper, à ce titre, à toute explication naturelle possible.

Ce n'est, du reste, que pour la forme, qu'on accorde au supernaturalisme, dans le fait de la croix lumineuse, ou dans tout autre du même ordre, ancien ou nouveau, qu'on pourrait citer, l'impossibilité de l'explication rationnelle. Cette impossibilité n'est pas absolue, car la supposer telle, serait admettre ce qu'on conteste, l'absolue nécessité logique de l'explication surnaturaliste. Ce n'est qu'un empêchement de fait et non de droit. Le phénomène, quoique actuellement inexpliqué, est toujours présumé explicable, c'est-à-dire réductible à quelque loi naturelle ; et, en fait, il n'y a pas de phénomène si réfractaire à l'analyse scientifique qui, à la longue, ne se rationalise, ou qui du moins, surtout s'il se répète, ne perde sa merveillosité.

Le premier homme qui vit l'arc-en-ciel (ce fut Noé, à ce qu'on croit), prononça, faute de renseignements suffisants, que c'était une décoration improvisée par le Tout-Puissant pour réjouir ses yeux après un orage. Cependant, après six à sept mille ans, plus ou moins, un jésuite et archevêque dalmate, Marc-Antoine de Dominis, s'avisa de dire que ce phénomène était un résultat de diverses réflexions et réfractions des rayons du soleil dans les gouttes de pluie, explication qui, adoptée, complétée et démontrée ensuite par Descartes et par Newton, mit fin au prodige. Les éclipses, les comètes, les étoiles filantes, les aurores boréales, les parhélies, le mirage, le feu Saint-Elme, et bien d'autres événements célestes et atmosphériques ont été longtemps et sont encore pour beaucoup de peuples des faits merveilleux. Le tonnerre surtout, en dépit de l'*eripuit cœlo fulmen*, n'a pas peut-être perdu tout à fait le privilége d'être lancé par Jupiter. Cependant le prestige de ces phénomènes est bien diminué; ils passent généralement pour aussi *naturels* que la pluie, la grêle et la neige, et quoique la science soit encore bien arriérée à l'égard de l'explication de beaucoup d'entre eux, on ne songe plus à se prévaloir de ce défaut actuel d'explication pour les placer dans la catégorie des choses absolument inexplicables, c'est-à-dire des miracles. Rien donc de ce qui peut se passer ou être aperçu accidentellement dans les airs n'a plus de titre que ces très-imposants phénomènes séculaires à une origine supra-naturelle et ne doit, sous aucun prétexte, être exclu des domaines de la météorologie et de la physique présentes ou futures.

Le surnaturalisme conclut, on le voit, la surnaturalité de certains faits de l'impossibilité de leur production par des causes naturelles. Il est ainsi la contrepartie de ce qu'on pourrait appeler l'Incrédulisme systématique, qui de l'impossibilité de ces mêmes faits conclut à leur négation pure et simple. Tel phénomène observé, dit l'un, est contraire aux lois de la nature, donc il est le résultat de causes surnaturelles ; tel phénomène, dit l'autre, est contraire aux lois de la nature, donc il n'a pas pu se produire, ni par conséquent être observé. Mais ils font l'un et l'autre un paralogisme : le premier, en admettant qu'un fait observé, c'est-à-dire arrivé, peut être contraire aux lois de la nature — car par cela même qu'il est arrivé, il est nécessairement conforme à ces lois ; — le second, en niant la réalité du fait en vertu de son opposition à de prétendues lois qu'il ne peut connaître que par les faits mêmes.

On raconte qu'un homme a, en plein jour, en présence de tout le peuple, traversé la Seine, non gelée, à pied sec, en marchant sur l'eau. Le surnaturaliste (s'il y a, par hasard, quelque intérêt religieux en jeu) accepte le témoignage, et arguant de l'impossibilité physique de l'événement, conclut que c'est un miracle. Un philosophe, arguant de cette même impossibilité de l'événement, conclut qu'il n'a pas eu lieu et rejette le témoignage. Mais il peut se présenter un troisième opinant qui dira : Vous êtes tous deux dans l'erreur. Le fait est positivement arrivé, et il n'est pas un miracle. L'homme en question avait à ses pieds certaines semelles à l'aide desquelles il se soutenait et marchait sur l'eau.

Ce troisième opinant représente le rationalisme légitime, qui évite les paralogismes des deux autres hypothèses, d'une part, en supprimant à l'égard de la première, par l'indication de la causalité naturelle, la nécessité du recours au surnaturel, et d'autre part, en rétablissant l'autorité du témoignage par l'élimination de la clause de nullité indûment admise par la seconde.

A la vérité, le rationaliste n'est pas toujours en mesure de mettre ainsi d'accord les deux contendants. Il ne voit pas toujours les semelles. Mais cela ne fait rien. Il suffit à la sûreté de sa position que l'on ne puisse dans aucun cas prouver qu'il n'y en a pas. Tant que cette preuve négative n'est pas faite, la présomption de la causalité naturelle subsiste et oppose incessamment son *veto* à l'affirmation du surnaturaliste et à la négation de l'incrédule.

La source de ces paralogismes est dans un malentendu sur la nature et la portée du témoignage, relativement aux faits et événements extraordinaires, merveilleux, surnaturels. Sans entrer dans la discussion de cette question, qui me conduirait plus loin que je ne veux aller, il suffit de dire, en général, que le témoignage ne vaut, de même qu'il ne porte, à parler rigoureusement, que sur ce qui a été vu, entendu, immédiatement perçu par les sens du témoin, et que tout ce qui dans le témoignage ne se rapporte pas directement et exclusivement aux circonstances objectives, extérieures et sensibles du fait, est étranger au fait et par conséquent sans valeur dans la détermination de son authenticité, de sa nature, de ses causes.

Par cette règle, qui est très-sûre, on reconnaît immédiatement que nul homme ne peut être véritablement témoin d'un miracle, comme tel. Le *miraculeux*, en effet, n'est pas un des éléments sensibles, directement observables d'un fait. Il n'est qu'un phéno mène purement subjectif de l'esprit de tel ou tel spec tateur et qui peut ne pas se produire dans tel autre Son affirmation n'exprime qu'un jugement du témoin sur le fait; elle n'est témoignage que par rapport à ce jugement, et non relativement au fait même. Qu'une image de croix lumineuse de telle forme, dimension et couleur, soit subitement apparue dans un certain lieu, à une certaine heure, dans telle région du ciel, à telle hauteur, c'est là un *fait* à l'égard duquel on peut écouter la déposition de tous ceux qui disent l'avoir observé; mais si ces observateurs affirment, en outre, que cette image a été miraculeusement produite par une puissance surnaturelle, on peut, à bon droit, leur demander d'où ils le savent et comment ils l'ont appris, et rejeter leur dire, car ils ne parlent plus sur ceci en témoins oculaires ou auriculaires; ils ne déposent plus, ils opinent. Leur assertion sur ce point n'autorise donc ni la conclusion du Surnaturaliste qui, sur cette affirmation, déclare que le fait est un mira· cle, ni celle du Naturiste outré, qui nie le fait parce qu'il serait un miracle.

Le Surnaturel ne paraît donc pas pouvoir trouver place dans une connaissance scientifique de la nature. Il ne peut pas y être admis même à titre de pure hypothèse, à la manière, par exemple, d'une de ces Entités dynamiques (fluides, impondérables, etc., etc.), qui figurent comme de simples x algébriques dans nos théories. En effet, ces forces, ces agents, qu'on peut bien encore appeler *occultes*, puisqu'ils ne se révèlent à aucun de nos sens, sont cependant conçus comme appartenant au monde sensible et placés, par conséquent, dans le champ d'une expérience possible. Ils ne pourraient rien expliquer, s'ils n'étaient pas, eux aussi, hypothétiquement explicables. Le Surnaturel ne remplit évidemment aucune de ces conditions d'une hypothèse scientifique légitime. Loin d'être une explication, il est le déni de toute explication. D'où il suit que, ne pouvant être saisi directement par aucune de nos facultés perceptives, et ne pouvant pas même fonctionner dans la connaissance à titre d'hypothèse, il se trouve forcément exclu de la science et de la nature.

Mais s'il est exclu de la connaissance, le Surnaturel ne l'est pas pour cela de la croyance. On n'entend pas ici lui disputer cet empire. Ce serait se méprendre sur le sens, la portée et le but de ces observations. On ne nie pas le Surnaturel en soi. On remarque seulement qu'il n'est pas et ne peut pas être un objet de la connaissance scientifique. Simple objet de foi, il échappe par ce caractère même à la négation comme à l'affirmation positive. Il est pour la science égal à zéro. De là résulte non point l'impossibilité absolue du Miraculeux, mais, ce qui revient au même pour l'usage logique de l'entendement, l'impossibilité de sa démonstration. Dans cette position purement défensive, la

science, remarquons-le bien, n'est pas nécessairement
en état d'hostilité avec la croyance. Elle ne va pas l'inquiéter dans son domaine ; elle ne fait que défendre le
sien. Elle ne nie pas, sans provocation, les objets de
cette croyance — car elle ne s'en informe même pas —
mais lorsqu'on prétend les imposer à sa propre créance,
elle a bien droit d'exiger qu'ils remplissent les conditions de crédibilité prescrites par la raison, législatrice
souveraine, pour la validité de toute assertion dogmatique. Or, le Surnaturel, en général, et particulièrement son apparition dans la nature, qui est le Miracle,
étant dans l'absolue impossibilité de remplir ces for-
malités légales, la science ne fait qu'appliquer la loi
en refusant, jusqu'à production de titres, de le reconnaître.

*
* *

De ce qui précède, il est permis de conclure qu'aucune des fins de non-recevoir par lesquelles la science
voudrait justifier son abstention ou ses dénégations, à
l'égard des phénomènes dits Extraordinaires, Merveilleux, Miraculeux, n'est valable. Loin d'être un motif
de récusation, le caractère de ces faits doit être pour la
science un motif de plus d'examen et d'étude. Elle
craint, dit-on, le ridicule. Elle a pu, en effet, éprouver
quelquefois ce léger malheur. Mais il y a quelque
chose de plus à craindre que le ridicule, c'est la perte
de l'autorité. Or, l'autorité se perd lorsqu'on ne
l'exerce pas ou qu'on l'exerce mal. La philosophie et
la science ont fait contre le magnétisme animal, con-

tre les Tables, contre toutes les manifestations mysta-
gogiques, une assez mauvaise campagne. J'en ai signalé
quelques incidents. Je n'y reviendrai pas. Je ne ferai
qu'une dernière observation. Les droits de la philosophie et de la science étant ceux de la raison même, il
importe de ne les laisser périmer dans aucune circonstance, sur aucune question. La superstition, sous
toutes ses formes, est une servilité de l'intelligence favorable à toutes les dominations autres que celle de la
raison. Or, c'est la science qui est chargée de la libération de l'esprit ; elle est cette libération même. Maî-
tresse et souveraine déjà dans l'ordre matériel, renon-
cerait-elle à l'être dans l'ordre spirituel et social ?
N'oublions pas qu'il y a en ce monde d'autres Revenants que ceux qui parlent dans les tables, et **que**
toutes les puissances supra-sensibles ne bornent pas
leur ambition et leur activité à faire tourner des cha-
peaux et des guéridons.

§ VI.

Vulgarisation des sciences. — Popularisation de la médecine.

Née dans les temples, la science n'est d'abord
qu'une dépendance de la religion. Ses principes sont
des mystères, ses moyens d'expression des oracles, des
symboles, des mythes, son enseignement une initiation, ses docteurs des prêtres. Dans cet isolement
primitif qui dure plusieurs siècles son caractère est
l'immobilité. Son premier signe de vie, après ce long

repos, est sa sortie du sanctuaire, sa Sécularisation. Les *écoles* des philosophes remplacent les *colléges* des prêtres. Cette sécularisation est d'abord incomplète, et conserve en partie les formes de l'ancienne organisation. La science n'est plus précisément un mystère, mais elle est toujours un monopole; son enseignement n'est plus une révélation religieuse faite à quelques rares privilégiés sous le sceau du secret, mais il n'est pas non plus complétement public. Pendant longtemps le principe hiératique se maintient dans les écoles à côté du principe populaire, car on y enseigne concurremment une doctrine publique (*exotérique*), c'est-à-dire accessible à tous, et une doctrine privée (*ésotérique*) réservée à quelques-uns. Dans cette phase de son développement extérieur, le rôle et le rang de la science et des savants dans la société ne sont pas très-sensiblement modifiés. L'acquisition des connaissances est toujours recherchée plutôt comme un instrument de supériorité, d'autorité, de domination, qu'en vue des services qu'elle peut rendre aux hommes; bien plus comme un rare et brillant joyau, propre seulement à flatter la vanité du possesseur, que comme une source d'applications utiles à l'humanité. De là la tendance des savants de l'antiquité à cacher, autant que possible, au vulgaire l'origine et le contenu réel de leur savoir; de là le secret et les enveloppes énigmatiques dont étaient couverts les procédés des arts. Le peuple encourageait lui-même ces habitudes de mystère par le respect superstitieux dont il entourait les hommes qui passaient pour avoir puisé la science aux sources les plus cachées, et cette science lui paraissait d'autant plus admirable qu'elle s'éloignait davantage, par ses formes, son langage et son mode de transmission, des connaissances usuelles.

Telles ont été la marche et la position sociale de la science dans l'antiquité. Son développement s'est fait à peu près de la même manière dans la civilisation moderne. Primitivement concentrée entre les mains du clergé et des ordres religieux, elle se sécularise d'abord imparfaitement dans les écoles carlovingiennes, puis plus largement dans les universités ; aux universités s'ajoutent plus tard les académies qui agrandissent le cercle. C'est vers l'époque de Galilée, de Bacon et de Descartes, et surtout par l'imprimerie, que la science a définitivement et ouvertement rompu avec les habitudes traditionnelles du passé. Tous les voiles ont été alors déchirés, et il n'y a plus eu de profanes. La science est devenue un domaine commun que tous ont pu cultiver dans l'intérêt de tous.

Les moyens de transmission ont eu un développement parallèle à celui de l'esprit scientifique : d'abord de simples communications individuelles, des révélations d'homme à homme, puis un enseignement donné à plusieurs, ensuite à tous, plus tard les livres manuscrits, puis les livres imprimés, puis enfin les journaux, et tout l'immense appareil des instruments de la publicité moderne. Ainsi, après la Sécularisation est venue la Vulgarisation. C'est ce dernier résultat que notre époque poursuit avec une ardeur extraordinaire, et paraît vouloir réaliser dans des proportions qu'assurément on ne prévoyait pas dans des temps encore assez rapprochés de nous.

Cette tendance s'est surtout manifestée par la multiplication des publications périodiques ayant pour but avoué la popularisation des sciences. Citer ces publications serait chose superflue ; la France et l'Europe en sont inondées ; et, avant toute appréciation de leur valeur et de leur utilité réelles, il faut reconnaître que le fait seul de leur apparition et de leur débit est est en soi très-significatif. Indépendamment de ces publications spéciales, déjà depuis longtemps les journaux quotidiens, exclusivement consacrés jadis à la politique et à la littérature, avaient donné place aux sciences. Enfin, plusieurs journaux ont systématiquement généralisé cette introduction de la science dans les feuilles destinées au grand public, et n'ont pas hésité à agrandir démesurément leur format pour satisfaire aux conditions de ce plan encyclopédique. Quoi qu'on puisse penser sur l'avenir de cette combinaison, toujours est-il qu'elle est tombée en même temps dans plusieurs têtes, et que des entreprises rivales se disputent l'honneur et les avantages de son exploitation.

Il ne faut pas cependant se faire illusion sur la nature et la portée de cette popularisation de la science. On ne doit pas oublier que la science ne peut gagner en surface sans perdre en profondeur, et que, semblable à l'or, on ne peut l'étendre sans l'amincir. Aussi, n'est-ce pas proprement la science qui se popularise, mais ses applications pratiques. Ce sont ces applications seules qui, distribuées dans tous les arts, deviennent le patrimoine de l'humanité. La science pure, à l'état de connaissance réfléchie et rationnelle, restera toujours et nécessairement circonscrite. La participation des masses à l'instruction scientifique serait même une véritable chimère, si l'on s'imaginait qu'elle peut aller au delà de quelques notions extrêmement simples sur les objets qui tombent journellement sous les sens, et passivement acceptées sous la forme d'une croyance. Aussi, la dispersion de la science doit moins consister, et consiste moins en fait, en une ampliation des connaissances qu'en leur épuration ; elle porte moins sur leur nombre que sur leur justesse. L'essentiel n'est pas que le peuple sache tout ce qu'on peut savoir sur toutes choses, mais que les notions qu'il a sur quelques-unes soient exactes.

*
* *

La Médecine a dû, comme on le pense bien, figurer dans ce vaste programme. Il peut y avoir quelque intérêt à s'enquérir des conséquences de ce fait. L'expérience se continue déjà depuis assez de temps pour permettre au moins des conjectures plausibles sur les résultats.

Ces conséquences peuvent porter à la fois sur la science elle-même, sur le public, sur la profession.

Et d'abord, quant à la science qui, ici, ne fait qu'un avec l'art, on ne voit pas trop ce que peut lui rapporter cette grosse publicité qui, par sa nature, n'admet guère que des travaux de seconde main, et doit régler le choix des matières, moins sur leur degré d'importance scientifique, que sur l'attrait et l'intérêt qu'elles peuvent offrir à la masse des lecteurs. Mais si la médecine n'a rien à gagner, pour ses progrès intrinsèques, à courir ainsi les rues, peut-on espérer du moins qu'elle fera mieux son chemin dans les esprits, qu'elle deviendra plus familière, plus accessible, plus disponible? arrivera-t-elle enfin à cette vulgarisation vers laquelle tendent toutes les sciences? Assurément, rien ne serait plus désirable que ce résultat. Vulgariser la médecine (la bonne, bien entendu), serait le plus grand service qu'on pût rendre au genre humain. La médecine est, parmi les sciences, celle qui a conservé le plus longtemps le caractère mystérieux, occulte, hiératique, qu'elles eurent toutes à leur origine, et c'est celle où il en reste le plus de traces. C'est à peu près la seule où il y ait encore des *arcanes*, remplacés dans les autres par les *brevets d'invention*, et plus d'un médecin classique parle encore dans l'occasion du sacerdoce de Cos. Dans aucune branche des connaissances la superstition n'a gardé autant d'empire. Ceci s'explique suffisamment, d'un côté par l'obscurité et la complication profondes des problèmes dont cette science s'occupe, l'incertitude de ses moyens de vérification et de démonstration, qui laisse le champ libre aux entreprises de l'esprit de système, aux écarts de l'imagination, aux prestiges du charlatanisme, et de l'autre par la nature même de son action pratique qui, touchant à l'intérêt le plus universel, le plus pressant, le plus instinctif, celui de la santé et de la vie, met en jeu les passions les plus fécondes en illusions, en résolutions inconsidérées, en entraînements aveugles, la crainte et l'espérance. Si donc il n'est pas de science dont la vulgarisation soit plus souhaitable, il n'en est pas non plus, malheureusement, où elle soit aussi difficile et aussi périlleuse.

Pour bien s'entendre sur ce point, il faut, avant tout, ne pas oublier que les sciences en général, considérées en elles-mêmes, comme constructions systématiques de l'esprit, ne sauraient être vulgarisées. La connaissance réfléchie et logiquement ordonnée d'un ensemble quelconque de vérités, de l'ordre moral ou de l'ordre physique, ne peut être acquise que par une étude longue, spéciale, méthodique ; en d'autres termes, la science ne sera jamais que pour les savants. On ne peut vulgariser que quelques principes théoriques très-généraux, dont la liste ne saurait être bien longue, ou, ce qui est bien plus important, les résultats techniques applicables aux arts et aux besoins de la vie. Or, le contingent de notions scientifiques de cette double catégorie que les esprits ordinaires peuvent recueillir dans une conversation quotidienne avec un journal encyclopédique est nécessairement fort exigu et fort précaire. En médecine surtout peut-on raisonnablement espérer qu'un enseignement de ce genre puisse jamais, au point de vue théorique, mettre dans la tête des lecteurs qui essayeront d'en profiter, autre chose qu'un chaos de notions décousues, de faits sans signification, de mots inintelligibles? Il suffit, pour s'en convaincre, de voir de quoi se compose aujourd'hui le *credo* médical populaire, ce qu'on pourrait appeler l'opinion publique en médecine, après deux mille ans qu'on l'endoctrine sous toutes les formes. La langue commune, qui conserve le dépôt des idées courantes et qui en est la traduction toujours complète et fidèle, contraste de la manière la plus étrange par sa vétusté et son immobilité séculaires avec celle que le temps et les révolutions de la science ont introduite et consacrée dans nos livres, dans nos chaires, dans nos académies. Sa formation remonte aux temps galéniques et même hippocratiques, et elle n'a pas varié depuis. Les bourgeois et le peuple de France parlent médecine aujourd'hui comme on en parlait à Athènes et à Rome. Idées et langage, rien n'a changé. C'est à grand'peine que quelques expressions empruntées aux vocabulaires successifs de la science se détachent sur cet ancien fond où elles jurent comme des dissonances. Telle est la science médicale populaire, la science véritablement vulgarisée. C'est assez dire qu'il y a peu d'espoir de la modifier et encore moins de l'étendre.

Voilà pour la doctrine. Quant à la pratique, on est encore moins avancé, et il n'y a guère plus de chances de succès. Nous sommes de ceux qui pensent que la propagation des prétendues connaissances médicales dans le peuple est essentiellement nuisible, car pour un précepte véritablement utile et d'une application facile et sûre, il y en a des milliers qui ne sont que des armes plus ou moins dangereuses. Qu'ont d'ailleurs à faire de préceptes et de leçons ceux qui n'ont pas le droit de les pratiquer et de les suivre ? Le seul précepte médical qu'on doive inculquer au peuple, et par peuple il faut entendre tout le monde, c'est que quand on est malade il faut appeler le médecin. Il n'est pas besoin d'insister davantage sur ce point.

D'après ce qui précède, on pourrait inférer que la vulgarisation de la médecine, en quelque sens qu'on la prenne, est un résultat impossible ou dangereux, et qu'en conséquence il n'y a pas à compter beaucoup sur l'influence des instruments nouveaux de publicité employés dans ce but.

Il y a cependant à faire ici une distinction qui nous permettrait d'accorder jusqu'à un certain point notre confiance à cette publicité médicale auxiliaire, si elle pouvait et voulait circonscrire le champ de ses excursions dans certains ordres de faits et de principes qu'elle serait en position de développer et de propager avec plus de succès et d'efficacité que la presse spéciale. Impuissante pour influer directement sur l'instruction médicale et sur la pratique, elle pourrait, en revanche, exercer une action indirecte, mais très-étendue et profitable, en combattant certains préjugés populaires, certaines erreurs à formes scientifiques qui paralysent l'influence sociale de la médecine. Ce serait là, il est vrai, une action négative, mais elle se résoudrait à la longue en résultats positifs. C'est d'ailleurs faire beaucoup que de débarrasser un champ des mauvaises plantes qui empêchent la croissance des bonnes. Il y a plus. Le résultat le plus clair qu'ait apporté dans le fonds commun des connaissances usuelles la vulgarisation des sciences est l'abolition des fausses notions que la fabuleuse antiquité y avait déposées. Le vrai système astronomique est connu d'infiniment peu de gens dans ses détails et dans ses preuves, mais on ne croit plus autant que c'est le soleil qui tourne. On ignore très-aisément la composition chimique des corps, mais on ne croit presque plus qu'on puisse faire de l'or. On n'a pas des idées bien arrêtées sur la nature des comètes et sur leur marche, mais on sait, en général, que ce sont des corps analogues à ceux que l'œil rencontre partout dans le ciel, et non des messagers célestes porteurs de sinistres nouvelles. On ignore le remède des écrouelles, mais on ne croit plus que l'application de la main du roi de France ou de tout autre mortel privilégié ait la vertu de les guérir. La folie est encore un mystère pour les ignorants, comme pour les savants, mais on ne prend guère plus un fou pour un saint, pour un sorcier, pour un criminel. On sait que c'est un malade. Ces résultats négatifs sont, on le répète, très-positifs ; ils constituent tout le bagage scientifique de la portion éclairée du genre humain. Les notions médicales susceptibles de rectifications analogues sont malheureusement très-nombreuses ; et c'est sur ces points que le journalisme médical populaire devrait exclusivement s'exercer. De cet ordre sont, et en première ligne, les grandes questions d'hygiène publique et des institutions qui s'y rattachent, les lazarets, les quarantaines, les hôpitaux, l'éducation physique des enfants, l'assainissement des habitations, les épidémies, les maladies contagieuses, les empoisonnements, etc., etc., enfin tout ce qui est du ressort de la haute police médicale. Sur ces sujets la publicité la plus étendue n'est jamais à craindre et peut être quelquefois utile, car les conclusions pratiques auxquelles les discussions aboutissent ne consistent qu'en des mesures d'ordre et d'administration afférentes aux pouvoirs publics. Or, comme il faut que ces pouvoirs soient en ceci conseillés par la science, et comme la science n'a beaucoup d'influence sur l'autorité qu'autant qu'elle est elle-même soutenue par l'opinion, elle doit d'abord former cette opinion, et la diriger conformément à ses fins. Pour cela elle n'a qu'une voie ouverte, la prédication incessante, qu'un moyen, la publicité. C'est seulement en agissant dans ce sens que la presse politico-médicale peut rendre des services à la médecine en exposant et discutant les parties de la science qui seules sont, dans une certaine mesure, susceptibles de vulgarisation.

Mais ce rôle, cette presse officieuse l'a-t-elle pris? peut-elle jamais le prendre? S'il faut juger de ce qu'on fera par ce qu'on a fait, il n'y a pas apparence. Jusqu'à présent toute la partie médicale des journaux est traitée absolument, fond et forme, sur le patron des journaux spéciaux de médecine. Ce sont des leçons cliniques sur les pneumonies, sur l'asthme, sur la goutte, des discussions sur les fièvres intermittentes et sur leur traitement par le quinquina et l'arsenic, des observations en règle sur des cas particuliers de pathologie interne et externe, phlébites, anévrismes, lésions du cœur, maladies de l'utérus, détails de médecine opératoire, ligature d'artères, etc. A qui adresse-t-on ces renseignements? au public? mais il n'en a que faire, il n'y comprend rien, il ne pourra jamais y rien comprendre, et encore moins en tirer la moindre utilité; aux médecins? mais pourquoi iraient-ils chercher là ce qu'ils trouvent bien mieux développé et expliqué dans les recueils spéciaux? On s'est étendu, à la vérité, avec une sorte de complaisance, et même avec luxe, sur des maladies qui, par leur nom, leur origine, leur siége, ont assurément de la popularité et excitent beaucoup de curiosité; mais ce motif même aurait dû, ce semble, leur interdire l'entrée de feuilles destinées à être lues par tous les âges et par tous les sexes. A cette exception près, d'ailleurs peu digne d'encouragement, les autres matériaux, excellents ailleurs, sont là tout à fait déplacés, et les y mettre, c'est faire une *error loci*.

Quant à la profession, on ne voit pas mieux ce qu'elle a à gagner à cette extension de la publicité. Le charlatanisme seul peut y trouver son compte.

Il résulte de tout ceci que la diffusion de la science, au sens où on parait l'entendre assez généralement, et spécialement de la médecine, est à peu près aussi chimérique que la diffusion des richesses. Bornons-nous à espérer, au temporel et au spirituel, pour chaque homme le strict nécessaire; et ce *minimum* est peut-être encore, hélas! une utopie.

§ VII.

La méthode numérique (1).

Ars tota in OBSERVATIONIBUS, avait dit un ancien maître. *In observatione* eût mieux valu. C'est probablement ce malheureux pluriel qui a produit de nos jours cette espèce de caricature de la méthode expérimentale qu'on appelle la Méthode Numérique.

Morgagni avait cependant ajouté un utile correctif à cette sentence par son fameux *Non numerandæ, sed perpendendæ sunt observationes.* Mais on n'en a pas tenu compte. Bien plus, les numéristes, qui tenaient à n'avoir pas une aussi grosse autorité contre eux, ont bravement travesti le mot de Morgagni en celui-ci : NON SOLUM *numerandæ,* SED ETIAM *perpendendæ sunt observationes.* Que dites-vous du *non solum* et du *sed etiam?* C'est dans un livre de M. Bouillaud que j'ai rencontré pour la première fois cette variante (2).

***

Le professeur de Montpellier attaquait la question

(1) C'est à l'occasion d'une discussion à l'Académie de médecine en 1837, provoquée par une motion de M. Cruveilhier, qu'ont été écrites quelques-unes des remarques placées sous ce titre. Cette discussion, ouverte par la lecture du beau Mémoire de Risueño d'Amador, professeur à la Faculté de Montpellier, occupa sept séances consécutives Les sommités de la science et de la profession y prirent part. On y entendit MM. Cruveilhier, Double, Dubois (d'Amiens), Piorry, Bouillaud, Chomel, Louis, Rayer, Rochoux, Velpeau, Castel, Gueneau de Mussy, Martin Solon. etc. (*Bulletin de l'Acad. de médec.* Paris, 1837, t. I, pag. 507 et suiv.)

(2) *Essai sur la philosophie médicale,* Paris, 1836, p. 180.

par sa base, lorsqu'il disait que la méthode numérique
n'est qu'une importation dans la médecine du *calcul
des probabilités* des mathématiciens. Ce n'est guère en
effet autre chose ; et il faut aussi dire avec lui que
cette importation n'est pas heureuse. La théorie mathématique des probabilités n'est guère encore, de l'a-
veu de géomètres de premier ordre, qu'un projet de
science. D'Alembert, qui s'y entendait, avait émis des
doutes sur sa possibilité même. A la vérité, ces doutes
furent trouvés *absurdes* par Bernouilli ; mais, en fait
de mathématiques, il est permis, surtout à un médecin,
d'être absurde avec d'Alembert. Ces doutes se repro-
duisirent et ne furent pas levés dans la grande controverse établie à l'Académie des sciences entre Poisson et M. Poinsot. Si donc le *probabilisme* mathématique est encore à l'état d'embryon scientifique, il
n'est nullement philosophique ni prudent d'en faire
l'application à quoi que ce soit dans les sciences ou
dans les affaires humaines, et surtout à la médecine
pratique.

Mais en supposant même que ce *calcul* méritât son
nom et qu'il reposât sur des bases sûres et incontestées,
son importation dans la médecine n'y ferait entrer que
le mot et non la chose ; et ce serait une grande illusion
de croire que la certitude mathématique soit, hors des
mathématiques, la compagne nécessaire des formules
mathématiques.

*
* *

La prétention du Numérisme est d'être une espèce

d'instrument de précision dont avait manqué jusqu'ici la médecine. Le principal promoteur de ce nouveau mode d'investigation, M. Louis, a même déclaré que sans lui on ne pouvait rien établir de valable en anatomie, en pathologie, en thérapeutique. Il ne conçoit même pas la possibilité de ces sciences sans l'emploi de cet instrument. La science, en effet, n'étant que la détermination de faits généraux, et les faits généraux n'étant que la collection de faits particuliers distingués, comparés, classés, il faut, pour établir des distinctions, des comparaisons, des classifications exactes, *compter* les faits, objets de ces opérations. La science qui ne compte pas n'est jamais sûre de rien ou plutôt n'est pas une science. Or jusqu'ici on n'a pas compté ou, ce qui revient au même, on a mal compté ; par conséquent il n'y a pas, à proprement parler, de science médicale. Tout ce qu'on sait, fût-il certain, n'a pas été démontré tel, et c'est comme si l'on ne savait rien. Aucune des branches de la médecine, et spécialement la thérapeutique, ne possède un seul principe, une seule règle légitime. Tout est à recommencer.

Nous ne voudrions pas soutenir, à l'encontre de cet arrêt terrible porté par une autorité aussi compétente, que la constitution scientifique de la médecine est tout à fait bonne. Mais que cet état fâcheux de la médecine n'ait eu pour cause, depuis Hippocrate jusqu'à M. Louis, que l'ignorance de la méthode numérique, et que cette méthode soit le seul ou même un des bons moyens de l'en tirer, c'est ce qu'on peut nier parfaitement.

Et comment prouve-t-on ce prétendu principe qu'on ne peut comparer des faits, les rapprocher ou distinguer les uns des autres sans les compter ? Il y a, dit-on, un calcul caché sous toute comparaison, puisqu'on ne peut examiner *plusieurs* choses sans opérer sur un nombre. Ainsi on compte toujours en observant, soit qu'on le veuille et qu'on le sache ou non, et toute la différence entre les médecins non numéristes et ceux-ci, c'est que les uns comptent, pour ainsi dire en gros, tandis que les autres comptent sur leurs doigts et en détail. Tandis que les premiers disent : *Beaucoup, souvent, rarement*, les seconds, qui sont les Exacts, disent : *Cinq fois sur dix, treize fois sur cent*, etc., et c'est précisément dans cette différence que consiste l'immense supériorité de l'observation chiffrée. Il est clair en effet que, compte pour compte, le compte exact est le meilleur et même le seul bon.

Mais quoi de plus puéril au fond que cette prétendue rigueur mathématique et de plus pauvre en résultats ! S'il ne s'agissait, en pathologie et en thérapeutique, que de savoir si une chose arrive plus ou moins souvent qu'une autre, il est évident que le dénombrement serait nécessaire à la recherche, surtout pour les cas où les disproportions sont présumées très-faibles. Aussi jusqu'à présent la méthode n'a-t-elle donné que des résultats numériques, dont on fait grand bruit, comme si l'on avait par là appris quelque chose de bien important. Comment savez-vous, nous dit-on, si les anévrismes du cœur par hypertrophie sont plus ou moins fréquents que ceux par

atrophie ? Comment savez-vous que dans l'été les
affections abdominales sont plus fréquentes que les
affections thoraciques, etc., etc., si ce n'est par la
numération? Eh! sans doute, messieurs, vous avez
trop raison. Il est évident que pour comparer deux
séries de choses sous le rapport du nombre il faut les
compter. Mais on vous demande toujours ce que vous
pouvez conclure de la connaissance de ce rapport, soit
en pathologie, soit en thérapeutique ; et on attend toujours la réponse.

Toutes les découvertes de ce genre citées par les
numéristes comme des triomphes de la statistique
sont certes incontestables. C'est bien le moins que
cette méthode compte et compte juste, puisqu'elle ne
peut que compter. Mais lorsqu'elle vous a dit que les
anévrismes par amincissement sont moins ou plus fréquents que ceux par épaississement et que la différence est :: 10 : 2, s'ensuit-il que vous connaissiez
mieux la nature, les causes, les symptômes, la marche
de ces deux espèces d'altérations du tissu du cœur ?
en quoi cette connaissance vous servira-t-elle pour
le diagnostic et le traitement du premier malade
qui se présentera à vous? C'est ainsi, dit-on encore, que
beaucoup d'erreurs des anciens médecins ont été relevées. Mais quelles étaient ces erreurs ? Ce n'étaient
pas des erreurs de diagnostic, d'anatomie ni de pratique. C'étaient des erreurs de compte. Ils avaient cru
plus fréquent ce qui est moins fréquent. Voyez le grand
malheur quand cela serait. Ainsi, on dit généralement
que le cœur de l'homme est gros comme le poing, et

l'on se sert d'ordinaire de cette comparaison quand on veut donner une idée de la grosseur ou de la petitesse de cet organe sur un sujet donné. Il est certain pourtant que le rapport n'est pas parfaitement exact. Aussi la statistique se fâchera contre cette détermination. C'est un problème important que nous lui offrons à résoudre. Elle seule pourra nous dire combien de fois sur mille, par exemple, le cœur est plus gros, ou plus petit, ou égal au poing, et si cette détermination précise et déduite de chiffres bien alignés, après vingt ans d'expériences, paraît très-supérieure à l'autre aux esprits positifs de cette école, nous ne pouvons leur interdire la satisfaction de se complaire dans cette idée. Tous les exemples apportés par M. Louis en faveur de la statistique sont de cette nature. Il nous dit toujours : On avait mal compté, j'ai mieux compté, moi. Soit ; mais il ne prouve nullement qu'il ait gagné autre chose à cela que le chiffre même. Un chirurgien de Philadelphie vient à Paris ; il voit pratiquer plusieurs amputations, et mourir les opérés, ce dont il s'assure en comptant les morts ; ce résultat l'étonne, car il croit avoir observé que dans son pays ils ne meurent pas. De retour à Philadelphie, il s'avise de compter comme il avait fait à Paris, et il s'aperçoit que les cinq ou six premiers opérés meurent. Il fut bien forcé de reconnaître alors qu'on meurt en Amérique comme en France, à la suite des amputations : et c'est à la statistique seule qu'il a dû cette découverte ! !

La méthode numérique, considérée à un point de vue général, n'est pas un procédé scientifique spécial et nouveau. Elle n'est que le mode de procéder universel de l'esprit dans toute conclusion d'expérience. C'est la définition de l'expérience elle-même. Le rapport de Causalité n'étant pour nous que la liaison constante des phénomènes dans le temps, nous concluons qu'un phénomène est l'effet d'un autre, lorsque nous le voyons toujours à sa suite. Le *post hoc, ergo propter hoc* est, en définitive, le seul fondement de notre croyance et de notre affirmation. La constance de la liaison dans tous les cas observés établit la certitude de la relation causale ; une très-grande fréquence établit une probabilité presque égale à la certitude, les exceptions étant considérées comme de simples accidents ; si les exemples de la liaison sont rares, la conclusion sur la causalité devient improbable à tous les degrés, et reste incertaine. C'est là la règle de tous nos jugements relatifs à la causalité, et c'est de ces juments que dépendent toute prévision et toute action dans la science, dans les arts, dans les circonstances les plus insignifiantes de la vie.

La méthode numérique n'est donc, à ce point de vue général, que l'énonciation du principe universel de l'expérience, et à ce titre, elle n'est certes pas une découverte.

Mais elle pourrait prétendre, et elle prétend en effet, être un instrument nouveau pour l'application du principe. Elle se donne comme un guide sûr, comme un moniteur infaillible de l'expérimentation médicale qui, par elle, se relèvera de l'arrêt porté il y a deux mille ans par Hippocrate : *Experientia fallax.*

Le moyen qu'elle indique pour réaliser sa promesse se réduit à ceci : l'énonciation numérique des résultats bruts de l'expérience. Sans ce contrôle, ces résultats peuvent, ou n'être pas aperçus ou être défigurés par l'observateur lui-même, comme il arriva à cet Américain qui, faute d'avoir compté les morts par suite d'amputations, avait imprudemment conclu que ces opérations n'avaient aucune gravité. En outre — et c'est en ceci que résiderait surtout la vertu de la méthode, — le dénombrement exact de toutes les particularités des faits peut mettre en évidence une foule de résultats imprévus. Ainsi, M. Louis, en dépouillant un registre d'observations de cent vingt cas de phthisies pulmonaires, rangés par colonnes, a trouvé qu'après quinze ans, toutes les fois qu'il y a des tubercules dans un organe il y en a aussi dans le poumon ; que les femmes sont plus sujettes à la phthisie que les hommes ; qu'elles meurent en plus grand nombre que les hommes dans la première année de l'apparition des symptômes ; il a découvert encore, par d'autres tableaux, que la fièvre typhoïde n'est plus à craindre après 55 ans, et nombre d'autres lois de ce genre auxquelles on n'avait jamais pensé.

Mais le triomphe du numérisme est son application à la thérapeutique. Si l'on ignore absolument, — et les numéristes se placent volontiers dans cette hypothèse sceptique qui, du reste, n'est que trop souvent une vérité, — si l'on ignore le rapport qui peut exister entre l'administration d'un médicament ou un mode de traitement et la marche subséquente de la maladie, le seul moyen de découvrir ce rapport, c'est d'essayer cette médication sur un grand nombre de sujets, et s'il arrive que les phénomènes observés à la suite de cette application diffèrent sensiblement, en bien ou en mal, de ceux observés sur d'autres malades soumis à un autre traitement ou abandonnés à la nature, on devra conclure que ces phénomènes sont le résultat de la thérapeutique, et par conséquent il faudra, suivant que ce résultat est favorable ou non, appliquer ou ne pas appliquer les mêmes moyens dans les cas semblables. On procédera de même, s'il s'agit de déterminer l'efficacité relative de plusieurs méthodes de traitement. Le chiffre proportionnel des guérisons et des morts démontrera exactement le degré respectif d'influence de chacune des médications comparées dans la marche et l'issue de la maladie, et le degré de confiance que le médecin doit accorder aux unes et aux autres.

Assurément, il n'y a rien que de très-raisonnable en apparence, dans cette manière d'instituer et de conduire une expérience clinique; et même, redisons-le, il n'y en a, au fond, pas d'autre, puisque c'est en général sur la fréquence du *post hoc* qu'est fondée, en toute espèce de faits, la croyance et l'affirmation du *propter hoc*. La seule nouveauté introduite par le

Numérisme dans ce procédé logique universel, est la détermination du *nombre* précis des cas et l'idée de formuler mathématiquement, d'après les proportions numériques obtenues par une expérience, les degrés exacts de probabilité d'arrivée des événements dans une expérience future.

Or, c'est en cela que la méthode numérique est, bien que spécieuse, une formule illusoire.

S'il est vrai, en effet, que l'induction causale a pour fondement, ou du moins pour garantie, la constance dans l'ordre de succession des phénomènes, il ne s'ensuit pas qu'il soit toujours besoin d'un grand nombre d'observations pour affirmer le rapport de Causalité; l'expérience universelle et de tous les instants prouve le contraire; conformément à une loi de l'esprit, qu'il importe peu d'expliquer ici, l'induction n'attend pas d'ordinaire la réapparition d'une association quelconque, pour affirmer son invariabilité, et par suite, le rapport causal qu'elle exprime.

En fait, l'aperception de ce rapport est le plus souvent immédiate, et en quelque sorte intuitive. L'enfant qui s'est brûlé le doigt en l'approchant de la flamme d'une chandelle, ne se le brûle pas deux fois. Il n'a pas besoin de répéter l'expérience pour affirmer le rapport du contact du feu et de la douleur. On introduit une substance dans l'estomac d'un animal, et l'animal vomit. On prononce immédiatement que c'est cette substance qui a causé le vomissement. La répétition à l'infini du fait n'ajouterait rien à la certitude acquise par la première expérience. On en exige, à la vérité, plusieurs, parce qu'il se pourrait à la rigueur que cet animal eût été prédisposé à vomir par une tout autre cause, et que le fait du vomissement succédant à l'ingestion de la substance fût une pure coïncidence. Mais une seconde expérience, faite sur un animal de la même espèce, suffit pour anéantir le reste de doute laissé par cette supposition, et on conclut : telle substance fait vomir tel ou tel animal. L'expérience savante, comme l'expérience vulgaire, ne se fait pas autrement.

Souvent, sans doute, l'induction causale n'est pas aussi facile ; la complexité des phénomènes, la multiplicité des circonstances concomitantes peuvent laisser l'esprit dans le doute et l'obscurité à l'égard de la vraie nature des rapports des faits. Il n'est que trop vrai encore que cet embarras se produit plus fréquemment en médecine que dans toute autre science pratique. Mais la méthode numérique n'apporte malheureusement dans ces cas obscurs aucune lumière, et c'est précisément dans les occasions embarrassantes qu'elle se montre complétement inutile.

En effet, là où l'action thérapeutique est suivie de résultats constants, uniformes, fortement tranchés, les résultats se révèlent immédiatement à l'observation la moins attentive sans qu'il soit besoin de compter ; et là, au contraire, où les effets du traitement ne se prononcent pas franchement par une prédominance manifeste, les chiffres ne donnent jamais que des différences insignifiantes, des proportions variables, contradictoires, dont il est impossible de rien conclure.

A-t-il été nécessaire, par exemple, d'établir une balance rigoureuse du *doit* et de l'*avoir* pour constater l'action du quinquina, de l'opium, du mercure, de la vaccine, des anesthésiques, etc., etc.? Et quand on connaîtrait le nombre précis des cas où ces agents ont réussi ou manqué leur effet, serait-on plus ou moins assuré qu'on ne l'est de leur valeur thérapeutique ou prophylactique? C'est sur ces évaluations *en gros*, qu'on passe le terme, faites de première vue, que reposent les inductions les plus sûres de l'expérience commune. C'est ainsi qu'on dit que les montagnards sont, en général, grands, que les hommes du Nord sont blonds, que les Romaines sont belles, qu'il y a beaucoup d'aveugles à Naples, de rachitiques à Florence, de femmes leucorrhéiques à Paris, qu'il pleut très-souvent à Londres, très-rarement au Caire, etc. Il est même remarquable que les deux plus brillantes et plus solides ressources de l'art, le quinquina et la vaccine, ont été signalées aux médecins par l'observation populaire. Ces généralités ne sont pas établies sur des comparaisons de nombres, ne sont pas des extractions de moyennes ; mais elles n'en sont pas pour cela moins valables ; et si les Statisticiens prétendent qu'elles sont fausses ou du moins suspectes, parce qu'elles ne donnent pas des proportions numériques rigoureuses, il faut les laisser dire.

L'expérience médicale n'a rien qui la distingue de l'expérience commune. Il n'y a point ici de mystère. L'esprit n'a pas deux mesures et deux poids. Les théorèmes médicaux les moins contestés ont été obtenus par le même procédé d'induction que les indications générales qui règlent la conduite des hommes dans les rapports sociaux et dans toutes les affaires de la vie. Mais s'ils ont la même autorité, ils n'ont aussi que la même certitude. Ainsi, on sait, en général, quels sont les motifs qui, dans la plupart des cas, déterminent les actions humaines, et cette connaissance suffit pour faire prévoir avec une grande probabilité les résultats d'une situation donnée. Mais dans la conduite d'une affaire particulière, cette connaissance générale ne suffit pas ; il y faut joindre le discernement du caractère individuel, des passions, des préjugés, du degré d'intelligence, des intérêts de chacun des hommes avec lesquels on a à traiter ; et c'est dans cette difficile appréciation que consiste l'habileté politique ou diplomatique. Sans doute, toutes ces fines et délicates conjectures sont fondées sur l'observation de certaines lois ; mais ne serait-il pas absurde de nier la possibilité et la valeur pratique de cette connaissance des hommes, sous prétexte qu'elle n'est pas déduite d'une suite d'expériences mises en tableaux et formulées en chiffres ? On connaît le plus souvent d'avance l'effet que produira telle ou telle parole sur tel ou tel esprit. Cette espèce de pronostic se fonde sans doute sur des expériences antérieures ; mais qui a jamais songé à nombrer ces expériences, et à attendre pour agir d'avoir calculé par la comparaison des cas où une démarche a réussi ou n'a pas réussi, le degré précis de probabilité du succès ?

Or, les phénomènes de la vie ont beaucoup d'ana-

logie avec les phénomènes moraux, par la variabilité
incessante de l'être où ils se manifestent, et l'incalcu-
lable diversité et complication des circonstances mo-
dificatrices. De l'observation de tous les médecins on
a tiré des principes généraux qui constituent la science ;
mais c'est l'observation particulière de chaque médecin qui constitue son art. L'art médical, comme l'art
politique, n'a à sa disposition que des indications d'une
généralité nécessairement très-large, et par suite un
peu vague, qui doivent se prêter aux nécessités des
applications individuelles. L'art et la science ne sont
pas incertains pour cela dans la rigueur du mot ; ils ont
seulement un autre genre de certitude que les sciences
dites exactes, et en particulier que les mathématiques.
Si l'on nie cette certitude, tant qu'elle ne se présentera
pas sous une forme mathématique et sous le nom de
probabilité, on fera bien d'y renoncer par avance, car,
à coup sûr, elle n'aura jamais ce caractère, et on peut
appliquer à ceux qui prétendent reconstituer la médecine sur cette base la prédiction du psalmiste : *In va-
num laboraverunt qui ædificant eam.*

Ces appréciations un peu vagues, de première vue,
suffisent même, quelquefois, dans les choses qui sont
essentiellement du ressort du calcul. Ainsi, lorsqu'on
nous dit (M. Bouillaud), pour justifier l'introduction
du Calcul des Probabilités dans la médecine, que c'est
par ce calcul que Laplace a prouvé que la loterie est
un jeu très-désavantageux pour les joueurs, on choisit
mal et on interprète encore plus mal l'exemple. Il n'y
a pas à douter de la vérité des démonstrations de La-

place, mais il n'est pas moins certain, que deux ou trois siècles avant cette démonstration, les inventeurs italiens du *loto* savaient très-bien qu'ils jouaient à coup sûr ; et c'est ce dont on n'a jamais douté, sans en connaître ni même en chercher la preuve mathématique. Les analyses de Laplace et de Fourier n'ont fait connaître que les proportions exactes de ce désavantage dans toutes les combinaisons diverses de ce jeu. C'est là une science ; soit, mais elle n'a jamais appris à personne à gagner un lot, et c'est de cela qu'il s'agit en médecine. On peut même dire que les spéculations des **Probabilistes** mathématiciens n'ont jamais été d'un grand secours dans des cas où le calcul des chances semblerait devoir être non-seulement utile, mais indispensable, comme pour les Tontines, les Assurances, etc., où il s'agit d'évaluer exactement la probabilité respective d'un certain nombre d'événements. **Dans ces affaires** on s'en tient d'ordinaire, pour régler les **conditions** des contrats et pour l'évaluation des risques, **aux indications** fournies par l'expérience quotidienne, **laquelle** se révèle par la balance des profits et pertes ; et on fait très-bien. On sait assez que le calcul des **probabilités** appliqué aux faits politiques, moraux, et, **en** général, aux choses de la vie pratique, n'a guère jamais donné que des résultats auxquels le bon sens était déjà arrivé, et qui n'ont pas été pour cela plus certains, ou des résultats étranges que leur prétendue rigueur mathématique n'a pu faire accepter. Il ne saurait donc inspirer beaucoup de confiance en médecine.

Ainsi donc, lorsque certains rapports se dessinent

rapidement et fortement, la notation numérique est superflue. Elle ne peut rien ajouter ni ôter à l'évidence et à la certitude des résultats.

Est-elle plus utile dans les circonstances opposées, c'est-à-dire lorsque aucun rapport saillant ne se révèle de prime abord ? J'ai dit que non, et les faits l'ont prouvé de reste. Qu'est-il résulté des grandes enquêtes cliniques instituées par les Numéristes eux-mêmes ou sous leur inspiration, celle par exemple, sur le traitement de la fièvre typhoïde ? On l'a vu par le Rapport célèbre fait à l'Académie de médecine en 1837 par M. Andral (1). Les traitements comparativement essayés étaient les *délayants* (c'est-à-dire l'expectation), les *évacuants* (préconisés par M. Delarroque), les *émissions sanguines* (patronées par M. Bouillaud), les *émissions sanguines et les évacuants* (méthode mixte employée par M. Piedagnel et autres). Ces divers traitements appliqués par M. Andral lui-même, donnèrent les proportions de mortalité suivantes :

Les délayants. 0
Les évacuants. 1/7
Les saignées 1/4
Les saignées et les purgatifs. 1/3

Entre les mains des partisans systématiques des diverses méthodes, les résultats numériques avaient été différents, et chacune de ces méthodes mêmes avait donné les chiffres les plus disparates.

(1) *Bulletin de l'Académie de médecine*, t. 1, p. 482.

Ainsi les purgatifs *à haute dose* avaient donné :

A M. Delarroque. .   1 mort sur 9 traités.
A M. Piedagnel. . .   1   —   7 1 19ᵉ
A M. Louis   1   —   10
A M. Husson. . . .   0   —   8

Les saignées avaient donné :

A M. Bouillaud. .   1 mort sur 17 traités.
A M. Louis. . . .   1   —   2   —
A M. Andral . . .   1   —   4   —

Etc., etc.

Que conclure de tous ces chiffres en conflit ? Que conclure de tableaux statistiques dont il résulte en même temps : 1° que les saignées ou les purgatifs répétés dans les fièvres typhoïdes sont très-avantageux; 2° que les saignées ou les purgatifs répétés dans ces mêmes cas sont désastreux; 3° que les saignées ou les purgatifs répétés dans ces mêmes cas encore ne sont ni bons ni mauvais? Évidemment rien. Ce fut aussi là le dernier mot du sage rapporteur : « J'ai vu, dit-il, tous les traitements réussir et tous les traitements échouer (1). » Nous voilà bien avancés !! *plaudite, Quirites.*

Mais s'il n'y a rien à conclure à l'égard de ces diverses médications — en tant, du moins, qu'on les apprécie d'après la méthode numérique — il y a à conclure quelque chose à l'égard de la méthode numé-

(1) **Séance du 28 mars 1837.**

rique elle-même. Présentée avec grand appareil par
ses partisans, comme le flambeau lumineux de l'expérience clinique, elle a épaissi les ténèbres ; comme le
criterium infaillible de la certitude médicale, elle a
augmenté le doute ; destinée à terminer les disputes,
elle a multiplié les sujets de dispute. Entrée en con-
quérante dans la science, elle en est sortie battue et
déconsidérée. Ses résultats théoriques et pratiques ont
été, pour emprunter ses propres formules, = 0.

*
* *

On a comparé la méthode numérique à la méthode inductive, et on a voulu (Risueño d'Amador,
M. Trousseau (1)) y voir deux procédés non-seulement
différents, mais encore opposés. Il aurait fallu pour
établir ces différences définir d'abord l'un et l'autre
des procédés comparés. Mais c'est ce que personne
n'a fait : et il y a lieu de croire que le plus grand
nombre des médecins auxquels le hasard a présenté
ces questions de philosophie et de logique, n'étaient
peut-être pas suffisamment préparés pour les discuter
avec pleine connaissance de cause. Ils s'y jettent cependant et y dogmatisent parfois avec une assurance bien
faite pour étonner ceux qui en connaissent les difficultés. Quoi qu'il en soit, la distinction est, au fond,
sans base réelle. Il n'y a qu'une logique, parce qu'il
n'y a qu'une raison, quoiqu'un philosophe de grande
autorité en France ait prétendu qu'il y en avait

(1) Discours de rentrée de la faculté de médecine, 1842.

deux (1). L'esprit procède invariablement et nécessairement de la même manière dans ses opérations rationnelles, quels que soient l'objet, le terme et les conditions extérieures de leur exercice. La différence des moyens particuliers d'investigation n'implique pas une différence correspondante dans le procédé mental qui les met en œuvre. Cette différence tient uniquement aux buts divers de la recherche. Si, par exemple, on tient à connaître, pour un motif ou pour un autre, le degré de fréquence d'une altération morbide dans une maladie donnée, le numériste est parfaitement en droit de compter les cas où cette altération existe et ceux où elle n'existe pas; il n'a même que ce moyen d'arriver à la découverte de ce qu'il veut savoir ; son procédé est non-seulement légitime, mais encore indispensable et unique. Il observe, il juge et raisonne correctement. Mais lorsque, après avoir acquis, au moyen de la numération, la connaissance d'une loi numérique, il prétend se servir de cette loi pour un usage ultérieur, il cesse d'être conséquent en voulant tirer de ses prémisses une conclusion qui n'y est pas contenue. Ainsi, si du fait de l'altération presque constante des glandes de Peyer et de Brunner dans la fièvre typhoïde

(1) M. Royer-Collard. « Il y a *en quelque sorte* deux raisons humaines qui ont, chacune, leurs principes, leurs règles et leur logique. La logique du raisonnement pur est celle d'Aristote... la logique du raisonnement inductif a été créée par Bacon. » S'il y avait deux raisons, il en faudrait une troisième pour les comparer et les accorder; mais le *en quelque sorte* est un correctif qui permet de ne pas prendre cette proposition à la lettre.

on conclut que cette altération est la cause essentielle et primitive de tout l'appareil pathologique de cette affection, on pose un principe nouveau, qui peut être vrai ou faux, mais qui certainement ne découle pas logiquement de la loi numérique que le calcul a fait connaître. Pour établir ce principe, il faut recourir à d'autres sources d'information et à des prémisses d'un autre ordre. Si ultérieurement encore, après avoir illogiquement établi cette étiologie sur un fait qui ne la contient pas, on va jusqu'à déduire de cette illégitime notion étiologique, une méthode thérapeutique, consistant à diriger exclusivement la médication contre la lésion intestinale, on aggrave la faute et on arrive nécessairement à l'erreur. Mais la méthode numérique est ici parfaitement innocente. On lui a demandé des faits numériques, elle les a fournis, car c'est là sa fonction et son usage. Lorsque de ces faits acquis par elle on tire telles ou telles conséquences, cela ne la regarde plus ; elle est parfaitement étrangère à ce nouveau travail dont le raisonneur est seul responsable. Remarquons bien que dans les trois sortes de recherches impliquées dans cet exemple, à savoir : 1° la recherche d'une proportion numérique entre certains faits ; 2° la recherche de la cause d'une série de phénomènes ; 3° la recherche d'une règle de pratique, l'opération logique est toujours la même en essence. Toute la différence qu'on croit y remarquer ne tient qu'à celle des éléments sur lesquels on opère, différence qui ne tient elle-même qu'à la diversité des notions qu'on veut acquérir et de l'usage qu'on en veut faire.

Le Numérisme n'est donc pas une méthode logique originale et indépendante, mais un simple instrument secondaire applicable à un certain ordre de vérités. On n'est pas, par conséquent, fondé à la mettre en opposition avec la méthode dite inductive, puisqu'en réalité cette dernière, quelque nom qu'on lui donne, est impliquée dans tout exercice de l'intelligence, dans tout jugement et tout raisonnement ; elle est la logique universelle, qui se sert d'une multitude de procédés d'information, suivant le but qu'elle veut atteindre, procédés au nombre desquels se trouve à son rang la méthode numérique elle-même, qui, loin d'être ainsi sa rivale, n'est et ne peut être que sa servante ou son instrument.

Nous concevons que l'extension que les fauteurs de la statistique médicale ont donnée à leurs études favorites, et l'importance exagérée qu'ils ont attribuée à leurs travaux, aient pu faire croire à quelques personnes (à M. Louis, à M. Bouillaud), que la méthode numérique était une trouvaille logique, imprévue et nouvelle, dont Aristote, Bacon et Descartes ne s'étaient pas doutés, et qui allait devenir, entre les mains de ses inventeurs, un levier aussi puissant dans le monde des idées que la vapeur dans le monde matériel. D'autres ont pu aussi, comme Risueño d'Amador, exagérer beaucoup ses inconvénients et même lui refuser sa part légitime dans l'édification de la science. Le Numérisme médical ne mérite ni tant d'enthousiasme ni tant d'anathèmes. Il n'est ni une logique particulière, ni même un procédé d'investigation nouveau. Il n'est, comme le nom l'indique, qu'une opération d'arithmétique, dont les résultats directs et immédiats ne sont que de la statistique pure. Or, l'arithmétique et la statistique sont de très-bonnes choses quand on les emploie à leur usage. On ne peut pas évidemment s'en passer pour compter et pour fixer les résultats des comptes. Si donc les numéristes veulent compter tous les phénomènes observables dans les maladies, ils en sont les maîtres. Disons de plus que leurs conclusions seront toujours inattaquables tant qu'elles se réduiront à des énoncés de proportions, à des + et à des —, à des chiffres. Mais hors de là toutes leurs propositions théoriques et pratiques relèvent de la logique de tout le monde, laquelle est contemporaine de l'esprit humain.

*
* *

La *statistique médicale* et le *calcul des probabilités* appliqué à la médecine, ne sont pas précisément la même chose, quoiqu'on les confonde d'ordinaire sous le nom de Méthode numérique. A la vérité, le Calcul des probabilités ne peut pas se passer de la statistique et la suppose ; mais la statistique est indépendante du calcul qui est une opération ultérieure exécutée sur les matériaux fournis par la statistique. On a de tout temps fait de la statistique en médecine et dû en faire, principalement en thérapeutique, car il n'y a pas d'autre moyen de constater les résultats d'une expérience quelconque. La méthode numérique, telle qu'elle fut instituée par M. Louis, n'était guère que de la statistique. La nouveauté de ses travaux, en effet, n'était pas dans l'emploi du procédé, mais dans l'importance extraordinaire qu'il lui donna en étendant ses applications à toutes les branches de la médecine, anatomie, physiologie, pathologie, anatomie pathologique, symptomatologie, séméiotique, thérapeutique, et en le présentant comme la base la plus sûre, pour ne pas dire la base unique de toute observation, de toute expérience, de toute conclusion théorique ou pratique. M. Louis ne voulut donc faire et ne fit que de la statistique. Il ne songea point, que nous sachions, au *calcul* des probabilités.

C'est, sauf erreur, à M. Bouillaud que revient l'idée d'introduire le calcul des probabilités, entendu au sens des mathématiciens, *dans les faits et les événements du ressort de la médecine* (1). Ce moyen devait particulièrement plaire à un médecin philosophe qui, on le sait, aspire au titre de fondateur de la médecine *exacte*. Cependant, malgré la haute valeur qu'il accorde, en termes généraux, sur la foi de Laplace, au calcul des probabilités comme instrument de découverte en tout genre de connaissances, il le réduit, après réflexion, au moins en médecine, au rôle assez modeste de simple « *complément* et d'*auxiliaire* des autres méthode, au « moyen desquelles l'esprit humain s'efforce d'arriver « à la démonstration de certaines propositions de thé- « rapeutique. » Ce qui est, assurément, très-sage. Cependant les exemples qu'il donne lui-même de l'emploi

____

(1) *Essai sur la philosophie médicale*, etc., Paris, 1837.

de ces formules pour la solution de quelques problèmes de thérapeutique, nous porterait à croire que ce mode d'investigation n'est pas seulement accessoire et borné, mais encore infidèle, pour ne pas dire tout à fait illusoire.

Voici un spécimen de cette expérimentation *exacte*. Il s'agit de constater l'influence des émissions sanguines abondantes et répétées (les saignées *coup sur coup* suivant l'expression de l'auteur) dans la pneumonie. Pour cela faire, on a marqué sur des tableaux divisés en nombreuses colonnes en regard du numéro de chaque malade :

1° Le nombre des saignées pratiquées (chaque saignée est, en *moyenne*, de 4 palettes = 1 livre de sang) ;

2° Le nombre des ventouses scarifiées appliquées (représentant chacune en perte de sang 2 à 3 palettes = 1.2 livre) ;

3° Le nombre des sangsues (chaque 40 sangsues donnant 1 livre de sang) ;

4° Le nombre des vésicatoires ;

5° Le nombre des sinapismes ;

6° Le nombre des purgatifs, etc., etc.

Cinq tableaux ainsi dressés sur cinq séries de péripneumoniques (hommes et femmes) comprenant : la 1re 17 malades, la 2e 14, la 3e 14, la 4e 4, la 5e 8, joints ensemble et considérés comme formant une seule série de 57 cas de péripneumonie, ont donné les résultats numériques suivants :

Saignées............   230 =   805 pal. = 201 liv. de sang
Sangsues............ 1,151 =   112 » = 28   id.
Ventouses scarifiées...   52 =   120 » = 30   id.

Total des émiss. sang. 1,433 = 1,037 pal. = 259 liv. de sang.

En divisant le nombre des émissions sanguines par celui des malades, on a trouvé que ces émissions sanguines avaient été réparties *en moyenne* dans chaque cas comme il suit :

Saignées.......   4 2/57
Sangsues.......   22
Ventouses......   1 environ.

En divisant la somme totale du sang enlevé par les saignées, les sangsues et les ventouses scarifiées aux 57 malades (259 livres), on a trouvé que, *terme moyen*, chaque péripneumonie avait dépensé à très-peu près 4 livres et 9 à 10 onces, le *minimum* des émissions sanguines ayant été de 1 saignée et 30 sangsues = 1 liv. 12 onces de sang, le *maximum* 9 saignées, 50 sangsues et 2 applications de ventouses = 10 livres de sang.

La durée *moyenne* de la maladie chez les sujets guéris a été de 8 à 10 jours.

Enfin, sur les 57 péripneumoniques, il y a eu :

Guéris.......   53
Morts........   4

Mortalité : 1 sur 14 (1).

(1) Ce rapport de 1 à 14 ne s'est pas maintenu dans d'autres expériences faites avec le même soin et sur le modèle de celle-ci. Il a varié beaucoup dans les diverses séries de malades soumis

Il serait aujourd'hui oiseux de discuter la valeur de
toutes les opérations arithmétiques consignées dans ce
curieux spécimen de l'application de la méthode numérique par un de ses plus célèbres promoteurs.
Cette appréciation a été faite dans le temps. Je rappellerai seulement qu'en dépit de la rigueur apparente de ces démonstrations mathématiques, en dépit de tout cet appareil de chiffres, de tableaux, aucune
des assertions du professeur de la Charité sur l'efficacité absolue ou relative de son traitement de la
pneumonie n'a été admise, et que sa *formule*, comme
il l'appelle, des émissions sanguines *coup sur coup*,
bien que justifiée selon lui par un nombre immense
de succès publiquement obtenus et prouvés par des
chiffres irrécusables, n'a été adoptée par aucun praticien. Ceci fait assez voir quel cas il faut faire de la
prétendue évidence des résultats numériques dans
les questions de thérapeutique. Et, ce qu'il y a de singulier, c'est par des numéristes que les conclusions
numériques de M. Bouillaud ont été particulièrement
combattues ou niées! Ils ont opposé faits à faits, statistiques à statistiques, nombres à nombres, chiffres à
chiffres, mortalités à mortalités, et le plus clair résultat de ces interminables débats a été la sentence ma-
gistrale de M. Andral : « Tous les traitements échouent,

en différents temps au même traitement. Le dépouillement de
toutes les statistiques partielles, réunies par M. Bouillaud,
jusqu'en 1836, a donné, au lieu de 1 sur 14, 1 sur 8 ou 9. C'est
ce chiffre qu'il a présenté lui-même comme définitif, et comme
étant la mesure de la valeur de sa pratique et de sa supériorité
sur toutes les autres.

tous les traitements réussissent; » et celle parfaitement équivalente de M. Piedagnel : « Le meilleur traitement est l'absence de tout traitement (1). » Sentences également appuyées sur l'autorité souveraine de la statistique !

Mais laissons de côté ces discussions qui ne sont plus que des souvenirs, et des souvenirs un peu anciens. Je ne ferai sur ce grand travail numérique qu'une remarque. Elle porte sur un des vices intrinsèques de la méthode, — car il ne peut être question ici de la pratique particulière de tel ou tel médecin, que je n'ai, moins que personne, le droit de contrôler. — Je veux parler de l'extraction des *moyennes*.

En principe, le but avoué de ces relevés numériques est : 1° de constater expérimentalement l'efficacité des émissions sanguines dans la pneumonie ; 2° de formuler. toujours d'après l'expérience, le *quantum* exact des émissions sanguines requises pour obtenir l'effet abortif (*jugulant*) ou curatif voulu.

On vient de voir ce qui est advenu du premier de ces résultats promis par la méthode. Voyons maintenant ce qu'il faut penser du second.

La comparaison des émissions sanguines dans la péripneumonie, telles qu'elles sont consignées dans ces

(1) Tel fut, en effet, le résultat numérique de la *méthode expectante*, rigoureusement appliquée à l'Hôtel-Dieu, par M. Piedagnel. Sur 65 cas de fièvre typhoïde, abandonnés, comme on dit, à la nature, il n'eut que 2 morts : Mortalité, 1 sur 32 1/2. (Voir sa Lettre a l'Académie de médecine, *sur les diverses méthodes de traitement des fièvres typhoïdes et leurs résultats*. — 31 octobre 1835.)

relevés cliniques de la Charité, donne une moyenne
d'environ *quatre livres dix onces* de sang par chaque
malade. Tirer quatre livres dix onces de sang dans un
espace déterminé de temps serait donc la formule
donnée par les chiffres, et la méthode à adopter dans
tous les cas de péripneumonie à venir. Si l'on nie cette
conséquence, il faut prouver : ou bien qu'elle n'est pas
régulièrement déduite des observations, ou bien que la
méthode numérique ne sert à rien, que les conclusions qu'elle fournit doivent être regardées comme
non avenues, et céder dans la pratique à des considérations étrangères au calcul et à la probabilité mathématique. Si on l'accorde, voici les contradictions singulières qui en résultent : Premièrement il est certain
que cette formule donnée pour règle n'a été en fait
employée sur aucun des malades supposés guéris par
son emploi. La dose des émissions sanguines pratiquées
sur chacun de ces malades a été, en effet, très-diffé-
rente et flottant entre un *minimum* et un *maximum*; tel,
par exemple, a perdu une livre douze onces de sang, et
tel autre dix livres. Si l'on répond que cette différence
dans la dose des saignées a été déterminée par l'état
individuel des malades, ce qui est la vérité, il en ré-
sultera que, sur les malades à venir, il faudra aussi
modifier l'emploi des saignées dans chaque cas; et
alors que devient la formule? Voilà donc cette formule,
rigoureusement déduite de l'expérience, convaincue
d'être inapplicable dans l'immense majorité des cas.
Elle est en effet une moyenne de traitement qui ne
pourrait guère trouver à s'appliquer qu'à une moyenne

de maladies. Mais ces moyennes ne sont que des abstractions tout à fait chimériques.

Secondement, dans le cas où l'on adopterait la formule indiquée par la moyenne avec la résolution de l'appliquer à la rigueur à chaque malade, on arriverait à employer, en vertu de l'expérience, un traitement qui, en fait, n'aurait jamais ou presque jamais été expérimenté, et tous les malades traités et guéris par ce procédé seraient, en réalité, traités et guéris par un procédé tout à fait différent de celui par lequel on avait traité et guéri les premiers. On peut ajouter encore que la formule extraite des chiffres ne serait pas deux jours de suite la même; car, si l'on divise le total des observations consignées dans ces tables de statistiques en diverses séries, plus ou moins longues, et qu'on opère sur chacune de ces séries, on arrive nécessairement à des moyennes différentes. Ainsi la formule extraite de vingt cas serait, je suppose, de dix palettes; extraite de trente, elle serait de huit ou de sept; de quarante, de douze ou de treize, et ainsi de suite; d'où résulte une nouvelle impossibilité de déterminer la formule d'une manière fixe, précise, et c'est là pourtant le but avoué des statistiques et des chiffres. Si l'on objecte qu'il faut un nombre *suffisant* d'observations, nous demanderons qu'on fixe ce nombre en deçà duquel l'expérience ne compte pas, et c'est ce que personne n'est en état de faire. Enfin nous dirons que les diverses séries d'observations ne forment, jointes ensemble, qu'une seule série, une seule expérience, qui doit être elle-même considérée comme le

commencement d'une série, d'une expérience indéfi-
nie, à laquelle on peut toujours ajouter de nouvelles
unités : ce qui nous fait retomber dans la première
difficulté.

Il paraît donc que le professeur de la Charité n'a
pas pu véritablement formuler sa pratique des saignées *coup sur coup*, quoiqu'il se soit flatté de l'avoir
fait, et qu'en réalité il a lui-même employé autant de
formules différentes qu'il a eu de malades.

La plupart des résultats obtenus par l'application de
la méthode numérique à l'anatomie, à la pathologie, etc., ne sont, en général, aussi que des énoncia-
tions de *moyennes*. Or, il s'en faut, comme on vient
de le voir, que ces moyennes doivent être considérées
comme la véritable expression des faits. Lorsqu'on a
entrepris, par exemple, de déterminer la distribution,
le calibre et les rapports normaux des vaisseaux sanguins, en cherchant une moyenne parmi toutes les
variétés qui ont pu être observées sur un plus ou moins
grand nombre de sujets, on n'a pas pris la route la
plus courte ni la plus sûre pour obtenir le résultat
cherché. Ce mode d'investigation est d'abord plus que
suspect logiquement, car il prétend établir une règle
générale sur l'observation d'un nombre infiniment
restreint de cas particuliers; et, prenant, en outre, la
moyenne des cas observés pour la moyenne des cas
observables, lesquels sont infinis, cette moyenne ne
saurait jamais être que provisoire. Si, pour échapper
à cette difficulté, on suppose que l'observation de
dix, de vingt, de cent individus, vaut pour un plus

grand nombre et pour tous, un seul individu peut tout aussi bien être pris pour type et représenter, à ce titre, aussi légitimement que la moyenne le plus laborieusement obtenue, l'espèce entière ; ce qui rend la méthode numérique parfaitement inutile.

Que cette évaluation de moyennes. qui n'a pour but et pour résultat que de restreindre l'erreur dans certaines limites, mais n'atteint jamais directement la vérité, soit très-utilement employée dans certaines recherches scientifiques, c'est ce qu'on ne saurait contester. Les sciences physico-mathématiques en usent en mille occasions : mais il ne paraît pas qu'elle soit de mise dans les sciences biologiques et morales, et nommément dans la médecine. Ce qu'il y a de sûr, c'est que ce n'est pas à l'aide du Numérisme qu'Aristote, Vésale, Linnée, de Jussieu, Buffon, Haller, Cuvier, Bichat, ont créé la zoologie, la phytologie, l'anatomie et la physiologie. Il n'est donc pas vraisemblable qu'il soit plus nécessaire en médecine pratique, et les exemples des applications les plus habiles qu'on en ait faites sont, on vient de le voir, moins propres à le recommander qu'à le discréditer.

**

La probabilité *morale*, en général, ou *philosophique*, n'est pas la probabilité *mathématique*. Cette dernière est mesurable ou calculable ; la première ne l'est pas et ne saurait l'être. Les mathématiciens ont tort de confondre ces deux espèces de probabilités, ou, pour parler plus exactement, ces deux modes

d'évaluation de la probabilité, et de vouloir ramener la
première à la seconde; et les médecins numéristes ont
tort d'accepter le principe des mathématiciens. L'évaluation mathématique de la probabilité, ou autrement dit
le *calcul* des probabilités, a pour condition nécessaire
que les choses soumises au calcul soient susceptibles
de s'adapter aux divisions nettes, précises et invariables de la *quantité*. Or, il y a une infinité de choses qui
ne peuvent satisfaire à cette condition, et dans cette
classe se trouvent incontestablement les phénomènes
vitaux auxquels a affaire le médecin. De là résultent
l'impossibilité logique d'appliquer le calcul aux faits
de cet ordre, et la nécessité correspondante de s'en
tenir, pour l'évaluation de la probabilité dans ces mêmes faits, à une sorte d'estimation générale, fondée,
non sur le nombre des données, mais sur leur valeur
intrinsèque, estimation analogue au pesage qui se
fait à la main pour apprécier le poids d'un corps.

C'est là l'objection capitale à laquelle le Numérisme
médical n'a jamais pu répondre, pas plus que les mathématiciens, auxquels on l'a toujours opposée comme un
obstacle invincible aux applications qu'ils ont essayé
de faire du calcul des probabilités pour la solution
de questions tout à fait rebelles à l'analyse numérique.

Si les médecins qui, leurrés par ce faux-semblant
d'exactitude et de précision que présentent les chiffres
et les formules numériques, et entraînés par l'autorité
de quelques grands géomètres, ont essayé d'introduire
les mathématiques dans leur science, avaient su à quels

minces et insignifiants résultats sont arrivés les illustres mathématiciens qu'ils invoquent, les inventeurs mêmes, les promoteurs du calcul des probabilités ; s'ils avaient su qu'au moment même où Condorcet, Laplace, Lacroix, échafaudaient ce système à l'aide des formules les plus imposantes, les bons esprits apercevaient et signalaient le côté chimérique de ces théories, ils n'auraient pas été tentés de les imiter. Ils auraient prévu l'insuccès de leur entreprise. Cet insuccès a été assez éclatant pour dégoûter du numérisme la génération médicale actuelle. Il en reste cependant dans des chaires, dans les livres et dans des cliniques, des traces assez fortes. On peut donc encore, sans anachronisme, le discuter et le combattre.

A tout événement, nous recommanderons aux partisans et aux adversaires de la Méthode Numérique les réflexions suivantes d'un philosophe qui, mieux que tout autre, par son éducation scientifique, par ses connaissances spéciales, par sa position et ses relations, était en mesure de savoir ce qu'il faut penser sur le *calcul des probabilités* et sur la valeur de ses applications faites ou à faire, et capable de le bien dire.

On y souligne quelques mots qui vont directement à l'adresse des numéristes médicaux :

« On voit d'abord pourquoi ce sont les mathématiciens qui en ont eu l'idée, et qui l'ont, pour ainsi dire, créée et faite de toutes pièces (*la science de la probabilité mathématique*). C'est parce que conçue telle qu'ils l'ont conçue, elle consiste principalement dans l'emploi d'un agent puissant dont ils disposaient ; ils ont pu pousser très-loin les spéculations que les autres hommes étaient obligés d'abandonner, faute de moyens pour les suivre.

« On voit aussi pourquoi les mathématiciens se sont première-ment et presque uniquement occupés de sujets *dont les données sont très-simples*, tels que les chances des jeux de hasard et des loteries, ou les effets de l'intérêt de l'argent placé. C'est que leur principal avantage consistant dans leur grande habileté dans le calcul, ils ont avec raison préféré les objets où cette partie est presque tout, et où *le choix et l'évaluation des données ne pré-sentent presque aucune difficulté;* et c'est en effet, dans les cas de ce genre qu'ils ont obtenu des succès curieux et utiles.

« On voit encore pourquoi tous les efforts de ces mathémati-ciens, même les plus habiles, *quand ils ont voulu traiter de la même manière des sujets dont les données étaient nombreuses, fines et complexes,* n'ont guère produit que des jeux d'esprit que l'on peut appeler *difficiles nugæ,* de savantes niaiseries. C'est que plus ils ont suivi loin les conséquences résultant du petit nombre de données qu'ils avaient pu saisir, plus elles sont devenues différentes des conséquences que ces mêmes données auraient produites, réunies avec toutes celles, souvent plus im-portantes, qu'ils ont été obligés de négliger, faute de pouvoir les démêler et les apprécier. C'est ce qui fait que nous avons vu de grands calculateurs, après les plus savantes combinaisons, nous donner les formes de scrutin les plus défectueuses, *parce qu'ils n'avaient pas tenu compte de mille circonstances inhérentes à la nature des hommes* (lisez : des individualités morbides) *et des choses,* ne s'occupant *que de la circonstance du nombre des uns et des autres.* »

— « Il suit de là rigoureusement qu'il y a une multitude de sujets dont il serait impossible de calculer les données, quand même, ce qui n'est pas toujours, il serait possible de les recueil-lir toutes, sans en échapper aucune. (Exemple : une expérience de thérapeutique comparative.)

« Assurément les degrés de la capacité, de la probité des hom-mes, ceux de l'énergie et de la puissance de leurs passions, de leurs préventions, de leurs habitudes (ou des actions vitales dans l'état sain et morbide) sont impossibles à évaluer en nombres.

Il en est de même du degré d'influence de certaines institutions (ou de certaines médications) de certaines fonctions, de certaines inventions (ou de certains procédés (thérapeutiques), etc., etc. Je sais que dans ces quantités, *vraiment inappréciables et innumérables*, on cherche et on parvient, *jusqu'à un certain point*, à en déterminer les limites par le moyen du nombre, de la fréquence et de l'étendue de leurs effets ; *mais* je sais aussi que dans ces effets, que l'on est obligé de sommer et de nombrer ensemble, *comme choses parfaitement similaires*, pour en tirer des résultats, il est presque toujours, et je pourrais dire *toujours*, impossible de démêler les altérations et les variations des causes concourantes, des circonstances influentes et de mille considérations essentielles ; de sorte qu'on est *nécessité à ranger ensemble comme semblables une multitude de choses très-diverses* (les 157 péripneumoniques de M. Bouillaud, par exemple); seulement, pour arriver à des résultats préparatoires, lesquels doivent ensuite conduire à d'autres *qui ne peuvent manquer de devenir tout à fait fantastiques.* »

— « Il est donc vrai qu'il y a une multitude de choses auxquelles le calcul des probabilités, comme tout autre calcul, est complétement inapplicable. Ces choses sont beaucoup plus nombreuses qu'on ne le croit communément et que ne le croient beaucoup d'hommes très-habiles MM. Louis, Bouillaud, Chomel, Rayer, etc., etc.), et LE PREMIER PAS A FAIRE DANS LA SCIENCE DE LA PROBABILITÉ EST DE SAVOIR LES DISCERNER. »

— « La *science* de la probabilité (l'induction philosophique) consiste dans le talent et la sagacité nécessaires pour *reconnaître* les *données*, les *choisir*, pressentir *leurs degrés d'importance* et les disposer dans l'ordre convenable, talent auquel il est assez difficile de prescrire des règles précises, parce qu'il est souvent le produit d'une multitude de jugements inaperçus. (Voilà la véritable observation médicale.) Au *contraire*, le *calcul* de la probabilité, proprement dit, ne consiste qu'à suivre correctement les règles de la langue des calculs dans les cas où elle peut être employée... Mais il faut soigneusement distinguer les occasions où l'on peut s'en servir, car pour peu que les idées que l'on tente de calculer soient mêlées de celles que j'ai nommées *réfractaires* et qui sont vraiment incalculables (comme les faits cliniques), *on est conduit inévitablement aux mécomptes les plus excessifs. C'est ce qui n'est arrivé que trop souvent aux hommes habiles* qui, par leurs lumières, et mieux par leurs fautes, nous ont mis sur la voie d'en découvrir la cause (1). »

A cette autorité purement philosophique nous en joindrons encore une qu'aucun médecin ne récusera :

« Il faut convenir que certaines parties de la physique animale, telles que l'appréciation des forces musculaires, la théorie de la vision, etc... ne paraissent guère pouvoir être traitées complétement sans le secours des mathématiques. Mais les vrais géomètres sont ceux qui savent que le calcul ne s'applique pas à tout ; ce qu'il y a de plus sûr encore, c'est que les différentes applications qui en ont été faites jusqu'à présent à l'art de guérir, loin de hâter ses progrès, l'ont infesté des *théories les plus fausses* et des *plans de traitement les plus dangereux* (2). »

Que de *mécomptes* excessifs, que de résultats *fantastiques*, que de *jeux d'esprit*, que de *savantes niaiseries*, que de *fausses théories*, que de *traitements dangereux*, la méditation de ces sages paroles aurait pu éviter à *beaucoup d'hommes très-habiles !* Mais les médecins ne lisent guère les philosophes ; ils les méprisent même un peu. On voit pourtant qu'ils pourraient, à l'occasion, en recevoir quelque bon conseil, surtout dans les questions de pure logique, comme l'est, si je ne me trompe, celle du Numérisme. Ils ont eu tort de s'en rapporter

(1) Destutt de Tracy, *Éléments d'idéologie. — Logique.*
(2) Cabanis, *Du degré de certitude de la médecine*, 3ᵉ édit., 1819, page 158.

sur ce point aux mathématiciens qu'ils admirent, je ne sais pourquoi, extraordinairement, et avec lesquels ils ne peuvent jamais rien avoir à démêler ; d'autant plus que les mathématiciens eux-mêmes sont justiciables de la philosophie lorsqu'il s'agit de statuer sur la compétence, de fixer les droits, de délimiter le domaine des mathématiques. « Le géomètre, dit Aristote, n'a pas, *en tant* que géomètre, à discuter les principes de sa spécialité. » C'est l'affaire d'une science plus générale et supérieure.

*
* *

Tout ce qui précède ne porte que sur le point de vue spéculatif du Numérisme médical, sur la question logique. Mais l'application de cette méthode, sa mise en œuvre effective, impliquent des conditions qui, en thérapeutique, sont de la plus haute gravité. Ces conditions sont l'expérimentation en grand d'un mode de traitement exclusif. Il faut, pour obtenir des résultats décisifs, opérer sur de grands nombres de malades et les soumettre tous à une méthode de médication uniforme. La validité de la conclusion à tirer de l'expérience est à ce prix. L'expérience elle-même ne consiste qu'en cela. Or, il suffit d'énoncer cette manière procéder pour faire comprendre combien elle est périlleuse. Est-elle même tout à fait licite? Est-il permis à la rigueur d'*expérimenter* sur l'homme vivant? On a pu, certes, faire ces questions sans subtilité casuistique.

Quelques numéristes ont essayé de disculper la méthode et de se disculper eux-mêmes de ce reproche. Le médecin qui compte, nous ont-ils dit (1), pratique absolument de même que celui qui ne compte pas. Cela peut être vrai, est parfaitement vrai même dans le cours ordinaire de la pratique du médecin numériste, mais ce n'est que par une heureuse inconséquence à ses principes. Comment, en effet, accorder cette conduite avec le prescrit de M. Louis, qui nous dit qu'un traitement ne peut être rationnellement employé qu'autant que son efficacité aura été rendue plus ou moins probable par des résultats numériques, et non autrement? pour obtenir ces chiffres justificatifs, ne faut-il pas essayer ce traitement sur une grande échelle? N'est-ce pas là le seul moyen de comparer sa valeur à celle d'un autre traitement qui devra être aussi appliqué avec la même uniformité (2)? Il y a contradiction à prétendre qu'on n'emploie pas de traitement exclusif lorsqu'on prétend en même temps que toute pratique légitime doit être fondée sur des résultats obtenus par des chiffres comparatifs, lesquels chiffres ne peuvent eux-mêmes être obtenus que par des expériences exclusives? Comment, enfin, nier cette conséquence en présence des faits? Par qui ont été

(1) **M. Chomel,** dans les discussions à l'Académie (*Bulletin de l'Académie de médecine,* 1837, t. I, page 719).

(2) « Que dans une épidémie quelconque, 500 malades pris *indistinctement...* aient été soumis à *une espèce* de traitement, que 500 autres pris de la *même manière,* aient suivi *un traitement différent;* ne devrons-nous pas conclure, etc., etc. » M. Louis, *Recherches sur les effets de la saignée dans quelques maladies inflammatoires,* Paris. 1835, page 75.

instituées les expériences comparatives des méthodes générales et exclusives des saignées *coup sur coup*, des purgatifs à haute dose, des chlorures, etc...? Qu'est-ce donc que la grande enquête de M. Andral? n'est-ce pas par une conséquence forcée du principe de ces expérimentations que, tandis que M. Bouillaud soumettait, d'avril en août 1835, à la Charité, quarante-deux cas de fièvre typhoïde à l'épreuve des évacuations sanguines répétées, et ôtait à chacun de ses malades, *en moyenne*, à très-peu près, trois livres de sang, M. Piedagnel, à l'Hôtel-Dieu, au même moment, expérimentait sur soixante-trois autres typhoïques l'absolue expectation, c'est-à-dire l'absolue absence de toute médication? et ne sont-ce pas là des exemples péremptoires de ces expériences *exclusives*, plus ou moins hasardées et imprudentes, dont le Numérisme ne peut sans inconséquence et sans renier ses actes authentiques décliner la responsabilité?

Mais tous les numéristes ne sont pas disposés, comme M. Chomel, à se contredire un peu pour éviter cette inculpation de témérité et d'imprudence. Il en est qui prenant la position inverse et retournant l'objection interdisent au médecin le droit d'appliquer un mode de traitement quelconque dont les effets ne seraient pas garantis par des résultats numériques précis. C'est ainsi qu'à propos de la variole M. Piorry s'est vu refuser par M. Bouillaud la permission de conseiller la trachéotomie dans les cas où l'éruption ayant envahi les voies aériennes la respiration devient impossible. Ce n'est, lui a-t-il dit, que sur

des observations nombreuses et d'après les résultats
d'une statistique bien faite qu'on est autorisé à formuler un précepte pratique. Ainsi l'exige la sévérité
de la méthode. Or, où est votre statistique? Vous
n'avez qu'un fait, et c'est un insuccès (1). Votre proposition donc étant sans fondement scientifique, elle
ne peut pas être acceptée, ni même discutée.

Ce curieux argument *ad hominem* n'est, on le voit,
que l'application de l'argument général du Numérisme,
tel que l'a formulé **M. Louis**, contre la validité de
toutes les notions médicales non acquises par une
rigoureuse analyse numérique, c'est-à-dire contre la
médecine tout entière. Mais M. Piorry pouvait répondre à **M. Bouillaud** pour lui et pour tout le monde :
— Vous voulez, d'une part, que je ne conseille pas la
trachéotomie avant de l'avoir plusieurs fois pratiquée,
et d'autre part vous me défendez, à moi et aux autres,
de la pratiquer tant que nous n'y serons pas autorisés
par les résultats de l'expérience. Vous nous mettez par
là dans la position de cet homme qui ne voulait pas
entrer dans l'eau avant de savoir nager. Mais comment
auriez-vous pu vous-même établir votre célèbre formule des saignées coup sur coup dans les phlegmasies
aiguës, si vous aviez observé la sage précaution que
vous me recommandez? En conseillant la trachéotomie
comme unique moyen de salut dans certains accidents
de la variole, je me fonde, à tort ou à droit, sur une
indication rationnelle fournie par l'examen du siége et

(1) Ce n'était pas véritablement un insuccès, mais cela ne
change rien au sens de l'argumentation.

de la nature du mal, sur des données médico-chirurgicales acceptables dans l'état actuel de la science. C'est tout ce qu'il me faut pour légitimer une expérimentation. Permis à vous de réfuter mes raisons, pourvu que vous tiriez les vôtres des mêmes sources, mais ne parlez pas de statistique; car si vous exigez de moi l'exhibition d'une statistique favorable pour justifier mon précepte, j'exigerai de vous une statistique défavorable pour justifier votre rejet. Je n'accepte donc pas la fin de non-recevoir que vous m'opposez et je maintiens ma proposition.

M. Piorry aurait eu pleinement raison. Les numéristes n'ont pas le droit d'opposer à l'expérimentation médicale en général, telle qu'elle est universellement pratiquée, la grave objection qu'on oppose justement à la forme et au mode particuliers d'expérimentation qu'ils voudraient faire prévaloir. Autre chose est, en effet, d'essayer un agent thérapeutique, un procédé opératoire, dans tel ou tel cas déterminé, sur un malade donné, d'après l'indication suggérée par l'étude directe du cas et du sujet, et en s'appuyant, pour remplir cette indication, sur des inductions et des rapprochements analogiques légitimes, et autre chose d'essayer *indistinctement* sur des masses de malades pris *indistinctement* une *formule* thérapeutique uniforme; de même qu'autre chose est le problème véritablement médical de guérir individuellement tel ou tel malade, et autre chose le problème numériste d'en guérir *tant sur tant*. Ainsi, par ce côté pratique de la question, dont la gravité n'a guère besoin d'être démontrée, la méthode numérique est un instrument aussi dangereux dans l'application qu'il est fautif en théorie.

Concluons :

On a dit que la théorie mathématique des probabilités n'était, au fond, que le *bon sens réduit au calcul* (1). Il vaudrait peut-être mieux faire l'opération inverse, et ramener le calcul au bon sens. C'est, du moins, ce qui serait particulièrement opportun en médecine ; et ce qui, du reste, est déjà aux trois quarts fait dans l'opinion publique médicale actuelle, pour qui le Numérisme n'est plus guère, espérons-le, que de l'histoire.

§ VIII.

Le microscope et les microscopistes (2).

Le microscope n'est, comme personne ne l'ignore, qu'une espèce de lunette d'approche. Mis entre l'œil

(1) La Place, *Essai philosoph. sur le calcul des probabilités*, pag. 220.

(2) Dans une importante discussion à l'Académie de médecine, sur la question de la curabilité du cancer (*Bulletin de l'Académie*, 1854, t. XX) on accorda aux recherches microscopiques une telle importance dans la détermination du diagnostic des tumeurs, que toutes les notions précédemment acquises semblèrent frappées de nullité. La micrographie émit ouvertement la prétention de faire prévaloir les résultats de l'anatomo-pathologie microscopique sur ceux de l'anatomo-pathologie non microscopique, et même sur ceux de l'observation clinique ; enfin elle s'attribua une sorte d'autorité universelle et exclusive en histologie, en anatomie normale et pathologique, en physiologie et en pathologie. Il ne suffisait

et l'objet, il fait voir plus grand ce qu'on voyait plus petit ; il fait même voir ce qu'on ne voyait pas du tout à l'œil nu. C'est là sa fonction ; c'est là son mérite ; et on ne peut nier qu'il ne soit apte à nous révéler sur les objets visibles des particularités qu'on n'aurait jamais connues sans son secours. Incontestablement il *renforce* le sens visuel ; mais le renforcer ce n'est pas précisément le *perfectionner* ; il fait voir *autrement*, mais pas *mieux* ; il montre *autre* chose que l'œil nu, mais il fait en même temps disparaître ce que celui-ci voyait. Son objet propre même n'est jamais celui de la vue simple. Une tumeur, par exemple, grosse ou petite, ne saurait, à proprement parler, être vue au microscope ; il ne peut pas la montrer dans son ensemble, seulement agrandie, comme un miroir grossissant nous fait voir notre visage. Pour examiner une tumeur, le micrographe commence par la détruire : il prend de ce corps gros comme la tête d'une épingle, le place au foyer de l'instrument, et dans cet atome plus ou moins grossi il remarque certains accidents de figure et de coloration qu'il prétend être l'expression véritable et dernière de la structure intime de la masse morbide dont il a été détaché. Mais cette conclusion est plus que hasardée. Pourquoi

pas, pour rabattre ces prétentions envahissantes, de réfuter, — comme on le fit, du reste, avec un plein succès, — certaines assertions particulières des micrographes sur le cancer ; il fallait examiner, en général, la valeur de l'observation, de l'*autopsie* microscopique. Cette *critique* du microscope, bien que très-incomplète, un peu subtile, et par suite sujette à contestation, suffira pourtant, peut-être, pour justifier au moins le *doute* sur l'importance des services qu'on peut attendre de la micrographie, et servir à mieux préciser la nature et l'étendue de sa compétence.

l'arrangement moléculaire révélé par le microscope serait-il plus caractéristique, plus propre à servir de signe différentiel et spécifique que les dispositions qui se montrent à l'œil nu ? Ce ne sont, dans les deux cas, que des *apparences* que l'esprit doit interpréter. Mais de quel droit les apparences produites par le microscope prétendraient-elles être plus exactes, plus conformes à la *réalité* que celles qui se manifestent à la vue simple? Pourquoi les ressemblances et différences que l'œil, fonctionnant sans intermédiaire, sans secours artificiel, aperçoit clairement et distinctement entre les corps, ne seraient-elles pas aussi essentielles, aussi vraies que celles qu'il aperçoit dans ces mêmes corps regardés à travers un verre ? Il n'y a, ce semble, aucune raison à cela ; et, à tout prendre, de ces deux modes d'exploration, celui qui repose sur l'usage normal et naturel du sens et qui fournit des représentations immédiatement appréhensibles à tous les yeux, mérite *à priori* plus de crédit que celui dans lequel ce même sens s'exerce dans des conditions artificielles, forcées, qui peuvent vicier plus ou moins son action, et qui, en outre, ne donne que des représentations confuses, variables, presque impossibles à fixer et presque impossibles, par conséquent, à vérifier.

C'est cependant sur l'opinion opposée que paraît reposer la confiance accordée en toute occasion aux assertions de la micrographie, et, notamment, dans la question de l'anatomie pathologique du cancer. Il a été plus ou moins explicitement admis , — car per-

sonne n'a ouvertement et positivement réclamé —
que l'inspection microscopique était le *criterium* le plus
sûr, ou même le seul sûr, pour la connaissance, la classification, et, par suite, pour le diagnostic des tumeurs.
Un orateur (1), le plus brillant, le plus disert de ceux
qui ont pris la parole, l'a dit : — Jusqu'aux récentes
révélations de cet instrument, on ignorait absolument
ce que c'est qu'un cancer ; on était incapable de reconnaître ce qui est cancer et ce qui ne l'est pas ; la classification et la nomenclature des tumeurs étaient des
romans ; bref, on ne savait rien. La cause de cette absence absolue de lumière à l'endroit du cancer est
facile à comprendre. Le microscope n'ayant pas encore découvert la cellule spécifique du tissu cancé-
reux légitime, on n'avait, pour déterminer la nature
d'une tumeur, que des caractères physiques et anatomiques grossiers. On voyait, par exemple, une tumeur
dure, bosselée, dont le tissu sec, serré, compacte, très-
analogue, par la couleur et la trame, à celui du fibro-
cartilage, criait sous le scalpel ; on en voyait une autre,
molle, spongieuse, d'un rouge vineux ou mélanique,
cédant à la pression, etc., etc., et on avait la simplicité
de prendre ces diversités d'apparences pour des carac-
ères distinctifs et essentiels, tandis qu'elles ne sont
que des circonstances insignifiantes. Le vrai, le seul
caractère distinctif des tumeurs cancéreuses et non
cancéreuses, est la présence ou l'absence de la cellule microscopique. C'est là le seul élément de déter-

____

(1) **M. Malgaigne.** (*Bulletin de l'Académie*, t. XX, pag. 131.)

mination véritablement *scientifique*. — Mais, n'en déplaise à ce très-ingénieux disputeur, il semble que le dur et le mou, le blanc et le noir, le sec et l'humide, sont des caractères différentiels du premier ordre, et qu'on n'en saurait imaginer de plus décisifs, du moins au point de vue matériel et anatomique, qui est celui où l'on se place. Sont-ils moins *scientifiques* pour être d'une si palpable et populaire évidence, et faut-il nécessairement, pour satisfaire les exigences d'une science qui se respecte, ne faire usage, dans la détermination des espèces anatomo-pathologiques, que de certains caractères cachés, secrets, révélés seulement à quelques observateurs privilégiés? Mais scientifiques ou non, si ceux employés jusqu'ici ne suffisent pas pour légitimer une décision sur l'identité de telles ou telles productions morbides et sur leur nature, il est fort à craindre que la cellule, le globule, le nucléole, le nucléolule, ou tout autre de ces infiniment petits, découverts ou à découvrir, ne vaillent pas mieux. Si la grosse et palpable anatomie nous trompe dans ses témoignages les plus clairs, quel fond pouvons-nous faire des renseignements équivoques et presque insaisissables de l'anatomie microscopique (1)?

C'est là ce que les micrographes et les partisans exclusifs de leur méthode seraient probablement fort en

____

(1) On distingue assez bien, je crois, à première vue, une pomme d'une poire. Comment accueillerait-on un microscopiste qui viendrait dire que toutes les particularités de forme, de couleur, d'odeur, de saveur, de consistance, etc., de ces fruits, sont des caractères non *scientifiques*, insuffisants pour nous autoriser

peine de nous dire. En attendant, il faut tenir pour bonnes, valables, inattaquables, toutes les déterminations anatomo-pathologiques établies avant les recherches du microscope, non-seulement au point de vue de l'histoire naturelle des tumeurs, mais encore au point de vue du diagnostic et du pronostic médical. On peut bien accorder au microscope la faculté d'apercevoir quelques caractères nouveaux; mais ces nouveaux caractères ne sauraient altérer la valeur ou la certitude des autres précédemment constatés et encore moins l'annuler. Ce que je vois avec le microscope peut et doit même être différent de ce que je vois à l'œil nu, mais non l'opposé, le contraire; de même que ce que je vois à l'œil nu n'empêche nullement la production et ne détruit pas la signification des apparences microscopiques. Ce sont proprement deux mondes différents. Ce qu'on sait ou ce qu'on ignore de l'un n'a rien à faire avec ce qu'on sait et ce qu'on ignore de l'autre.

*
* *

Cette espèce d'interdit prononcé, sous cette forme absolue, contre le microscope pourrait scandaliser justement quelques esprits éclairés et sérieux. Qu'on dise que le microscope est sujet à des illusions,

à affirmer leur différence spécifique, et qui nous inviterait à attendre avant de nous prononcer là-dessus, qu'il eût constaté dans l'un ou l'autre l'existence d'un certain détail microscopique de texture qu'il assure être la seule marque authentique de ce qui doit être appelé poire ou pomme ?

La question micrologique du cancer ressemble assez à cette savante naïveté.

que ses révélations sont souvent équivoques, obscures
comme il paraît de reste par les résultats contradictoires des observations micrographiques, passe; mais
soutenir qu'il n'est bon à rien, qu'il ne peut rien ajouter à nos connaissances, c'est un paradoxe absurde et
intolérable. Rien de plus légitime que cette réclamation. Il faut donc joindre à la critique les correctifs
convenables et faire immédiatement au microscope la
réparation à laquelle il aurait droit si l'on ne signalait
pas ses mérites aussi explicitement que ses défauts.

Voici ce que nous croyons pouvoir dire à cette fin :

Il y a une distinction à faire entre les choses que le
microscope fait voir. Lorsque ces choses sont des
objets, des formes analogues à des objets et à des formes connus de l'observateur comme, par exemple, un
animalcule, et dans cet animalcule les détails de sa
structure anatomique, l'observateur sait et comprend ce
qu'il voit; par cela même il sait ce qu'il faut regarder,
et il peut poursuivre sa recherche indéfiniment, pouvant toujours attacher un sens, une idée et donner un
nom à tout ce qui se présente à son œil. Sa connaissance est claire, précise, intelligible, communicable
par la description verbale ou figurée. Dans cet ordre
de révélations, le microscope est le plus précieux,
le plus merveilleux des instruments. Il a montré à
l'œil surpris de l'homme tout un monde d'êtres vivants et agrandi pour lui, dans des proportions immenses, le spectacle de la création. En multipliant
ainsi les termes de comparaison, il a élargi et con-
solidé les bases des sciences biologiques, l'anatomie,

la physiologie, la zoologie, la phytologie, etc., etc.
Ses services, sous ce rapport, sont de la plus éclatante
évidence. Mais lorsqu'on soumet à son inspection, non
plus des formes déterminées, formulables pour l'œil et
pour l'esprit par leur conformité avec des types connus,
telles que les organismes animaux ou végétaux et les
parties principales de ces organismes, mais des portions de matière quelconque, organique ou inorganique, alors les images qu'il produit, quoique toujours
parfaitement fidèles, optiquement parlant, n'ont aucun
sens pour l'esprit ; n'étant pas délimitées, circonscrites,
si l'on permet le terme, par une idée qui les fixe, elles varient au gré de toutes les influences physiques, chimiques, mécaniques, vitales, que le corps observé peut
subir. Elles varient encore suivant le degré du pouvoir
amplifiant de l'instrument. Comment choisir entre ces
images et formes celles qui représentent la réalité ?
Toutes sont également fidèles et par conséquent également défectueuses de quelque façon, puisqu'elles
sont différentes. Comment donc en espérer la révélation
de ce qu'on appelle la structure intime des corps et en
particulier des tissus organiques ?

Or, c'est là le but de la micrographie histologique.
La structure intime des corps ! Savent-ils bien ce qu'ils
veulent dire ceux qui se servent de ces expressions, et
savent-ils ce qu'ils veulent faire ceux qui entrepren-
nent cette recherche ? C'est contre ces prétentions qu'il
est permis de réclamer. C'est sur ce terrain qu'on peut
dénier au microscope le privilége de mieux voir que
l'œil nu ce qu'il faut voir et ce qu'il est utile de voir

dans l'intérêt d'une solution pratique ; qu'on peut lui contester surtout le droit d'opposer ses témoignages à ceux de l'observation ordinaire ; le droit de déclarer identiques des choses que tous les sens déclarent différentes, différentes celles qu'ils déclarent identiques ; le droit enfin de défendre à M. Velpeau d'appeler cancer un cancer sans son autorisation préalable.

Il y a fort à craindre que cette étude de la composition prétendue intime de la matière organique n'aboutisse qu'à des conceptions fantastiques au point de vue du moins des résultats pratiques. La chimie a aussi essayé cette œuvre. Elle a analysé à sa manière les corps organisés ; fluides et solides, sains et malades, ont passé par ses réactifs. Qu'a-t-elle trouvé dans le sang, la bile, l'urine, le sperme, le pus, le cerveau, le foie, les muscles, le tissu cellulaire, etc. ? Ce qu'elle trouve partout : hydrogène, oxygène, carbone, azote, fer, phosphore, terre, eau, etc. Nous voilà bien avancés et bien instruits sur la composition d'un nerf ou d'une membrane ! La chimie cherche la *composition*, la micrographie la *structure* intime ; son réactif est la lumière passant par le microscope. Elle y a soumis tous les solides et les fluides. Qu'y a-t-elle vu ? Jusqu'ici, qu'on sache, peu de chose : j'entends rien de fixe, de certain, de rigoureusement déterminable, démontrable, figurable. Tout se résout pour elle, dans les liquides en Globules, dans les solides en Cellules, et Cellules et Globules se résolvent en Granules. Aux dernières limites de la visibilité, tout s'uniformise et s'égalise, et, par conséquent, se confond. Quelles notions positives a-t-on acquises par là qui puissent fournir une base sûre à une théorie physiologique ou pathologique, et surtout à la pratique? Il y en a peut-être, mais elles doivent être rares, et dans tous les cas, on ne les indique pas. Que n'ont pas dit ou, si l'on veut, que n'ont pas vu sur la structure et la distribution des nerfs les micrographes allemands? Sont-ils creux, sont-ils pleins, sont-ce des tubes, des tubes uniques ou multiples, sont-ils cylindriques ou plus ou moins aplatis? que contiennent-ils? un liquide, un demi-liquide, un fluide? Sont-ils lisses ou rugueux, droits ou variqueux? où commencent-ils? où et comment se terminent-ils? etc., etc. Autant d'observateurs, autant de réponses. A quoi a abouti l'étude microscopique du cancer, après dix ans de recherches de vingt explorateurs? à l'invention d'une Cellule des plus problématiques et qui, en la supposant réelle, serait théoriquement d'une très-médiocre importance et pratiquement d'une utilité nulle.

Ce n'est pas faire tort au microscope que de borner son usage légitime à un certain ordre de recherches. Dans la sphère de son domaine propre il fera merveille, et accroîtra chaque jour l'avoir de la science. Mais si la micrographie poursuit une fin chimérique, si elle prétend voir l'invisible, sonder l'insondable, elle n'arrivera jamais qu'à des déterminations précaires, instables, ténébreuses, qu'aucune théorie ne pourra systématiser, aucune pratique utiliser. Elle pourrait bien aussi faire dire de ses travaux : *nugæ difficiles.*

Malgré ces difficultés que la critique philosophique peut opposer aux prétentions du microscope, malgré l'extrême incertitude des résultats de son application à la physiologie et à la pathologie, il ne laisse pas que de faire une très-belle figure sur le théâtre de la science contemporaine. Il est à la mode (car il y a aussi des modes dans les procédés et méthodes scientifiques) et partage la faveur dont jouit à cette heure la chimie.

La science est toujours un peu formaliste. Elle croirait déroger, si elle ne marchait pas avec un certain appareil technique plus ou moins fastueux. Par un reste d'anciennes habitudes, elle se tient toujours à distance du *profanum vulgus*, et ne voudrait pas qu'on confondît ses méthodes d'investigation, sa logique, ses expériences, avec le raisonnement et les connaissances populaires. La microscopie a quelque chose d'*occulte* qui flatte ce penchant; ses difficultés réelles, qui rebutent le plus grand nombre, lui donnent un air de mystère qui inspire la curiosité et la déférence.

Quant aux microscopistes, dont il faut bien dire un mot, il n'y a guère que des éloges à en faire. Ce sont en général des jeunes gens laborieux, pleins d'ardeur, de dévouement et de patience. Il est possible que le succès ne réponde pas complétement à leurs efforts; car la voie par laquelle ils cherchent consciencieusement la vérité n'est pas bien sûre ; mais ils n'en sont pas moins méritants pour cela. En attendant, ils constituent une petite confrérie en très-bon renom de capacité, d'habileté et de science. Quoique fort divisés entre eux quant aux résultats de leurs recherches particulières, ils sont du plus édifiant accord quand il s'agit de soutenir, en général, contre les profanes les droits du microscope. L'espèce de popularité que leur genre de recherches a acquise dans la science leur a par moments donné beaucoup d'assurance ; ils ont dû naturellement prendre une haute idée de la valeur de leurs travaux, et peut-être d'eux-mêmes, lorsqu'ils ont vu, chose étrange ! des professeurs de pathologie et de chirurgie des plus éminents venir leur demander les moyens de diagnostiquer un cancer. Mais le revirement inévitable de l'opinion et la dépréciation d'une grande partie de leur œuvre les guériront de ces bouffées d'humeur dominatrice. Le temps n'est pas éloigné où les travaux de cette spécialité, quelque estimables et intéressants qu'ils soient, à certains égards, devront, pour être bien accueillis, être présentés avec une extrême modestie.

§ IX.

QUESTIONS DE MÉTHODOLOGIE ET DE DOCTRINE.

Nomenclature et classification pathologiques. — La maladie et les maladies. — L'ontologie et les ontologistes. — Iatrochimisme. — Organicisme et Vitalisme.

M. Piorry a la généreuse ambition de réformer la médecine *ab imis fundamentis*, par la réforme de sa *langue*. Son entreprise est, sans qu'il s'en avise probablement lui-même, plus radicale qu'aucune de celles tentées par les plus fameux révolutionnaires médicaux anciens et modernes. Par son principe elle dépasse le domaine spécial de la médecine, et s'étend non-seulement à toutes les sciences constituées, mais encore aux notions usuelles qui, déposées dans les langues, forment le patrimoine commun de l'esprit humain. Si ce principe était admissible, il n'y a pas une des branches des connaissances qui ne fût aisément annihilée par une *reductio ad absurdum*, au même titre que la médecine.

Suivant cet honorable professeur, la langue médicale a toujours été et est encore une invention arbitraire, dépourvue dans la plupart des cas de toute signification, et dans une foule d'autres en contre-sens formel avec les choses ; de sorte qu'elle est à peu près invariablement un organe de mensonge et d'erreur quand elle n'est pas absolument inintelligible. Or, comme il n'est pas probable que l'esprit humain ait procédé autrement dans la formation de la langue médicale que dans celle de toutes les autres, il suivrait de là que toutes doivent offrir la désolante image du même chaos. Ce qu'on croyait n'être arrivé qu'une fois exceptionnellement à Babel se trouverait ainsi un fait permanent de la pensée et de la parole humaines ! *Durus est hic sermo.*

Sans vouloir, tant s'en faut, absoudre la médecine et les médecins de tout péché à l'endroit du langage, non plus qu'en toute autre chose, il serait pourtant cruel de penser que nous sommes dans une situation aussi affligeante, et tellement désespérée qu'il n'y eût, pour nous tirer de ce bourbier, que le *novum organum* onomatique que nous tend la main secourable de M. Piorry.

Mais, heureusement, la position n'est pas aussi grave que le suppose ce savant critique ; et dans tous les cas, le moyen de salut qu'il propose serait plus propre à augmenter le désordre qu'à le faire cesser.

Il faut rendre cette justice à M. Piorry qu'il a déployé dans son entreprise de réformation de la langue et de la science médicales une volonté de fer, un labeur énorme ; il a mis en œuvre un nombre immense de faits, d'expériences, d'études de tout genre. Si une telle activité, si des travaux entrepris et poursuivis avec tant d'ardeur et d'opiniâtreté sont dignes, quel que soit leur résultat, d'approbation et d'estime, aucun médecin contemporain n'est plus méritant. L'insuccès complet d'un effort si prolongé inspirerait même un intérêt pénible, si son inaltérable confiance dans la solidité de son œuvre et dans le triomphe de ses idées ne rassurait sur ce point les cœurs les plus sensibles.

Mais venons aux choses.

Il faut soigneusement distinguer, dans l'ensemble des vues de M. Piorry, deux choses qu'il confond lui-même et qu'ainsi que ses contradicteurs il regarde, à tort, comme solidaires : 1° la NOMENCLATURE ou la TER-MINOLOGIE ; 2° la CLASSIFICATION pathologique.

La NOMENCLATURE est en soi, abstraction faite de la valeur des déterminations qu'elle est destinée à consacrer, une œuvre logiquement admissible. Il peut être utile, au point de vue mnémonique ou même grammatical, d'étendre l'usage des termes techniques pour exprimer des idées ou décrire des faits qui n'ont dans la langue usuelle que des dénominations ou trop longues ou trop triviales. Cette introduction de nouveaux mots empruntés à la langue savante (car toute la technicité des termes spéciaux d'art et de science consiste à être dérivée du grec) peut être autorisée par le besoin de satisfaire à certaines exigences de symétrie et d'analogie, comme, par exemple, lorsqu'après avoir dit Gastralgie à la place de mal d'estomac, on a dit Entéralgie à la place de mal de ventre. On ne saurait donc blâmer, en général, l'emploi de nouveaux mots techniques dans une science quelconque et en particulier dans la médecine, qui est particulièrement apte à les recevoir. Ainsi il doit être permis à M. Piorry, ou à tout autre écrivain autorisé, de dire gastrorrhagie, encéphalopathie, hypersplénotrophie, phymie, choïradosie, etc., au lieu de vomissement de sang, mal de tête, gonflement de la rate, tubercule, scrofule, etc. L'invention de ces mots et autres du même genre peut être plus ou moins heureuse; il s'en fait tous les jours, et M. Piorry a bien raison de dire que, sous ce rapport, la nomenclature est un travail de tout le monde. Les uns passent dans l'usage, les autres sont mis de côté, sans qu'on puisse trop dire pourquoi. Seulement on peut constater qu'ils ont plus de chance d'être reçus un à un, qu'en se présentant un grand nombre à la fois.

Mais ce qu'il importe essentiellement de remarquer, c'est que ces termes savants ne sont en définitive que la traduction en grec plus ou moins orthodoxe des termes de la langue vulgaire. Quoiqu'ils sonnent autrement à l'oreille que ceux-ci, ils portent exactement le même sens, et n'acquièrent même ce sens que par une retraduction mentale du grec en français. Ils ne changent donc rien à l'idée qu'ils expriment, et la science n'en reçoit ni augmentation, ni modification. Si par leur brièveté, leur énergie, ils peuvent favoriser la transmission de l'idée, aider la mémoire et écourter avantageusement les pages d'un livre, ils peuvent aussi par leur hybridité, leur malencontreuse euphonie, avoir des résultats tout opposés, offenser le goût, embarrasser le discours au lieu de l'éclaircir et rendre un ouvrage, peut-être fort bon d'ailleurs, illisible.

C'est là notamment ce qu'on reproche aux ouvrages dans lesquels M. Piorry a résolûment employé la terminologie de son invention. Mais ceci est une question purement littéraire dont l'auteur seul a à se préoccuper.

Ainsi donc, considérée à ce point de vue d'un simple changement dans les formes extérieures du langage, la nomenclature de M. Piorry est un essai qui ne relève que du goût, et dans lequel la science n'est en rien intéressée. Mais il n'en est pas de même si l'on prend cette nomenclature pour ce qu'il la donne, comme la formule d'une nouvelle pathologie générale. Il ne s'agit plus dès lors de nouveaux mots, mais de nouvelles idées, et la science est directement en cause. Que ces idées, quelles qu'elles soient, aient eu nécessairement besoin d'une nouvelle langue pour se produire, c'est ce qu'on pourrait nier parfaitement, si cette question avait le moindre intérêt. M. Piorry a cru à cette nécessité. Il y a été conduit, involontairement sans doute, par cet aphorisme de Condillac : qu'une science n'est qu'une langue bien faite, aphorisme fondé lui-même sur la pensée non moins fausse, admise par toute cette école philosophique, que les idées suivent la fortune des mots, et non les mots celle des idées, ce qui équivalait à dire, comme elle l'enseignait d'ailleurs expressément, que le perfectionnement des connaissances dépend de celui des langues. « Le sage, dit une grave autorité médicale, Cabanis, le sage ne découvre des vérités nouvelles qu'en épurant son langage et lui donnant plus de précision. » C'est là prendre l'effet pour la cause. Le perfectionnement du langage est à la vérité inséparable du progrès scientifique, mais il n'en est que le signe et non le principe. Le langage n'est que la pensée émise et fixée. C'est ce qui fait qu'on ne dispute jamais, quoiqu'on le prétende souvent, sur les mots ; on ne dispute que sur les idées.

Ce principe philosophique ayant été admis par des esprits aussi élevés que ceux de Condillac, de Cabanis, M. Piorry est excusable de l'adopter. Il en a tiré et appliqué une des conséquences les plus immédiates, c'est : qu'à de nouvelles idées il faut de nouveaux mots, concession qu'on s'est trop complaisamment prêté à faire ; car, si elle était fondée, M. Piorry serait parfaitement autorisé à forger une nouvelle terminologie en toute sûreté logique. Mais il en est tout autrement. Nul homme n'est capable d'inventer et surtout de faire adopter un mot nouveau. Un grammairien de Rome défiait jadis un empereur, avec toute sa puissance, de changer une syllabe dans la langue. Il ne faut pas, en effet, prendre pour des termes nouveaux de simples combinaisons de mots déjà usités, ou des traductions d'une langue dans une autre. Or les termes techniques dont s'accroît chaque jour la langue médicale et celle des autres sciences, et tous ceux notamment de M. Piorry, ne sont que cela. Quand je dis *orchite,* je ne dis pas autre chose qu'inflammation du testicule ; je le dis en grec au lieu de le dire en français ; voilà tout. Quand je dis *hémorrhagie,* je dis écoulement de sang ; je fais de deux mots un seul. Dans les deux cas, je n'emploie que des mots connus, et je ne les emploie même que parce qu'ils sont connus. Ce n'est qu'à cette condition que je peux être entendu des autres et m'entendre moi-même.

Mais, s'il est vrai qu'on ne peut pas littéralement faire des mots nouveaux, il va de soi que les idées nouvelles n'ont pas nécessairement besoin de mots de cette espèce, et que la doctrine pathologique et nosologique de M. Piorry pouvait très-bien être exposée et démontrée sans le secours de sa terminologie. Sa grande division anatomo-pathologique , par exemple , en Dysorganotopies, Dysorganomorphies, Hyperorganotrophies, Anorganotrophies, Organosténosies, Organoectasies, Sclérosies, Malaxies, etc., etc., n'aurait rien perdu et aurait même gagné, au moins en clarté, s'il eût dit directement en français, sans nous faire passer par du grec : anomalies de *situation,* de *forme, augmentation, diminution de volume, rétrécissement, dilatation, durcissement, ramollissement,* etc., etc., des organes ou des tissus. Si cette classification est une idée, et une idée nouvelle, ce que j'ignore, elle n'avait pas besoin d'un langage nouveau, ou supposé tel, car, en fait, il n'est qu'inusité, horriblement dur à entendre et à prononcer. Le langage vulgaire suffisait.

La vérité est que les idées peuvent varier et varient en effet de jour en jour et sur toutes choses, sans que les mots soient obligés pour cela de prendre de nouvelles formes et de nouveaux sons. Par un travail secret, qui est un des mystères de l'union de la pensée et de la parole, les mots, tout en restant matériellement les mêmes, changent insensiblement de signification, au fur et à mesure que l'idée qu'ils représentaient originairement s'enrichit d'idées accessoires ou se modifie. Il résulte de là que les mêmes mots employés à un siècle de distance n'éveillent plus exactement les mêmes idées; et que, loin d'enchaîner la pensée à leur acception passée, c'est la pensée actuelle qui leur donne leur valeur significative. C'est ainsi que le dictionnaire, simplement réimprimé, est toujours au niveau des idées régnantes et les représente fidèlement. Ceci est un phénomène universel, une loi de toute langue populaire ou scientifique.

M. Piorry, cependant, ne paraît pas être de cet avis. Il a cru, comme bien d'autres avant lui et avec lui, qu'à des idées nouvelles il fallait de nouveaux noms, à une science nouvelle une nouvelle terminologie. Il a en conséquence élaboré avec une peine infinie, malheureusement partagée par ses lecteurs, une nomenclature extrêmement compliquée ; et il associe au sort de cette nomenclature celui de ses doctrines pathologiques. Or nous avons vu qu'il n'y a réellement aucune solidarité entre ces deux choses, et que l'une peut parfaitement aller sans l'autre.

La méprise de M. Piorry, sur la prétendue nécessité d'une réforme de la langue médicale, adéquate, selon lui, à une réforme dans la science, se révèle de la manière la plus claire dans la critique qu'il fait, dans ses livres, de la terminologie usitée généralement en pathologie. Il la trouve impropre, arbitraire, informe, monstrueuse, nulle. Les trois quarts des noms donnés aux maladies ne se rapportent à rien de précis, ou signifient toute autre chose que ce qui est et qu'on veut leur faire signifier. Que signifie, par exemple, *phthisie?* Le mot vient de φθίνω, sécher, dépérir. Il veut dire amaigrissement. Mais la maladie ainsi nommée n'est-elle donc qu'un amaigrissement, et suffit-il de maigrir pour être diagnostiqué phthisique? Que veut dire *variole?* On nomma ainsi cette affection à cause des nuances variées que prend la peau. N'est-ce pas une absurdité d'établir sur un caractère si vague une espèce pathologique? Et le *cancer*, qui tire son nom de la prétendue ressemblance de certaines tumeurs avec une écrevisse? Et l'ulcère appelé *lupus*, parce qu'il ronge la peau? Et la *coqueluche*, ainsi nommée parce que, à une certaine époque, dans un certain pays, des enfants atteints de cette maladie étaient porteurs d'un capuchon ou coqueluchon? Et la danse de Saint-Witt ou *Saint-Guy* pour désigner une certaine affection convulsive? Et le *choléra*, qui veut dire bile, quoiqu'il n'y ait pas trace de bile dans les déjections cholériques? Et ainsi de cent autres. Tous ces mots sont mauvais, selon M. Piorry, ils n'ont aucun sens raisonnable, ils suggèrent par conséquent de fausses idées; toute la langue médicale étant composée de mots semblables, cette langue est mal faite; il faut la refaire.

Tel est le sens de la querelle faite par M. Piorry à la langue médicale. Il suffit, pour montrer le peu de solidité de cette critique, de dire qu'en fait tous ces mots n'ont pas du tout le sens qu'il leur suppose, ou veut leur supposer dans l'intérêt de son attaque. Quand un médecin moderne parle d'une phthisie, d'un cancer, d'une coqueluche, d'un choléra, il entend et désigne certaines espèces de maladies, parfaitement déterminées dans son esprit et dans la nature par des caractères spéciaux; ces mots représentent non la notion qu'on put avoir de ces maladies, au moment de l'imposition du nom, ou à d'autres époques, mais celle qu'on en a actuellement, celle qui est admise dans la science, qui est la science. La phthisie dans l'esprit de Laennec et de M. Louis n'est plus ce qu'elle était dans l'esprit d'Hippocrate. L'idée est bien différente, quoique le mot soit resté le même. Mais ce mot représente l'idée moderne aussi bien qu'il représentait l'idée ancienne; il remplit complétement sa fonction. Pourquoi alors le changer?

Je veux le changer, continue M. Piorry, non pas parce qu'il exprime mal la chose à exprimer, mais parce qu'il n'exprime rien du tout. Il n'y a rien dans la nature à quoi puisse s'appliquer le mot ou l'idée Phthisie. La chose ainsi nommée est un être de raison, une chimère, une abstraction creuse. Il en est de même de la Variole, du Rhumatisme, des Fièvres n'importe de quelle dénomination, du Choléra, de la Suette, de la Syphilis, de la Goutte, de la Peste, etc. Ces mots sont censés désigner les maladies déterminées ou déterminables, mais en réalité ils ne désignent rien, car il n'y a pas de maladies ; il n'existe que des malades et dans ces malades que des organes diversement modifiés dans leur mouvement, leur forme, leur volume, leur texture, leur température, etc., etc. Il n'y a que ces modifications anormales ou états pathologiques qui puissent tomber sous nos sens, et par conséquent être nommés, décrits, classés. Toute pathologie qui n'est pas édifiée sur ces bases est un roman, et toute thérapeutique fondée sur ce roman une loterie.

On connaît cette critique : c'est la vieille histoire de l'ontologisme. L'ontologisme ? ce vieux contemporain d'Hippocrate, de Galien, de Fernel, de Boërhaave, de Sauvages, de Pinel, a, il faut en convenir, la vie dure. Tué par Broussais, qui le premier l'avait désigné à la vindicte publique, par Boisseau, par M. Rostan —peut-être sans préméditation, — par M. Bouillaud, et par toute l'armée *physiologique*, il reparaît toujours comme un spectre sur l'horizon de la pathologie. Semblable à

ces ombres de l'antique Achéron dont les corps
aériens se recomposaient à l'instant après avoir été
divisés, les coups qu'on lui porte ne font pas plus
d'effet sur lui que les coups d'épée dans l'eau. Nous
soupçonnons qu'il jouera constamment le même tour à
ceux qui, par une hallucination logique, s'obstinent
encore aujourd'hui, comme M. Piorry, à le prendre
pour un corps réel et palpable.

A la vérité, M. Bouillaud nous propose au sujet de
l'ontologie une distinction qui, selon lui, pourrait
mettre fin à cette fantasmagorie (1). Il y a, nous dit-il,
ontologisme et ontologisme ; il y a le bon et le mauvais, le véritable et le faux ontologisme. Cette distinction est, sauf erreur, nouvelle dans la philosophie médicale de son école. Elle indiquerait l'éveil de quelques
scrupules sur la légitimité de la guerre acharnée faite
à l'ontologie par Broussais et ses disciples, et à laquelle
M. Bouillaud a pris part. Quoi qu'il en soit, si nous en
croyons M. Bouillaud, Broussais n'a combattu que la
mauvaise ontologie, c'est-à-dire celle qui considérait
les maladies comme des entités métaphysiques, séparées des organes ; mais il a toujours respecté la bonne,
c'est-à-dire celle pour qui les maladies sont des *unités*
déterminables par des attributs caractéristiques, non
point des unités logiques et abstraites (comme l'entend
le mauvais ontologisme), mais des unités *incarnées*
dans les organes. C'est dans ce sens qu'il faut comprendre la désessentialisation des *fièvres* qui, dans l'ancien

(1) **Discours à l'Académie de médecine, 17 mars 1855.**

langage et l'ancienne croyance de la fausse ontologie, étaient des unités fantastiques, tandis que, transformées en *phlegmasies* par la vraie ontologie moderne, elles sont devenues des unités réelles et organiques. C'est cette incarnation, cette réalisation des unités morbides, des maladies, et non leur élimination, qui constitue à la fois le caractère distinctif et le mérite de la réforme médicale de ce siècle.

Ceci, toujours d'après M. Bouillaud, montrerait parfaitement la nature des erreurs de M. Piorry en pathologie. M. Piorry, plus radical cent fois que Broussais et son disciple infidèle sous ce rapport, enveloppe dans une proscription commune la bonne et la mauvaise ontologie. Il repousse non-seulement les unités chimériques des anciennes nosologies, mais encore les unités vraies de la pathologie physiologique; il rejette, en principe, toute unité quelconque. L'unité morbide, en quelque sens qu'on l'entende, est pour lui un mythe, un non-sens. L'unité morbide est son *delenda Carthago*. Or c'est là un tort très-grave résultant de la notion inexacte qu'il a de l'unité en général, et de l'unité pathologique en particulier. Il ne reconnaît cette dernière que sous la forme où elle se présente dans la vieille médecine, c'est-à-dire comme formée par un groupe arbitraire de symptômes. Mais les anciens médecins n'avaient été conduits à construire ces unités factices que faute de matériaux anatomiques et physiologiques pour composer des unités réelles, et leur pathologie offrait d'ailleurs, sous ce rapport, d'honorables exceptions. Broussais acheva de détruire ces vains échafaudages provisoires; il fit, avec son école, la besogne qui était à faire. Aller au delà et proscrire toute unité morbide en général est un excès désavoué par la science et par le bon sens. C'est vouloir replonger par une autre voie la médecine dans le chaos.

Nous serions bien tenté de prendre ici la défense de M. Piorry, non point sur le fond de son système, — qui nous paraît aussi défectueux qu'à M. Bouillaud, — mais au sujet du reproche qui lui est fait de dénaturer la doctrine *physiologique*, et d'abandonner son maître, faute de l'avoir bien compris. Certes, s'il y a ici quelqu'un coupable d'infidélité, ce n'est pas M. Piorry. Non! Broussais n'a jamais admis aucune espèce d'ontologie, bonne ou mauvaise; il n'a jamais cherché à constituer des unités morbides d'aucun genre; pour lui les *maladies* des anciens pathologistes, depuis Hippocrate jusqu'à Pinel, n'étaient que des entités imaginaires, des noms, *flatus vocis*, les étiquettes arbitraires de groupes artificiels de symptômes, et c'est contre ce fantôme, qu'il stigmatisait sous le nom d'Ontologie, que tout son travail de localisation, qui est le côté original de sa pathologie, est spécialement dirigé. Et comment supposer que Broussais ait pu admettre des entités morbides, même au sens mitigé et équivoque de M. Bouillaud, lui qui ne voulait pas même admettre la seule unité, la seule individualité véritablement essentielle et réelle dont l'homme ait l'idée, l'unité mentale, celle qui constitue la personnalité, le Moi ? qu'il ait pu, en pathologie, reconnaître, à un titre quelconque, l'unité vitale, lui qui, en physiologie, brisait avec Gall

l'unité psychique en trente ou quarante fractions cé-
rébrales ?

M. Piorry n'est donc pas coupable de félonie. Sa
doctrine n'est pas une déviation du physiologisme organicien de Broussais. Elle n'en est que la charge. Si,
ainsi présenté, il fait peur à ses amis d'autrefois, qui
feignent de ne pas le reconnaître, ce n'est pas la faute
de M. Piorry; ce n'est pas lui qui a changé.

*
* *

Il n'y aurait donc, suivant M. Piorry, ni *maladie*, ni
maladies; il ne veut ni de ce Singulier ni de ce Pluriel,
qu'il déclare absolument vides de toute signification ;
et il nous propose à la place de ces abstractions ses états
organo-pathiques. D'autres médecins en grand nombre,
et particulièrement M. Gerdy (1), maintiennent que
ces mots et ces choses doivent rester dans la langue et
dans la doctrine pathologiques.

Un grand philosophe allemand, Kant, écrivait : « Les
jurisconsultes cherchent encore une définition de l'objet même de leur science, le droit. » Les médecins sont,
à ce qu'il paraît, aussi dans le même cas. Ils cherchent
encore la définition de la maladie. Nous avons en ceci
beaucoup de compagnons d'infortune. Les physiciens,
les chimistes, les mathématiciens, ne sont pas plus
avancés que nous et que les jurisconsultes. Seulement
ils ont le bon esprit de ne pas tant s'inquiéter de cette

(1) Discours à l'Académie (*Bulletin de l'Académie*, 1855,
t. XX, p. 727).

difficulté. Ils savent, ou du moins ils font comme s'ils savaient, que les trois quarts des choses que l'esprit humain affirme et nomme ne sont pas susceptibles de *définition*. Mais ce qu'on ne peut définir, on peut toujours le désigner. La définition suppose même la désignation, et la *désignation* se fait par le nom. Toute chose nommée est, *ipso facto*, une chose connue, — car comment nommerait-on l'inconnu? — et toute chose connue existe d'une manière quelconque. Quand je prononce les mots vie, activité, mouvement, espace, temps, cause, droit, corps, matière, esprit, homme, animal, je m'entends et je me fais entendre, quoique ni moi ni les autres ne soyons en état de définir rigoureusement ces notions et leur objet. Ces noms ne sont pas le nom de rien; les idées qu'ils expriment sont l'idée de quelque chose. Otez ces mots et les notions qu'ils portent avec eux et les choses représentées dans ces notions, et vous faites immédiatement le vide absolu, non-seulement dans la science, mais encore dans l'esprit humain. Espérons que M. Piorry ne poussera pas la rigueur jusque-là.

La *maladie* est un de ces mots, une de ces idées, une de ces choses indéfinissables, et pourtant parfaitement intelligibles. A ceux qui s'avisent de demander encore avec Galien : *Quid est morbus?* on peut répondre : C'est ce que vous savez. Essayez de développer le contenu de la notion, et vous ne ferez que l'obscurcir. Si on dit, avec Fernel et toute l'antiquité hippocratique et galénique : *Morbus est affectus contra naturam corpori insidens*, ou d'après la dernière version de M. Gerdy, *un état des êtres vivants, pénible ou au moins dangereux, qui trouble les fonctions et qui dure au moins quelques heures,* on ouvre immédiatement un abîme de difficultés. Il faudra, dans la première définition, expliquer l'*affectus* et le *contra naturam,* et ce ne sera pas une petite affaire. Dans la seconde, c'est bien pis encore ; les difficultés s'y accumulent en raison directe du nombre des déterminations. Le *pénible* exclut les végétaux, qui sont pourtant des êtres vivants et sujets à la maladie ; les *quelques heures* sont une condition trop vague et excluent d'ailleurs bien des maux très-positifs ; le *trouble* des *fonctions* en exclurait bien davantage encore. Ces définitions, on le voit, loin de préciser l'idée, la brouillent. Il vaut donc mieux s'en tenir à la désignation de la chose par son nom, qui dit tout ce qu'il faut dire, et comme il faut le dire.

Voilà pour le Singulier.

Quant au Pluriel, la question est à peu près la même. On passe ici du Genre aux Espèces. S'il n'y a pas de Maladie, il n'y a pas, à plus forte raison, *des* Maladies, et c'est ce que soutient M. Piorry. M. Gerdy, qui admet avec raison la maladie, quoiqu'il ait d'ailleurs le tort de vouloir la définir, admet par conséquent l'existence des maladies. Le genre étant donné, les espèces le sont aussi et réciproquement. Les deux termes se posent en même temps dans une corrélation nécessaire. Mais l'idée d'Espèce, — représentée ici par l'*unité morbide,* — est, dit M. Piorry, une abstraction faite par l'esprit, qui ne répond à aucune réalité. Il n'y a pas d'espèces, il n'y a que des individualités morbides ; pas de *maladies,* mais seulement des malades, de même que dans la nature, en général, il n'y a que des individus. Les espèces morbides, répondent M. Gerdy, M. Bousquet, M. Parchappe et peut-être M. Bouillaud, les maladies sont des réalités; bien qu'elles n'existent que dans les individus, elles sont séparables par la pensée; on peut les nommer, les classer, les décrire; elles sont, à tous ces titres, des objets réels de la connaissance.

Nous serions volontiers de l'avis de ces derniers. Mais on ne paraît s'être douté d'aucun côté que cette question, après avoir défrayé pendant plusieurs siècles dans l'antiquité la polémique des philosophes, a été pendant cinq ou six autres siècles le texte presque exclusif des spéculations de la philosophie scolastique, et que les deux partis qui se querellent aujourd'hui sous le nom de *positivistes* et d'*ontologistes*, d'*organiciens* et de *vitalistes*, sont les mêmes qui sous le nom de *nominaux* et de *réaux* se firent jadis, d'un bout de l'Europe à l'autre, une guerre acharnée dans laquelle on en vint souvent des paroles aux coups et même au sang. M. Piorry ne sera peut-être pas fâché d'apprendre qu'il est *nominaliste* et qu'il doit la meilleure partie de ses arguments à Aristote, au chanoine de Compiègne Roscelin, au cordelier Occam, à Jean Buridan, le héros de la *Tour de Nesle*, à Hobbes, etc., et c'est sous le drapeau *réaliste* de Platon, d'Anselme de Cantorbéry, de l'archidiacre de Paris Guillaume de Champeaux, de Duns Scot, le *Doctor subtilis*, de Descartes, etc., que combattent, peut-être aussi sans le savoir. MM. Bousquet, Gerdy et tous les ontologistes.

La dispute, on le voit, date de loin, et par cela seul qu'elle a tant duré, il est à craindre qu'elle ne soit pas près de finir. Il est dans la destinée de certaines questions de rester des questions.

Mais passons.

L'admission d'*espèces morbides* implique ou plutôt équivaut à celle de l'Essentialité des maladies, et particulièrement des Fièvres. L'Essentialité est une des abstractions qui excitaient le plus violemment le courroux philosophique et la verve sarcastique de Broussais. Il disait que les ontologistes se représentaient les maladies comme des êtres malfaisants, comme des oiseaux de proie fondant à l'improviste sur l'homme pour le dévorer. Mais sa critique reposait sur deux erreurs: une de fait, l'autre de doctrine.

L'erreur de fait consistait à croire que ce ridicule ontologisme ait été jamais dans la pensée d'un médecin quelconque. Ce qu'il y a de sûr, c'est qu'en pratique il n'y paraissait pas. Les allégoristes qui parlaient le plus poétiquement du *divinum quid*, des *génies* épidémiques, ne chassaient pas ces démons par de simples conjurations; ils saignaient, ils purgeaient bel et bien, comme font les plus purs organiciens; et lorsqu'ils avaient affaire au génie *périodique*, c'est dans l'estomac du malade et non dans sa poche qu'ils introduisaient le quinquina. Ils se conduisaient de même à l'égard des autres Essentialités, syphilitiques, scorbutiques, cancéreuses, strumeuses, varioleuses, etc.

L'erreur de doctrine consistait à nier, sous la rubrique d'Essentialité, les maladies diathésiques. Or, les diathèses sont la partie la plus importante de la pathologie. De près ou de loin, en effet, toutes les maladies sont diathésiques ou, comme il vaudrait mieux dire, spécifiques ; spécifiques, en ce sens qu'étant la résultante de causes déterminées ayant chacune une sphère et un mode d'action propres dans l'organisme, elles ont toutes une *caractéristique* spéciale, une physionomie *sui generis*, qui est la manifestation extérieure de la virtualité interne de la cause. C'est cette détermination spéciale, cette *forme* particulière de l'acte morbide qui constituent ce que les anciens appelaient la *nature* essentielle de la maladie.

La doctrine pathologique de M. Piorry repose, comme celle de Broussais, son maître, sur cette double méprise.

Une des conséquences les plus singulières de cette singulière théorie, c'est qu'elle rendrait impossible toute Nosologie et toute Nosographie. Si, en effet, il n'y a pas des maladies, c'est-à-dire des *espèces* morbides, mais seulement des malades, il n'y a plus lieu à aucune classification, car toute classification, scientifique ou non scientifique, repose sur la notion d'Espèce et de Genre, l'espèce étant formée par ce qu'il y a de commun entre les individus, le genre par ce qu'il y a de commun entre les espèces. Aussi M. Piorry, qui ne manque pas d'une certaine logique, a essayé de se passer, en apparence au moins, de toute classification nosologique, en composant son grand traité d'Iatrie d'un certain nombre de monographies isolées, mises bout à bout, contenant chacune d'autres monographies plus petites, et celles-ci d'autres plus exiguës encore, et confirmant ainsi, à un degré qu'on ne saurait imaginer, la vérité de l'adage scolastique : *confusum est quidquid in pulverem sectum est.* Mais quelque peine qu'il se soit donnée pour cela, il lui a fallu rentrer, bon gré, mal gré, dans le vieux cadre nosologique qu'il voulait briser. Il a, comme ses prédécesseurs, institué des genres et des espèces de maladies, et en a fait la classification. Il n'y a pas, en effet, il ne saurait y avoir de pathologie sans nosologie et sans nosographie. La pathologie définit, dénomme les maladies, la nosologie les classe conformément aux définitions. Ce sont là deux opérations corrélatives de la connaissance et de l'exposition scientifiques. Aussi, malgré le discrédit dont furent frappés, pendant le règne de la doctrine Physiologique, les travaux nosographiques de Pinel et de son école, la nécessité impérieuse d'une méthodisation nosologique se fit bientôt sentir ; et les disciples les plus fidèles de Broussais s'occupèrent de remplir, dans l'intérêt même de la nouvelle doctrine, la lacune faite et laissée par leur maître. Boisseau publia en 1828 une *Nosographie organique,* et M. Bouillaud, en 1846, une *Nosographie médicale.* La *Pathologie iatrique* de M. Piorry est encore une espèce de nosographie, beaucoup plus organique que celle de M. Boisseau, moins médicale que celle de M. Bouillaud, mais toujours dans l'esprit de la médecine Physiologique.

Il paraît par là que M. Piorry n'est pas tout à fait parvenu à se défaire des *unités* ou *espèces* morbides. Ses *états organo-pathiques* ne sont que des Entités anatomiques substituées à des Entités symptomatiques, étiologiques, diathésiques, etc., et dans leur groupement sous des noms collectifs, il a, bien plus qu'il ne le croit, fait, à sa manière, de l'ontologisme. Il n'est pas le premier à qui cela est arrivé, à partir de Broussais lui-même, ni le dernier à qui cela arrivera. C'est une nécessité intrinsèque de toute conception et de toute exposition systématisée de la science médicale et de toute science.

L'originalité, si originalité il y a, de la théorie de M. Piorry, est dans le parti pris, résolûment conçu et appliqué, d'édifier la pathologie avec des éléments exclusivement Anatomiques. C'est le dernier mot du système Physiologique, l'expression complète et fidèle du principe de *l'organicisme*. A ce point de vue cet effort de systématisation n'est nullement méprisable. Il suppose dans son auteur une vue très-nette et très-ferme du but qu'il s'est proposé, beaucoup de suite et de conséquence dans la manière dont il a poursuivi le développement logique de son idée au travers de toutes les difficultés. Le système est faux sans doute, il pèche par la base ; mais il est régulier, bien lié, conséquent. Il ne peut subsister ou tomber que de toutes pièces. On sait par où l'attaquer et par où le défendre. On n'en pourrait certainement pas dire autant des doctrines médicales qui se sont produites à l'occasion et en opposition de celle de M. Piorry. On ne peut pas le dire surtout de celles qui, admettant *in petto* les principes généraux du physiologisme et de l'organicisme, en déclinent dans le détail les conséquences, essayent, à l'aide de raccommodages ou de placages plus ou moins adroits, de faire oublier leur origine, de se ménager au moyen de ces allures équivoques de nouveaux amis sans perdre tout à fait les anciens et de se mettre bien avec tout le monde. Quant aux vieilles doctrines traditionnelles groupées sous l'enseigne plus ou moins légitime du Vitalisme, elles ont dû leur triomphe moins peut-être à la force, à la clarté, à la pertinence des raisons, ou même à l'énergie des convictions de leurs adhérents, qu'à l'absence de toute résistance sérieuse, et qu'à l'entraînement passif d'une réaction qui, comme d'ordinaire, croit ne pouvoir s'éloigner du présent qu'en revenant au passé.

D'après cela, il nous semble que l'œuvre scientifique de M. Piorry mériterait d'être traitée un peu plus sérieusement qu'on n'a pris l'habitude de le faire. On ne devrait pas user si inhumainement des avantages que certaines originalités d'allure, de caractère et de langage donnent à des adversaires disposés à la gaieté. Il n'est pas défendu de rire un peu lorsque la juste occasion s'en présente, mais cela ne dispense pas de répondre à des raisons par des raisons ; et l'honorable auteur de la nouvelle Onomatologie médicale a quelque droit de se plaindre qu'on ne distingue pas assez, dans les discussions, sa doctrine de sa personne.

Un dernier mot sur la Nomenclature, bien que M. Bousquet ait dit que c'est une de ces choses dont on ne parle qu'une fois. M. Piorry a la faiblesse d'attacher une extrême importance à ce produit malheureux de son esprit. Il est, à cet endroit, comme ces pères dont l'enfant chéri est précisément le plus laid et le plus mauvais sujet de la famille. Il a, de plus,

le tort, ainsi que nous l'avons vu, d'associer toujours
le sort de sa doctrine pathologique à celui de sa terminologie, tandis qu'il devrait, au contraire, les séparer avec le plus grand soin pour ne pas laisser peser
sans nécessité sur la première la trop juste et trop
grande responsabilité de ridicule encourue par la seconde. Nous lui en conseillons encore une fois, quoique
avec peu d'espoir, le plein et entier sacrifice.

Un de ses collègues à la Faculté, dont la science et
la profession ont eu récemment à déplorer la perte pré-
maturée, le lui disait avec sa franchise habituelle (1) :
les inventions de ce genre ne sont que du pédantisme;
à défaut d'idées on fait des mots. Les meilleurs mots
qu'on puisse employer en France, en médecine comme
en toute science, ce sont les mots français ou francisés
par un long usage. Il lui conseillait aussi, s'il voulait
absolument faire des mots techniques, de les tirer du
latin plutôt que du grec, par la raison d'abord que les
mots grecs sont durs et fâcheux à l'ouïe et ensuite
parce qu'étant, nous Français, une race latine, le latin
sonne moins étrangement à nos oreilles et à notre esprit. Mais sur ce point, nous ne pouvons être de l'avis
de Gerdy. Il calomniait le grec en l'accusant de dureté
et d'aigreur; il passe pour la plus euphonique des
langues. La difficulté de prononcer les mots à racines
et désinences grecques ne vient que de leur physionomie étrangère. Si le latin nous paraît plus doux, ce
n'est pas qu'il le soit en effet, c'est parce qu'il est plus

(1) Le professeur Gerdy (*Bulletin de l'Académie*, 1856, t. XX,
p. 727 et suiv.).

12.

analogue au français. Du reste l'euphonie est une circonstance tout à fait accidentelle. La douceur et la dureté relatives des mots ne tiennent qu'à l'habitude plus ou moins grande de les entendre et de les prononcer. Enfin Gerdy oubliait, en conseillant à M. Piorry de latiniser sa nomenclature, que les termes de science, et en particulier ceux de médecine, employés par les auteurs latins, étaient pour la plupart ou purement grecs ou faits avec le grec. Celse, par exemple, reste à chaque instant à court de latin pour les noms des maladies, des médicaments, des opérations, des détails anatomiques et physiologiques. C'est que les Romains ayant reçu toutes les sciences des Grecs, furent obligés de prendre aussi leur terminologie ; et cette terminologie, qui était usuelle et vulgaire pour les Grecs, devint savante et technique chez les Latins, comme elle l'est, après ceux-ci, chez toutes les nations modernes.

Il n'y a donc pas lieu, ce semble, de passer du grec au latin dans nos nomenclatures. Il vaut mieux s'en tenir à la première recommandation de M. Gerdy : être extrêmement sobres de mots nouveaux et s'exprimer sur toutes choses en bon français. C'est bien déjà assez difficile.

*
* *

A l'occasion de cette ONTOLOGIE qui revient encore si souvent dans les discussions de philosophie médicale, je crois devoir rappeler que cette question fut jadis traitée *in extenso* à l'Académie de médecine. Il y a longtemps de cela, mais les récentes disputes sur ce sujet, le réveil de ces vieilles querelles au sein de l'Académie et dans la Presse, redonnent à ces souvenirs assez d'actualité pour que le compte rendu qui suit puisse paraître écrit d'hier. Il n'y aurait à changer, hélas! que quelques noms effacés par la mort dans l'Annuaire de l'Académie. Il ressort d'ailleurs de ces débats certaines moralités qui ne perdent jamais leur à-propos.

Voici donc ce que disait un Feuilleton de cette époque (1) :

— Il n'est pas rare de voir notre bonne Académie médicale se transformer tout à coup en Académie philosophique, et traiter des thèses de métaphysique avec une ardeur et une facilité qui étonnent. Il suffit de rappeler les immortelles et lumineuses disputes sur la méthode numérique, la phrénologie, la théorie des sensations, etc., dans lesquelles tant de beaux arguments furent échangés. C'est ce qui vient de lui arriver encore dans trois séances consacrées à la discussion... devinez de quoi ? De l'*ontologie*. Or, savez-vous ce que c'est que l'ontologie ? Je ne vous le dirai pas, moi ; mais un des plus grands philosophes du monde, une des autorités les plus graves parmi les métaphysiciens, Wolf va nous l'apprendre : *Ontologia seu philosophia prima est scientia entis in genere, seu quatenus ens est* — « l'on-« *tologie* ou philosophie première est la science de l'être « en général, c'est-à-dire la *science de l'être en tant* « *qu'être* . » Voilà la définition normale et authentique de l'Ontologie. Cette étude ainsi déterminée vous sem-

____
(1) *Gazette médicale*. 21 novembre 1840.

blera peut-être ne devoir pas conduire bien loin ; car que dire et que peut-on savoir de *l'être en tant qu'être ?* Détrompez-vous, car ce même Wolf est parvenu à faire sortir de cette définition *neuf cent soixante-sept* propositions dogmatiques, escortées d'un égal nombre de corollaires ; le tout condensé dans un in-4° de 700 pages. Vous voyez donc que l'Académie de médecine eût fort bien pu consacrer ses loisirs à une branche si curieuse et si féconde de l'arbre encyclopédique. Vous savez, d'ailleurs, que nous autres médecins, *quatenus* médecins, nous avons non-seulement la liberté de parler de tout, mais encore, ainsi que l'a démontré Broussais en cent endroits, le droit exclusif de traiter et résoudre les questions de la philosophie. De toutes les découvertes de ce grand réformateur, celle-ci est même à peu près la seule qu'on ne lui dispute pas.

Maintenant, pour vous causer une surprise agréable, je vous dirai que l'ontologie, discutée ces jours derniers à notre Académie, n'est pas du tout celle dont vous venez de lire la définition ; ce n'est pas l'ontologie à la manière de la Sorbonne ; c'est une espèce d'ontologie toute particulière, ne ressemblant à rien de ce qu'on connaissait en ce genre ; c'est une ontologie *médicale.* Rien de plus logique que cette restriction. N'est-il pas raisonnable, en effet, que les médecins parlent médicalement dans une académie médicale ? Notre ontologie sera donc médicale. C'est, ainsi, au reste, qu'on traite la plupart des sciences à l'Académie. On y a une logique médicale, une physique médicale, des mathématiques médicales, et même quelquefois une grammaire

médicale. Tout s'y comprend et s'y exprime médicalement. C'est ce qui explique la surprise dont sont souvent frappés les auditeurs venus de loin et non encore
initiés à nos façons de concevoir et de parler. Mais de
quel droit exigeraient-ils qu'à l'Académie de médecine
on parlât philosophie, grammaire, mathématiques, etc.,
comme à l'Institut ; et ne devraient-ils pas savoir que
nous avons changé tout cela ?

Pour bien saisir le sens de cette Ontologie dite médicale, chose fort subtile, comme on le verra, il convient de remonter à l'origine de la discussion.

M. Dubois (d'Amiens) rend compte à l'Académie (1)
d'une série d'expériences ingénieuses et fort bien conçues, entreprises par lui pour vérifier la valeur, la
portée et la réalité du principe fondamental de la médecine physiologique, à savoir : que la stimulation
exercée par un modificateur quelconque sur le tissu
vivant détermine sur le point stimulé un état particulier, appelé *irritation*, lequel est matériellement carac-
térisé par un afflux de fluides et une accélération de la
circulation locale vers et dans ce même point ; principe
qui n'est que la traduction de l'*ubi stimulus, ibi fluxus,*
de l'ancienne école et de l'Épine de Van Helmont,
mais auquel Broussais a prétendu ramener, sans exception, tous les phénomènes de la pathologie et même de
la physiologie. L'auteur de ces expériences, ayant dû
nécessairement, comme il convenait à un esprit droit
et lucide, chercher à bien préciser les termes de la

____

(1) *Bulletin de l'Acad. de médecine,* t. VI, p. 191.

question, a commencé d'abord par distinguer les divers sens du mot *irritation*, dont on a fait un si grand et si déplorable usage. Il a montré que ce mot pouvait désigner 1° ou la modification primitive moléculaire, et invisible à nos sens, imprimée au tissu vivant par le contact du modificateur externe, et représenter ainsi la *cause* inconnue, quoique réelle, des phénomènes ultérieurs dont le point stimulé est le théâtre, ou 2° ces phénomènes mêmes, en tant qu'ils constituent dans les tissus un *état* matériel particulier pathologique. Ainsi l'*irritation* a un double sens : par l'un elle est censée précéder et produire les phénomènes, par l'autre elle désigne l'état même des parties irritées. Dans un cas elle indique une cause, dans l'autre un effet. Broussais, ayant fréquemment confondu ces deux sens, a laissé par là de nombreuses équivoques et beaucoup d'obscurités dans sa pathologie ; et lui-même, n'étant pas resté fidèle à sa définition, qui fait de l'irritation l'état même des parties irritées, et la prenant souvent, dans le sens abstrait, comme la cause ou le principe de cet état, et lui faisant jouer, à ce titre, un rôle dans l'économie, il a encouru le reproche qu'il fait à tous les médecins d'avoir admis, pour l'explication des phénomènes vitaux, des agents imaginaires, en un mot, d'avoir fait ce qu'il appelle de l'*ontologie*. C'est de là qu'est née la controverse. Broussais, qui s'est battu toute sa vie contre l'ontologie, dont il est le parrain et même le père, serait lui-même un ontologiste ; son IR-RITATION serait de l'ontologie.

Cette accusation ne pouvait guère passer inaperçue.

M. Fourcault a ouvert la scène par la lecture d'un écrit
ayant pour but de prouver que l'*ontologie* ne peut servir à rien de bon en médecine. Son raisonnement aurait eu plus de force s'il avait d'abord bien défini ce
que c'est que l'ontologie, et si même il y a une ontologie ; mais il a oublié de le faire.

Après M. Fourcault est venu le disciple de Broussais le plus distingué, sans contestation, M. Bouillaud.
M. Bouillaud ne pouvait se taire, mais il n'a pas mis
dans la justification de son maître, qui était aussi un
peu la sienne, sa vivacité et sa vigueur ordinaires. Il a
bientôt abandonné le champ de bataille pour n'y plus
reparaître. Sa retraite a été le signal d'un *hourra* général. On s'est précipité de tous côtés sur le cadavre de cette
pauvre médecine physiologique pour la dépecer à qui
mieux mieux ; on s'en est emparé comme on s'empare
à la guerre du camp abandonné par l'ennemi, où le vain-
queur fait ripaille sous les tentes et aux dépens du vaincu.
Un des plus ardents a été M. Gerdy, qui semble avoir pris
pour devise *ego autem contrà*, et qui, comme il le dit
lui-même, n'aime rien tant que *rompre des lances*.
M. Gerdy nous a avertis qu'il était personnellement dés-
intéressé dans la question, car étant chirurgien, comme
chacun sait, il ne pouvait pas être jaloux de la gloire
de Broussais. Il n'en serait pas de même apparemment
s'il s'agissait de la gloire de Dupuytren ou de Scarpa.
Du reste M. Gerdy, qui a parlé deux fois et longtemps,
a par-ci par-là quelquefois touché à de bonnes raisons,
mais il manque un peu de méthode dans l'arrangement
de ses idées ; ses expressions ne sont pas non plus tout

à fait irréprochables sous le rapport de la distinction et de l'élégance.

M. Gerdy n'a aucune aversion pour l'ontologie, car, selon lui, il est impossible d'écrire, de parler et même de penser sans en faire. Il prétend que, les quatre-vingt-dix-neuf centièmes des mots de toutes les langues n'exprimant que des abstractions et non des individus réels (ce en quoi nous partageons sa manière de voir), il n'est pas possible d'échapper à l'ontologie, du moins dans le langage. Dans cette partie de son raisonnement (sur l'usage forcé des expressions abstraites ou métaphoriques), il n'a pas peut-être réussi complétement à se faire entendre, ni à se bien entendre lui-même. Quand on se met à marcher de nuit dans un pays inconnu, on peut faire admirer son courage, mais il est très-aisé de se fourvoyer. En somme, loin de proscrire l'ontologie, au sens même de Broussais, M. Gerdy serait plutôt disposé à l'approuver, non-seulement par la considération de la nécessité du langage figuré, mais encore par des raisons plus savantes et plus directes. C'est du moins ce qui nous paraît ressortir moins de ses discours à l'Académie, qui n'ont pas eu des conclusions bien claires, que des vues générales de ce professeur consignées dans ses écrits et en particulier dans son TRAITÉ DE PHYSIOLOGIE. Là, en effet, il soutient nettement la nécessité d'admettre pour chaque ordre de faits vitaux distincts une cause distincte et séparée, comme l'irritabilité, la sensibilité, la contractilité, l'élasticité, etc., etc... Loin de tendre à restreindre le nombre de ces propriétés ou

causes, il pense que la science doit, en se perfection-
nant, les multiplier à l'infini; car à mesure qu'on dif-
férenciera mieux les effets, on sera obligé de différen-
cier les causes. Et cela, remarque-t-il, n'a aucune sorte
de danger; car ne mettant dans la cause que ce qui
est dans l'effet et ne lui attribuant rigoureusement que
la fonction de produire tel effet et non pas tel autre, on
est sûr de ne jamais se tromper. C'est là tout simplement le système des propriétés *occultes*, *proprietates
occultæ*, des péripatéticiens scolastiques tant décriées
par Descartes et par tout le monde depuis deux siècles.
S'il y a digestion, disaient-ils, il y a une cause qui fait
digérer; il y a donc une force ou cause *digestive*; s'il
y a dans les phénomènes pathologiques et physiologiques, coction, expulsion, maturation, rétention, etc.,
il y a une cause ou force ou propriété concoctrice,
expultrice, maturante, rétentrice, etc., auxquelles forces ou vertus on peut ajouter sans doute la *virtus dor-
mitiva* de l'opium, qui explique si facilement et si
complétement le *quare facit dormire*. Partant de ces
principes éblouissants de clarté, le physiologiste dont
nous parlons n'avait qu'à les appliquer à la question
actuelle et dire : S'il y a une irritation, il y a une cause
irritante ou irritative. L'existence de la cause est aussi
certaine que celle de l'effet; et si nommer la cause des
phénomènes et la faire servir à expliquer leur production, c'est faire de l'ontologie, Broussais a fait de l'ontologie; mais faire ainsi de l'ontologie, c'est obéir à un
besoin nécessaire de l'esprit; donc l'ontologie est
non-seulement inévitable en fait, mais encore indis-

pensable en droit, etc., etc. Ainsi aurait pu argumenter M. Gerdy et rien n'eût été plus triomphant.

M. Rochoux n'a pas manqué à l'appel. Cet orateur est moins profond que les précédents, mais il est plus amusant. Une querelle philosophique est une véritable bonne fortune pour lui et pour ceux qui l'écoutent.

Caché sous le manteau d'EPICURE, son maître,

Il en a l'audace et l'intrépidité. Comme lui, il a juré une guerre à mort, une haine implacable à tous les préjugés, enfants de l'imagination superstitieuse des hommes ; qu'ils se présentent dans la morale, dans la politique, dans l'ordre religieux, dans les sciences naturelles, il les décèle et les poursuit dans leurs derniers asiles, et quelque forts et puissants qu'ils soient, il lutte corps à corps avec eux.

> Primum Graius homo mortales tollere contrà
> Est oculos ausus, primusque obsistere contrà ;
> Quem nec fama deûm, nec fulmina, nec minitanti
> Murmure compressit cœlum ; sed eo magis acrem
> Virtutem irritat animi, confringere ut arcta
> Naturæ primus portarum claustra cupiret.

Tel maître, tel disciple. M. Rochoux, comme épicurien orthodoxe, ne croit à d'autre réalité en ce monde et en l'autre qu'à celle qui frappe ses sens d'une manière indubitable ; il faut, pour qu'il en soit bien sûr, qu'elle se présente à lui sous une forme et un volume respectables, comme par exemple, un éléphant ou le pic de Ténériffe. N'espérez pas lui faire admettre l'existence d'une chose quelconque qu'il ne pourra

pas tenir entre son index et son pouce et voir sans lu-
nettes. Il va donc sans dire que l'ontologie de Broussais ou toute autre ne pourrait guère lui convenir. Il a
même tellement distendu l'idée qu'on se faisait de l'ontologie médicale, qu'il n'y a plus de place maintenant
pour la plus timide et la plus modeste tentative d'explication scientifique. M. Rochoux a multiplié ses ennemis pour avoir plus d'occasions de vaincre. Il ne s'a-
gissait d'abord que de ces êtres chimériques, qui, sous
le nom de fièvres, de typhus, de syphilis, de phthisie, etc., viennent se jeter sur l'homme pour le dévorer. C'était là la seule superstition ontologique attaquée
par Broussais. Mais M. Rochoux va plus loin ; il ne veut
pas même qu'on puisse légitimement assigner une
cause quelconque, même d'un ordre matériel, par
forme d'hypothèse, à un phénomène donné, sauf à en
poursuivre la vérification. Tant que l'hypothèse n'est
pas prouvée, dit-il, c'est de l'ontologie. Ainsi, aujour-
d'hui, on attribue plusieurs fièvres graves à une altération du sang ; c'est de l'ontologie, dit M. Rochoux. Cependant le sang est bien un être, lui dit-on, et comme
tel il pourrait bien agir et produire des effets. Tant
que votre thèse n'est pas prouvée, répondit-il, votre
cause est un être de raison, vous êtes dans l'ontologie.
Il ne sort pas de là. Mais quelle est la conséquence de
ce beau principe ? C'est, dit M. Rochoux, qu'il y aura
toujours et éternellement de l'ontologie, et partant,
des ontologistes. Si, en effet, toute explication ou fausse
ou douteuse est de l'ontologie, il est évident qu'on
n'en saurait jamais manquer dans aucune science.

Nous sommes donc tous plus ou moins ontologistes, et nous le serons tant que nous ne serons pas possesseurs (il l'a dit) de la science complète et absolue de toutes choses. Ce jour-là l'ontologie sera définitivement enterrée, mais ce jour-là seulement. Jusque-là nous ontologiserons sans fin ni repos. Voilà le dernier mot de la science et de M. Rochoux.

Quelques autres orateurs, tels que M. Dubois (d'Amiens) M. Castel, M. Bousquet, ont pris part à la discussion; mais il serait trop long de les suivre. D'ailleurs, ces derniers n'ayant dit que des choses qui n'étaient que raisonnables, leurs discours n'ont pu naturellement exciter autant l'attention et l'intérêt que les saillies originales et hardies de leurs collègues.

Au travers de quelques divergences inévitables de détail, nous avons été frappé de l'unanimité de l'opinion et du sentiment qui a dirigé et soutenu cette première attaque publique contre la doctrine de Broussais. Les esprits les plus opposés d'ailleurs par leurs études et leurs vues scientifiques se sont trouvés réunis pour frapper ensemble sur les vaincus et sur les morts. Ce spectacle avait sa tristesse. Il y a peu d'années encore, Broussais était un génie puissant, sa personne était redoutée et vénérée; la foule des hommes se pressait sur ses pas; son geste impérieux indiquait la route; sa doctrine partout professée, partout commentée, partout appliquée, remplissait les livres, les thèses, les chaires, et défrayait la polémique; les anciennes théories livrées au mépris semblaient ensevelies pour jamais, et on en signalait les derniers restes comme de

risibles échantillons des modes d'un autre siècle !
Aujourd'hui Broussais est un systématique extrava-
gant et étroit ; sa mémoire est dédaignée ; il est dé-
laissé de tous ; sa doctrine est évitée comme un ridicule ; les anciennes idées relèvent la tête, et des
vieillards qu'on disait morts sont étonnés eux-mêmes
de se retrouver jeunes et de se faire suivre, eux qu'on
avait laissés si loin en arrière ! !

Si l'expérience pouvait corriger les hommes, il y
aurait là certes de quoi guérir des illusions de la gloire
et des systèmes. Il y aurait aussi matière à de bien
décourageantes réflexions sur le triste état d'une
science livrée à de telles secousses, et dont on ne peut
dire avec certitude si elle y a gagné ou perdu.

Sous le rapport moral, le spectacle de cette discussion n'est peut-être pas moins pénible. Quoi ! dans
cette nombreuse assemblée, peuplée d'hommes dont
un très-grand nombre, le plus grand nombre peut-être,
ont partagé l'entraînement public pour la doctrine de
Broussais, comme le prouvent leurs livres, qui, la plupart, ont subi le joug de son autorité intellectuelle et
rendu hommage à sa puissance, qui, il y a quelques
jours à peine, n'osaient soutenir son regard, ni résister
à sa parole, quoique si affaiblie ; dans toute l'Académie, réunie tout entière, par hasard, pour une élection, il ne s'est trouvé qu'un seul homme pour défendre un mort illustre, membre lui-même de cette
compagnie, une des gloires de la science et de la nation ; et encore ce seul défenseur, isolé, perdu, abandonné dans la mêlée, n'a pu, au lieu d'une apologie,

faire qu'une sorte de protestation sincère, mais insuffisante ! *Sic transit gloria mundi.*

**

Dans un judicieux morceau de critique et de philosophie médicales (1), M. le professeur Forget a signalé avec beaucoup de justesse et d'à-propos les côtés faibles des idées médicales régnantes ou, pour parler plus exactement, de l'esprit général de la médecine contemporaine. Où en sommes-nous ? se demande-t-il ; que croyons-nous ? que devons-nous croire ? Ses réponses sentent un peu, avouons-le, le scepticisme. Mais le scepticisme a du bon, lorsqu'il n'est que l'esprit critique en action et qu'il ne porte pas sur les racines mêmes du savoir. De même qu'en d'autres temps il n'avait accueilli la doctrine ultra-solidiste de Broussais qu'avec des réserves de droit, M. Forget se permet de douter un peu de la valeur de l'humorisme renouvelé des Grecs et du pharmaco-chimisme qui semble prévaloir maintenant. L'histoire de l'hématologie chimique, qui a été dans ces dernières années le pivot sur lequel on a essayé de faire tourner toute la pathogénie et la thérapeutique des fièvres et la théorie de l'inflammation, lui fournit un argument démonstratif du peu de solidité des théories de la chimiâtrie moderne. Il fait voir comment cette doctrine, fondée en apparence sur les expériences les plus pré-

(1) *Fragments d'histoire médicale contemporaine*, discours lu à la séance annuelle de la Société de médecine de Strasbourg (1855).

cises et patronée par les autorités les plus respectables (1), n'a pas tardé à être ruinée par des expériences contradictoires, par une étude plus étendue
des faits, et s'est à peu près réduite en fumée dans l'esprit même de ses premiers promoteurs. M. Forget a
raison de mettre en suspicion ces prétentions des Néo-
iatro-chimistes. C'est en effet, une des voies les plus
incertaines, les plus ténébreuses, les plus dangereuses
que la médecine puisse tenter. Elle y est entrée plus
d'une fois, avant et depuis Paracelse, et s'en est toujours assez mal trouvée.

La chimiatrie est de tous les temps. Les arguments
qu'on lui oppose restent aussi invariablement les mêmes.
Ils se réduisent à une fin de non-recevoir très-légitime,
fondée sur l'impossibilité où elle se trouve de démontrer
ce qu'elle avance, à savoir : la réduction complète des
phénomènes organiques en faits chimiques. Tant qu'elle
sera forcée d'avouer, comme elle le fait, que ses explications n'embrassent qu'une partie de certains faits, et
laissent en dehors, en totalité, certains autres (les fonctions du système nerveux, par exemple, la nutrition,
la caloricité, la fécondation), elle sera aussi éloignée
de son but, comme théorie, qu'elle l'était au temps
de Sylvius. Admettre des exceptions, c'est reconnaître implicitement le principe de la doctrine contraire,
puisque c'est sur ces exceptions mêmes qu'elle se fonde
et repose. Dire que ces exceptions disparaîtront plus
tard avec les progrès de la science, c'est faire une pé-

(1) MM. Andral et Gavarret.

tition de principe, sans compter que l'espérance ou la prévision opposée, celle de l'extension des exceptions, est tout aussi légitime.

A ce propos, on peut se demander de quel intérêt scientifique pourrait être l'assimilation de faits si évidemment disparates? Que les chimistes, les physiciens s'y essayent, on le conçoit; car chaque science particulière tend à l'absorption et aspire naturellement à ramener tout à ses principes, à devenir universelle. Mais que des médecins se laissent imposer des conclusions si détournées et si arbitraires, c'est ce qu'il est plus difficile de comprendre. La physiologie ne pourrait-elle pas aussi, sous prétexte de réaliser l'unité dans la connaissance, prendre la marche inverse et chercher à soumettre les faits physiques et chimiques aux lois du dynamisme vital? L'entreprise ne serait certes pas plus difficile ni moins bien fondée. La chimie a été pendant des siècles vitaliste. Dans combien de systèmes célèbres le principe actif de l'univers n'a-t-il pas été représenté sous le type de la vie? Kepler attribuait les mouvements des corps célestes à des sympathies et à des antipathies, ce qui ne l'empêchait pas, d'ailleurs, de calculer leurs mouvements et d'en constater les lois. Si deux planètes peuvent ainsi se chercher ou se fuir, pourquoi n'en serait-il pas de même de deux molécules? L'*affinité*, et surtout l'affinité *élective*, dont on a fait tant usage dans la chimie moderne, pourrait, sans trop de violence, être assimilée au principe vital. Rien n'empêcherait donc la physiologie d'envahir à son tour le domaine de la chimie et de la physique, et au

lieu de chercher, avec les chimiâtres, si les phénomènes biotiques ne peuvent pas être ramenés aux lois
physiques et chimiques, on pourrait, en retournant
le problème, demander si les phénomènes chimiques
ne peuvent pas être ramenés aux lois de la vie ?

Mais il vaut mieux que la science respecte les différences naturelles qu'une observation sincère a de tout
temps reconnues entre les divers ordres de phénomènes ; et si le besoin spéculatif de l'unité nous porte
invinciblement à les faire disparaître, c'est uniquement en tant que ces différences seraient conçues
comme des oppositions radicales et absolues, ce qui
supposerait, en effet, dans la nature, un état de lutte
et de combat tout à fait inintelligible. L'unité à trouver
est celle qui détruit les oppositions en maintenant les
différences, une unité HARMONIQUE.

Malgré son animadversion à l'égard de la chimiâtrie, animadversion qu'il justifie avec tant de sens et
de verve incisive, M. Forget conclut pourtant son dire
par une sorte de demi-absolution qui permettrait à
l'usurpatrice de poursuivre son entreprise en tou'e
sûreté de conscience. Les concessions vagues et générales, même avec stipulation de réserves, en science
comme en toutes choses, réussissent mal. Les conces-
sionnaires s'en prévalent toujours pour tout prendre.
M. Forget ne veut pas refuser absolument à la chimie
une part de services et d'influence en pathogénie et
en thérapeutique; mais cette part, il ne la lui fait pas.
Or, tant que cette part ne lui est pas faite, elle est naturellement tentée de se la faire elle-même, et abusant de

la permission générale qu'on lui donne d'entrer, elle dira bientôt : *La maison est à moi, c'est à vous d'en sortir.*

Lisez plutôt le dernier livre de M. Mialhe (1).

* *

Organiciens! vitalistes ! leur querelle, disions-nous tout à l'heure, date de loin; si elle s'apaise momentanément par lassitude, elle se réveille bientôt au moindre nouveau prétexte. Dans ces derniers temps une étincelle partie du sein de l'Académie et de la main de M. Piorry l'a rallumée sur tout le territoire médical. Des combattants des deux partis sont entrés en lice, mais en proportion bien inégale. Si dans les guerres d'idées la victoire était aussi aux gros bataillons, le Vitalisme pourrait se considérer comme maître de la place. Il paraît être en ce moment la doctrine en faveur, ou, comme on parle à présent, en hausse ; chacun s'empresse de venir lui rendre hommage; et il n'y a pas jusqu'à ses plus ardents adversaires d'autrefois qui n'essayent de se faire pardonner leur ancienne hostilité par quelques révérences.

A l'Académie on n'a guère vu sous le drapeau organicien naguères planté partout, et partout porté au nom de l'école de Paris, qu'un tenant, M. le professeur Piorry, qui seul et malgré les dieux a, comme Ajax, soutenu le choc d'une armée (2).

(1) *Chimie appliquée à la physiologie et à la thérapeutique,* 1856.

(2) MM. Bousquet, Gerdy, Bouillaud, Collineau, Parchappe, etc. Voyez leurs discours dans le *Bulletin de l'Académie impériale de médecine,* 1856, t. XX, p. 549 à 906.

Au dehors un seul champion aussi a répondu à son appel ; mais il en vaut cent ; c'est aussi un professeur de clinique, un des vétérans de l'enseignement et de la presse, de beau renom, de grande et légitime autorité, le docteur Forget.

Au milieu de l'indifférentisme spéculatif qui succéda à l'enivrement dogmatiste du Physiologisme et qui règne encore au-dessous des petites ébullitions qui se produisent de temps en temps, M. Forget a conservé la sincérité et l'ardeur des opinions, la verdeur d'impressions, le tempérament polémiste de la génération médicale à laquelle il appartient à la fois par son âge et par son éducation scientifique. La chaire professorale n'a pas été pour lui, comme hélas! pour tant d'autres, l'occasion d'une sorte de démission intellectuelle, un lit de repos après les fatigues de la journée, mais, au contraire, un nouveau et plus large théâtre ouvert à la studieuse activité de son esprit. De ce lieu éminent, quoique placé un peu loin du centre des affaires médicales, il lance de temps en temps sa voix pour nous stimuler, nous gourmander, nous rappeler à l'ordre suivant le besoin. C'est ainsi que dans la récente bataille académique, il s'est présenté seul, ainsi qu'il le dit lui-même, pour *relever le gant* jeté à l'organicisme, et s'est constitué le défenseur de l'école de Paris, sa nourrice, lâchement reniée dans sa propre maison par ses ingrats enfants (1).

(1) *La philosophie médicale devant l'Académie*, lettre à **M. L. Peisse**, par M. Forget, professeur à la Faculté de Strasbourg, in-8, 1855.

M. Forget est, en effet, maintenant, avec M. Piorry, dans l'enseignement officiel, le seul représentant déclaré de la philosophie médicale qui, depuis le commencement de ce siècle, régnait à peu près exclusivement dans l'école de Paris, et dont le *physiologisme* de Broussais fut l'expression la plus complète. Pour juger de l'énergie de ses convictions sur ce point, il suffit de voir le cas qu'il fait de la doctrine opposée, qu'on est convenu d'appeler le Vitalisme. « Le vitalisme, dit-il, « est l'école de la paresse vaniteuse, l'immobilisme « élevé à la hauteur d'un système... se drapant dans sa « majesté, il se congratule de deux mille ans de cristal-« lisation et se vante de n'être encore aujourd'hui qu'un « pur et fidèle écho de la grande voix d'Hippocrate. »

Ces mots sont violents. Nous supposons que M. Forget ne s'en sert que comme d'une formule pour exprimer son antipathie pour le système en général, et qu'il mettrait des adoucissements à ses paroles à l'égard des vitalistes ; sans quoi, nous l'en prévenons, il se fera une infinité de mauvaises affaires. Il n'y a plus, en effet, maintenant, comme je le disais, que des vitalistes ; du moins ils sont les seuls qui écrivent, qui parlent, qui dogmatisent, qui argumentent. Dans la masse d'imprimés nouveaux de tout format et de toute épaisseur qui paraissent, on rencontre, quelque part qu'on mette la main, une de ces bêtes noires de M. Forget.

Voici, par exemple, M. Édouard Auber qui, avec une épigraphe d'apparence neutre : *mihi Galba, Otho, Vitellius nec beneficio nec injuria cogniti*, et se présentant au seuil de sa brochure une balance à la main, ne tarde pas — *trahit sua quemque voluptas* — à incliner d'un côté, et après avoir sommairement exécuté l'organicisme, il l'enterre avec cette épitaphe : « École « schismatique, fruit sec et insipide du rationalisme « matérialiste (1). » Vous l'entendez, M. Forget; vous parlez de *cristallisation*, on vous répond par *fruit sec!* Entre deux sentences aussi catégoriques, formulées par des hommes aussi pénétrants et aussi compétents, il y aurait de la témérité à se ranger soit d'un côté soit de l'autre. Le plus sage est de croire que tous deux peuvent avoir raison.

M. Auber, nous ne l'apprendrons à personne, est un esprit élevé et philosophique auquel toutes les hautes questions de la science médicale sont familières, et qui les a traitées avec autorité et talent dans plusieurs ouvrages justement estimés. Malgré son vif attachement pour le vitalisme, attachement que nous comprenons d'autant mieux que nous serions nous-même enclin à le partager, s'il fallait absolument choisir, il ne peut se dissimuler cependant que cette doctrine, telle qu'elle est ordinairement posée dans un antagonisme absolu avec l'organicisme, n'a pas toute la solidité réclamée par une logique sévère. Il reconnaît même expressément qu'elle n'est qu'une des moitiés d'un tout. « En médecine, dit-il, en phy- « sique, en philosophie, en tout on retrouve forcé- « ment cet antagonisme accablant : l'esprit et la « matière, le corps et l'âme, le mouvement et l'iner-

(1) *Esprit du vitalisme et de l'organicisme*, etc., par le docteur Ed. Auber, 1855, in-8.

« tie, l'organe et la fonction ; la vie et la mort. Mais il
« ne se dresse ainsi en antithèse dans notre entende-
« ment que par suite d'un effort de la pensée qui,
« dans sa fatigue et son impuissance, cherche toujours
« à tout diviser, même jusqu'à l'unité absolue, énigme
« sublime du Créateur. Ainsi donc le vitalisme et l'or-
« ganicisme se résoudront *un jour* dans une splendide
« unité qui absorbera la raison des deux systèmes. »
On ne saurait mieux parler. C'est là le vrai point de
vue de la question. Nous ajouterons seulement que
pour atteindre *un jour* à ce point d'indifférence où les
deux systèmes se trouveront absorbés dans une conception plus haute, il faut d'abord qu'ils cessent l'un et l'autre de se quereller et de s'injurier. Il faut surtout que
chacun abdique toute prétention, avouée ou secrète,
de dominer dans la fusion future. La combinaison dé-
sirée ne peut se faire qu'à la condition de ce renonce-
ment absolu ; il faut, en un mot, qu'ils perdent leur
forme, leur essence logique et jusqu'à leur nom. Sans
cette mort volontaire, il n'y a rien de fait.

C'est encore au plus pur vitalisme hippocratique
(si tant est qu'Hippocrate fût véritablement vitaliste)
qu'appartient la doctrine exposée dans l'*introduction*
des ÉLÉMENTS DE PATHOLOGIE MÉDICALE de M. Bayle.
M. Bayle, quoique docteur et agrégé de la Faculté de
Paris, est un vétéran de l'école de Montpellier. Il fut
avec Rouzet, A. Miquel, Fréd. Bérard, Am. Dupau,
M. Bousquet, un des fondateurs de la REVUE MÉDICALE.
Le grand ouvrage qu'il publie est, ainsi que l'indique
formellement le titre, écrit dans l'esprit du vitalisme

hippocratique. Voilà de quoi bien étonner encore M. Forget! d'autant que M. Bayle ne peut guère être soupçonné d'ignorer ou de dédaigner les travaux des organiciens et en particulier l'anatomie pathologique, à laquelle il doit tenir et tient comme à un bien de famille. Cette *introduction* est une exposition méthodique et lucide de généralités historiques et dogmatiques distribuées en quelques chapitres dont il suffira d'indiquer les principaux titres pour en faire connaître la substance et la liaison : *les systèmes — doctrine d'Hippocrate, — vitalisme hippocratique moderne — force vitale*, considérée 1° pendant la formation du corps, 2° dans l'état de santé, 3° dans la maladie, — *la nature médicatrice, — rôle du médecin* dans le traitement des maladies.

Il n'y a, comme il est aisé de le prévoir, rien de nouveau dans cet exposé; c'est même là sans doute, dans l'esprit de l'auteur, un de ses mérites; car les *dogmes* médicaux, comme on dit dans son école, étant invariablement fixés, il n'y a pas à les modifier ni à les changer. Toute nouveauté serait inévitablement une hérésie, et toute hérésie une erreur. On ne peut que les exposer avec plus ou moins de clarté didactique; et, sous ce rapport, l'introduction de M. Bayle ne laisse rien à désirer.

Dans la pensée des vitalistes purs, comme paraissent être M. Auber et M. Bayle, la *force* vitale (ils ne disent plus, je ne sais pourquoi, le *principe* vital) est conçue à la manière d'un être immatériel et même spirituel, doué comme l'*âme* de Stahl, de puissance motrice et d'intelligence sans conscience. Mais il y a des vitalistes qui, comme M. Labouverie, substantialisent la force vitale dans un fluide impondérable spécial, analogue à ceux auxquels la physique confie la production de tous les phénomènes du monde inorganique (1). Ce fluide vital a, du reste, la plupart des attributs et pouvoirs de la force vitale pure : la sensibilité, la faculté formatrice ou plastique, la puissance conservatrice, directrice et médicatrice. Peut-être, à la faveur de cette incorporation fluidique, la force vitale de l'honorable médecin de Charleville ne sera pas reléguée par M. Forget, comme celle de M. Bousquet, de M. Parchappe et des montpelliéristes, dans le pays des entités nominales et des fantômes. Mais, d'un autre côté, par cette parenté avec la matière, elle perdra peut-être un peu de sa considération auprès de M. Auber et de M. Bayle.

Il y a, on le voit, vitalisme et vitalisme. J'en compte au moins trois : 1° le Vitalisme *organique* de Glisson, de Haller, de Brown, de Bordeu, de Bichat, de Cabanis, de Pinel, de Chaussier, de Broussais, qui se résume dans la conception des *propriétés vitales* et qui est encore le *credo* le plus général et le plus appréciable dans l'école de Paris.

2° Le Vitalisme *métaphysique* de Montpellier, qui, avec Barthez, présente le *principe vital* sous la forme abstraite d'une entité idéale, hypothétiquement admise comme expression abrégée des lois suivant lesquelles s'opèrent les phénomènes propres aux corps

(1) *Considérations pratiques sur la force vitale.* 1855, in-8.

organisés, à l'exclusion toutefois des phénomènes intellectuels et moraux qui relèvent d'un autre principe.

3° Le Vitalisme *psychique* de Récamier, de M. Cayol, et des écrivains de la *Revue médicale*, dans lequel la force vitale n'est qu'une des attributions de l'*âme* pensante.

Ces deux derniers Vitalismes sont d'accord pour honnir et rejeter le premier qu'ils accusent d'être un pseudo-vitalisme, un matérialisme déguisé, et auquel ils reprochent, en outre, de ne pouvoir se défendre contre le mécanicisme, le chimisme, etc. Mais ils se querellent entre eux, et avec d'autant plus de zèle qu'ils sont plus proches parents.

Cette hostilité longtemps sourde a éclaté avec violence quand un des partis a essayé de réclamer exclusivement pour lui les honneurs de la victoire dans la dernière campagne contre l'organicisme. La *Revue médicale*, organe de ce qu'elle appelle l'Hippocratisme Moderne, entendant après trente ans et plus de prédications *in deserto* retentir partout le cri vitaliste, s'est écriée comme Chrysale :

> Je le savais bien, moi, que vous l'épouseriez !

Mais Montpellier qui possède *ab antiquo* le privilège du vitalisme et surtout de l'hippocratisme (1) a trouvé inconvenants et même ridicules les airs de triomphe de ce petit vitalisme parisien. On s'est de part et d'autre renvoyé des arguments, des épigrammes et même des

(1) *Olim Coüs nunc Monspelliensis Hippocrates.*

coups. Les chefs des deux doctrines (1) ont pris la plume, et comme ils sont tous deux passés maîtres dans ces luttes d'esprit, plus ils se sont expliqués, plus ils ont été loin de s'entendre.

Le fort de la dispute paraît porter sur la question de savoir s'il y a dans l'homme deux principes de vie et d'action, l'un pour les fonctions corporelles, l'autre pour les fonctions intellectuelles et morales, ou un seul principe remplissant ce double rôle. Le vitaliste de Montpellier tient pour la dualité de ce qu'il appelle le *dynamisme humain*, dualité représentée par le *principe vital* qui régit les phénomènes organiques et par le *principe intelligent et pensant* qui régit les phénomènes spirituels; celui de Paris tient pour l'unité du principe animique lequel, au moyen de la *force vitale* qui est une de ses facultés, préside aux opérations organiques en même temps qu'à celles de l'entendement et de la volonté.

Non nostrum inter vos tantas componere lites ;

Nous avouerons cependant que s'il fallait opter entre ces deux vitalismes, — ce à quoi on n'est pas précisément obligé, — nous inclinerions vers celui de la *Revue Médicale*. Ce système qui n'est, au fond, quoique l'auteur s'en défende très-fort, que l'Animisme Stahlien, lequel n'était lui-même que la doctrine aristotélique, telle que l'avaient interprétée les principaux docteurs

____

(1) M. Cayol et M. Lordat. Voy. *Réponses à des objections faites contre le principe de la dualité du dynamisme humain*, etc., par le professeur Lordat, in-8, Paris, 1854. — *Revue médicale*, nos des 29 fév. et 31 mars 1856. — *Annales cliniques de Montpellier*, 10 déc. 1855.

scolastiques (1), a sur celui de Montpellier l'avantage de la simplicité. N'admettant qu'un principe, il est conforme à la grande règle d'économie reçue de tout temps en philosophie : *Entia non sunt multiplicanda præter necessitatem,* tandis que le second la viole en en supposant deux et en les supposant *absque necessitate,* car, ainsi que je l'ai remarqué ailleurs (2), le *principe vital* Barthézien fait double emploi avec le principe intelligent. Or, hypothèse pour hypothèse, la plus simple est évidemment la meilleure, suivant la devise de Boërhaave, *simplex veri sigillum.*

Il est un point sur lequel les deux adversaires paraissent pleinement d'accord : le rejet formel de l'Animisme. *Notre vitalisme,* disent la Revue et Montpellier, *n'est ni l'organicisme, ni l'animisme, c'est purement et simplement le vitalisme* (3). Mais cette peur extrême de l'animisme montre assez combien ils en sont voisins. Disons mieux ; ce n'est que par des subterfuges qu'ils prétendent échapper à cette conséquence de leurs principes. Nous les tenons l'un et l'autre, *volentes nolentes,* pour Stahliens ; et ce n'est pas certes leur faire tort.

(1) M. Cayol s'appuie sur saint Thomas ; mais saint Thomas n'est sur ce point que l'interprète d'Aristote, et sa doctrine sur la triple faculté *intellective, végétative* et *sensitive* de l'âme n'est qu'un commentaire du traité *De anima.* Barthez a fait la remarque très-juste : « que les premiers des médecins Animistes, « ou qui ont attribué à l'Ame seule toutes les fonctions du corps « humain, ont été des aristotéliciens, tels que Télésius, J. C. Sca- « liger, Sennert et autres. » *Nouv. Elém. de la science de l'homme,* tom. Ier, § 19, 2e édit., Paris, 1806.

(2) Voir ci-après, § x, *Lettres à M. le professeur Lordat.* Lettre 4e.

(3) *Revue médicale.* 31 mars 1856. — M. Lordat, *passim* dans tous ses ouvrages.

Un autre point de ralliement, au moins intentionnel, entre les deux vitalismes, c'est l'HIPPOCRATISME. Ils se prétendent tous deux les héritiers directs et légitimes, les interprètes orthodoxes d'Hippocrate. Lequel croire? on peut dire des livres d'Hippocrate ce qu'un poëte anglais a dit de la Bible :

> Voici le livre où chacun cherche son dogme,
> Et voici le livre où chacun trouve le dogme qu'il cherche (1).

Toutes les sectes médicales en usent à l'égard des textes hippocratiques aussi librement que les sectes religieuses à l'égard des Écritures. Pendant que les Vitalismes de toutes les dénominations se mettent sous le patronage exclusif du pontife de Cos, ne voilà-t-il pas M. Forget qui a l'insolence de le réclamer pour l'organicisme (2)! et M. Pidoux qui le rend garant de certaines conceptions chimico-pharmaco-vitalistes, d'ailleurs ingénieuses, de sa façon, donnant pour unique raison de cette licence : « Qu'on ne trouve dans un livre que ce qu'on porte soi-même dans sa pensée (3)! » Du reste, Hippocrate étant un oracle (4) il est naturel qu'on trouve toutes sortes de sens à ses sentences. Quel dommage qu'il n'y ait pas en médecine, comme en théologie, une autorité supérieure pour interpréter les textes et fixer les dogmes! en l'absence d'un tel tribunal, chacun a le droit d'hippocratiser à sa fantaisie et de transformer

(1)   This is the book where each his dogma seeks,
      And this the book where each his dogma finds.

(2) *Union médicale*, 1854.

(3) *Les principes de la thérapeutique*, etc., in-8, 1851.

(4) *Hippocratis dictio velut dei vox* (Galien). — *Hippocratis præcepta tanquam Apollinis oraculum* (de Haën).

ad libitum le divin vieillard en solidiste, en humoriste, en vitaliste, en organicien, en animiste, en chimiâtre, etc., et la science elle-même restera indéfiniment livrée, suivant la prophétie, *disputationibus eorum.*

Malgré le triomphe du vitalisme, l'organicisme ne doit pas se tenir pour mort ; il subit une de ces réactions dont l'histoire des idées offre, comme l'histoire politique, l'éternel tableau. Il prendra un jour ou l'autre sa revanche. La question débattue sur le terrain de la médecine a des racines bien plus profondes. C'est une question de philosophie générale. Le vitalisme et l'organicisme sont l'expression d'une opposition fondamentale de la pensée qui apparaît, sous d'autres termes, dans toutes les sphères du savoir. Il suit de là que les deux principes en conflit ne peuvent ni se concilier ni subsister ou périr isolément. Observons, du reste, que les deux thèses n'étant pas *contradictoires*, mais seulement *contraires*, et pouvant dès lors être toutes deux fausses, il n'y a pas de nécessité logique absolue d'opter entre celle-ci ou celle-là. On a essayé aussi de supprimer l'alternative, en disant que chaque système est en partie vrai, en partie faux et qu'on peut des deux en faire un bon par voie d'épuration et de combinaison ; mais ce procédé éclectique, conseillé par un esprit d'accommodement, très-louable au point de vue moral, est tout à fait illusoire au point de vue rationnel et scientifique (1). Il n'y faut plus penser.

(1) Ainsi que l'a parfaitement démontré M. Parchappe dans un excellent discours à l'Académie. Séance du 3 avril 1855, dans *Bulletin de l'Académie impériale de Médecine,* t. XX, p. 712.

La seule solution rationnelle possible serait donc le rejet de l'une et de l'autre thèse, et leur neutralisation ou absorption dans une conception supérieure.

C'est vers cet idéal de la pensée scientifique que doit tendre et tend la spéculation. Ce n'est que devant le tribunal d'une forte doctrine unitaire que le vitalisme et l'organicisme, l'animisme et le chimisme, le dynamisme et le mécanicisme, Paris et Montpellier pourront abdiquer leurs prétentions, déposer les armes et se retirer dos à dos, dépens compensés. Jusque-là ces disputeurs éternels occuperont la scène médicale sans pouvoir jamais ni se vaincre ni faire la paix.

Mais où est cette doctrine dont nous parlons si à notre aise?

A ceux qui feraient cette demande indiscrète nous rappellerons la judicieuse conduite de Pilate qui après avoir adressé à Jésus cette petite question : *quid est veritas?* sortit immédiatement sans attendre la réponse (1).

§ X

MONTPELLIER.

Comme on pense et ce qu'on fait en médecine à Montpellier. Lettres à M. le professeur Lordat (2).

I

MONSIEUR,

J'étais loin de penser que quelques lignes relatives

(1) Dixit ei Pilatus : *quid est veritas?* et cùm hoc ixisset..... exivit. Johann., cap. xviii, v. 38.

(2) Ces lettres ont été publiées dans la *Gazette médicale*, numéros des 20 fév. 1841, 21, 28 janv. et 11 fév. 1843.

à l'École de Montpellier, insérées incidemment, sous
forme de *Note*, dans un ouvrage tout à fait étranger à
la science médicale (1), exciteraient quelque attention
à Montpellier; mais je devais moins encore imaginer
que cette courte note pût sembler assez importante
pour qu'un célèbre professeur daignât descendre
jusqu'à en faire l'objet d'une critique spéciale et développée. C'est donc avec une véritable satisfaction,
mêlée toutefois de quelque surprise, que j'ai lu dans le

(1) L'ouvrage dont il s'agit a pour titre : *Fragments de philosophie*, par M. W. Hamilton, professeur à Édimbourg, traduit de
l'anglais, avec une préface, des notes et un appendice du tra-
ducteur. Paris, 1840. La note citée se trouve dans la préface,
p. cxxvi. Elle est ainsi conçue : « Je dois, à propos des médecins
« et de la médecine, réparer ici une omission qui m'est échap-
« pée (p. vi, viii, xiii). Ce reproche de tendances sensualistes et
« matérialistes s'adresse en général à l'école de Paris, où les
« exceptions, d'ailleurs, ne sont pas du tout rares ; mais il faut
« excepter plus spécialement l'école de Montpellier, qui a tou-
« jours professé des principes opposés, et qui s'y est tellement
« attachée que la métaphysique lui a fait souvent oublier la mé-
« decine. Il suffit de rappeler les travaux des hommes qui, de-
« puis un siècle, se sont passé de main en main, comme un héri-
« tage, l'esprit de cette école : Sauvages, Lacaze, Bordeu, Desèze,
« Roussel, Grimaud, Fouquet, Barthez, Dumas, Fréd. Bérard et
« leur dernier successeur vivant, l'illustre professeur Lordat. »
On joint ici, pour l'intelligence de la discussion, les courts passages auxquels se réfère la *note* précédente. « L'école matéria-
« liste.... évincée de la Sorbonne, de l'Université, du monde
« philosophique proprement dit, s'est réfugiée dans la médecine,
« qui l'a revendiquée comme sa propriété. Là, réduite à des pro-
« portions de plus en plus exiguës, elle est devenue une simple
« branche de la physiologie, et, de dégradation en dégradation,
« elle s'est enfin identifiée avec la phrénologie (p. vi)... Elle se
« recrute presque exclusivement dans les sciences physiques et
« naturelles, et en particulier dans la médecine (p. vii, etc.. »

journal de la société de médecine pratique de Montpellier (1) dont je n'ai eu connaissance qu'assez tard, les trente-deux pages où vous avez déployé contre ma pauvre et chétive note un si formidable appareil d'érudition, d'esprit, de dialectique et de philosophie, sous lequel elle a dû nécessairement succomber.

Cette attention me flatte, et loin de m'en plaindre, je n'ai qu'à m'en féliciter. On n'a jamais rien à perdre avec un adversaire qui vous élève par cela seul qu'il vous attaque; car, s'il vous attaque, c'est qu'il vous distingue ; et ses réfutations mêmes donnent du poids à vos raisons. Loin donc de me décourager, votre dissentiment est un motif de plus pour moi d'attribuer quelque valeur à mes idées, et par conséquent de chercher à les défendre. Pour cela, je n'aurai guère qu'à les développer et à les expliquer; et j'aime à penser que cette explication une fois faite nous nous trouverons assez près l'un de l'autre pour que la distance qui nous sépare soit réduite au point d'être à peu près inappréciable.

Le point essentiel de notre discussion roule et doit rouler, si je ne me trompe, sur cette assertion de ma *note* que « l'école de Montpellier s'est tellement attachée à la spéculation, que la métaphysique lui a fait souvent oublier la médecine. » Vous la relevez avec soin, parce que vous en voyez bien la portée. Elle implique en effet un reproche général adressé, non point à tel ou tel disciple de cette école, mais à sa

<hr>

(1) Numéro de septembre 1840.

philosophie même, à ses méthodes d'investigation et
de démonstration, à sa logique, en un mot à ce qui
constitue la partie à la fois la plus élevée et la plus
originale de ses travaux. Aussi la rejetez-vous expressément, d'abord comme non démontrée par moi
et gratuitement énoncée, et de plus comme entièrement fausse au fond. Ce reproche, je ne le retire point,
mais je demande à l'expliquer. En lui donnant son
véritable sens et ses justes limites, il perdra un peu,
je l'espère, de cette apparente dureté qui a pu assez
naturellement éveiller votre sollicitude et vous faire
écrire : « Je désirerais que M. P. voulût nous dire
quelles sont les fautes où l'école de Montpellier est
tombée, et qui autorisent cette accusation. Jusqu'alors
je ne puis ni l'innocenter, ni l'excuser, ni implorer
son pardon. » Je tâcherai de satisfaire de mon mieux
à cette juste exigence, et j'espère obtenir, sinon une
réhabilitation complète, ce qui serait peut-être excessif, du moins une généreuse amnistie.

Mais avant de discuter ce point capital, j'ai besoin
d'en dégager les abords et de déblayer le terrain où
vous m'avez placé, en détruisant quelques ouvrages
avancés qui obstruent les passages et masquent le
corps de la place. Pour cela veuillez, Monsieur, partager avec moi le plaisir de relire votre article, en me
permettant de m'arrêter de temps en temps sur les
points que je ne peux approuver sans restriction, ou
laisser passer sans rectification. C'est assez vous dire
que mes citations seront nécessairement très-peu
nombreuses et nos haltes très-courtes.

« Dans cette partie du volume, dites-vous (*la préface*), les médecins ont été appelés en cause. L'école de
Montpellier y a été nommée : elle n'a pas eu *beaucoup*
à se plaindre de l'auteur ; mais quand on parle de sa
doctrine, elle désirerait qu'on indiquât assez sa direction pour qu'on ne pût jamais la confondre avec d'autres
écoles philosophiques. » Plus loin, après avoir cité la
note où je sépare la doctrine philosophique de Montpellier de celle de Paris, vous ajoutez : « Ce désaveu formel
doit satisfaire l'école de Montpellier... Mais malgré cela
l'école *ne se sent pas entièrement satisfaite*. L'auteur s'est
borné à dire au monde ce qu'elle n'est pas, mais elle
voudrait qu'il eût exprimé ce qu'elle est sous le rapport philosophique... La réparation semble avoir été
faite, non par bienveillance, mais pour se rendre irréprochable. » J'ai la douleur de reconnaître par tous ces
passages et autres analogues que vous n'avez pas été
tout à fait content de l'auteur de la *note* ; d'autant
plus que vous aviez « des raisons pour penser qu'il
connaissait et *estimait* l'école de Montpellier..., et qu'il
en possédait les principes. »

Quant à ce dernier point, je crois n'avoir rien dit
qui puisse détruire, ni même affaiblir dans votre esprit
l'opinion que vous aviez et que je vous prie de conserver. J'estime infiniment les doctrines médicales et philosophiques de Montpellier, et j'ai pour cette école des
sympathies qui, comme vous le savez, ne sont pas du
goût de tout le monde ici. Mais dans cette courte et si
insigniliante remarque de ma Préface, je n'ai pas prétendu juger la doctrine médicale de Montpellier en

elle-même d'une manière absolue, et je n'avais même aucune raison d'exprimer une opinion quelconque à cet égard. J'ai voulu seulement marquer sa position relative à l'égard des doctrines psychologiques et métaphysiques régnantes, et énoncer notamment, comme simple fait, l'espèce d'antagonisme de l'esprit général de sa méthode de philosopher avec celui de l'école de Paris. Je n'avais rien à dire sur l'une ou l'autre de ces écoles considérées sous le rapport médical. J'ai voulu seulement affirmer et constater leur divergence, et pour cela je n'avais besoin que d'une simple assertion, dont l'exactitude n'est pas contestée.

J'espère donc que sur ce point vous consentirez à reconnaître, et même, au besoin, à proclamer mon innocence.

Vous avez même déjà commencé à le faire *motu proprio*, indirectement il est vrai, en renvoyant à d'autres la responsabilité de mes jugements, et ne me laissant à moi que le tort de les répéter. « Je soupçonne, dites-vous, que le reproche vient de quelque *ouï-dire* malveillant. Notre école subit assez souvent les injustices de quelques antipathies. Je parierais que les *instigateurs* de la censure dont je parle sont hors d'état d'apercevoir la relation qui existe entre une proposition abstraite que l'école défend avec chaleur, et les nerfs de la science ou les vraies indications thérapeutiques, etc..., etc... » En y réfléchissant mieux vous conviendrez sans doute que je ne peux guère accepter ce mode de justification. Ne voulant pas m'accuser d'inventer de mon chef un méchant propos contre

Montpellier, vous m'accusez de répéter passivement une malveillante niaiserie; vous justifiez mes intentions aux dépens de mon jugement, et vous aimez mieux me croire dupe que coupable. Permettez-moi de décliner l'une et l'autre de ces fâcheuses alternatives. Je maintiens à la fois, d'une part, la droiture de mes intentions et de l'autre la parfaite spontanéité de mon opinion. Quant à la vérité de mon assertion touchant la métaphysique de Montpellier, j'espère aussi la justifier et lui donner en même temps un sens qui peut-être ne vous déplaira point.

L'école de Montpellier, considérée en bloc dans cette unité traditionnelle de principes que vous aimez tant à faire ressortir, représente, dans le développement de la science en général, et en particulier dans celui de la médecine, l'esprit et les tendances de la grande école platonicienne. Elle est, quoi que vous en disiez, plus inclinée vers la spéculation que vers la pratique, vers la contemplation que vers l'action. Toujours et avant tout préoccupée de la poursuite des principes, de la construction de ces propositions *généralissimes*, comme dit Bacon, qui embrassent tout, elle néglige un peu ces recherches minutieuses du détail des choses qui semblent exiger des facultés moins relevées. Semblable à ces physiciens et chimistes d'autrefois, qui auraient craint de salir leurs mains et de rabaisser les nobles occupations de l'intelligence, en maniant les matières employées par les artisans, elle est plus portée à systématiser qu'à expérimenter, à expliquer les faits qu'à les chercher, à exercer sa raison que ses sens. Je remarquerai ici d'une manière générale que l'esprit platonicien est de sa nature un peu paresseux, et qu'en outre, il a fourni très-peu de travailleurs aux sciences qui ont pour objet la nature physique et aux arts qui correspondent à ces sciences. L'école de Platon triomphe dans l'ordre purement intellectuel et moral, mais c'est de l'école aristotélique que sont sortis tous les naturalistes, les physiciens, les chimistes, et en général les expérimentateurs dans tous les genres. L'industrie même, prise dans une signification large et dans un bon sens, comme l'exercice de la puissance intellectuelle de l'homme sur la nature extérieure dans un but pratique, est essentiellement péripatéticienne. Or, la médecine, étant essentiellement une science pratique, c'est-à-dire un art, ayant pour but non-seulement l'intelligence philosophique des lois de la nature, mais la connaissance de ces lois en tant qu'elles peuvent être dirigées, employées, appliquées, utilisées par l'homme à des cas particuliers, la médecine, dis-je, ainsi entendue, et vous ne repousserez pas cette définition, est plus encore un art qu'une science, et, comme telle, elle a spécialement besoin de ces recherches matérielles, détaillées, qui portent sur les différences des choses plutôt que sur leur ressemblance, et que l'esprit platonicien de Montpellier a de la tendance à négliger. Profondément pénétrée de la vérité et de la grandeur de certaines vues générales anthropologiques et médicales qu'elle s'est, pour ainsi dire, appropriées, et qui sont, en effet, infiniment remarquables, votre école s'y arrête, s'y repose dans une sorte de quiétude philosophique, et elle se complaît tellement sur ces hauteurs qu'elle ne songe que rarement à en descendre. Dans sa conviction qu'elle tient la vérité, et qu'en outre cette vérité est fort ancienne, elle ne sent pas le besoin de changement, et par conséquent de mouvement. Aussi, et c'est là une de *ses fautes*, elle paraît à peu près immobile. Elle trahit encore en ceci son origine philosophique. Le platonisme était sorti en partie, comme le pythagorisme, son frère aîné, des temples de l'Égypte, et la science sacerdotale de tous les temps a eu pour caractère l'immobilité. Montpellier, séparée qu'elle est géographiquement des grands centres d'activité scientifique qui se sont formés depuis plus d'un demi-siècle, s'est trouvée aussi peu à peu dans une sorte d'isolement intellectuel. Au lieu de participer à ces grands mouvements qui se font autour d'elle, ou du moins de les suivre, elle se contente de les observer de loin et de haut ; elle ne les considère que comme des agitations désordonnées de la curiosité humaine, comme une tempête passagère au milieu de laquelle sa doctrine, semblable à la barque de saint Pierre *qui ne doit point périr*, peut bien être ballottée, mais non submergée.

L'immobilité, tel est donc le grief capital que je crois pouvoir imputer à votre, ou, comme je préfère dire, à notre école. C'est là un grand délit par le temps qui court. Niera-t-on le fait ? je le présume, car c'est le seul parti à prendre ; mais comment prouver le contraire ? Je sais bien que vous alléguerez vous-même, et vos beaux livres sont là pour en témoigner, que l'école de Montpellier n'exclut aucun progrès, que ses dogmes sont larges et ouverts à tous les faits, que sa méthode, loin de repousser l'expérience, est au contraire essentiellement expérimentale, etc. Soit. Mais je me défie un peu des professions de foi scientifiques et autres. Quand l'école de Montpellier parle de progrès, il me semble entendre l'école de Paris lorsqu'elle proteste (cela lui arrive souvent depuis quelques années) de son respect pour les anciens et la tradition. Les écoles veulent être jugées, comme les arbres, par leurs fruits. Or, que nous donne Montpellier et depuis bien longtemps ? des principes, des méthodes, des spéculations de logique médicale, de magnifiques plans d'études, vrais, je le veux, dans leur haute généralité, et que j'accepte et adopte comme philosophe. Elle produit, avec une fécondité véritablement merveilleuse, de beaux esprits, des intelligences élevées, des écrivains remarquables, des philosophes médecins plutôt que des médecins philosophes. Mais les travaux d'application, les recherches de fait et de pratique, les essais de thérapeutique, les découvertes de détail, les études particulières et spéciales qui seules peuvent mettre les principes au service de l'art (car l'*art* vit de particularités concrètes et de spécialités, puisqu'il s'exerce sur les individualités que la *science* pure, chose abstraite, n'atteint pas et ne saurait atteindre), tout cela, dis-je, nous vient d'ailleurs ; et c'est de tout cela qu'on peut et doit attendre l'extension du *pouvoir* du médecin sur la nature, c'est-à-dire le perfectionnement de l'art de *guérir*, qui est le but suprême de la médecine.

Et il ne me sera pas difficile de montrer, comme je

dois le faire pour justifier le sens et les termes de mon
assertion, que ce défaut de l'école de Montpellier a pour
cause l'esprit général de sa philosophie, ou, comme je
l'ai dit, peut-être improprement, sa Métaphysique.
Frappée de la grandeur et de l'étendue de quelques
vérités générales qu'elle a mieux formulées qu'aucune
autre, et dont elle fait remonter, à tort ou à raison,
l'établissement à Hippocrate lui-même, ce qui leur
donne une consécration historique et une vénérable
autorité, l'école que vous représentez avec tant d'éclat
a le tort peut-être de tellement s'y attacher que pour
elle ces vérités remplacent et absorbent toutes les autres, tandis qu'il est bien évident qu'elles ne peuvent
suffire à tout. Si elles satisfont l'esprit qui ne veut
que comprendre les lois générales de la vie, de la maladie et de la mort, elles sont certes bien loin, soit directement, soit par la déduction de leurs conséquences, avec quelque force d'esprit et de rigueur logique
qu'on les traite, de fournir des armes suffisantes à
l'artiste, c'est-à-dire au médecin qui a à agir, à opérer
directement et immédiatement sur le corps vivant, dans
un but particulier et spécial. Or, je le répète, des habitudes d'esprit anciennes, aidées par des circonstances
de position et des influences d'autorité, n'ont pas permis à Montpellier de sortir de cette contemplation exclusive de certains problèmes, où elle dépense toute
son activité. Il est arrivé de là que, voyant, d'une part,
dans ces problèmes à peu près toute la science, et,
d'autre part, les considérant comme résolus, cette savante école en a dû conclure assez naturellement qu'il

n'y avait plus guère à faire en médecine ; ou, si elle ne
le dit pas toujours expressément, le plus souvent elle
agit en conséquence de ce point de vue. N'est-ce pas
même ce sentiment secret qui vous a porté vous,
Monsieur, si capable d'inventer et de découvrir, à
prendre pour épigraphe de vos belles LEÇONS DE PHY-
SIOLOGIE (1837), cette sentence d'Hippocrate : *Ars medica jam mihi tota inventa esse videtur*, etc... ? sentence
qui ne me paraît pas plus vraie aujourd'hui qu'elle
l'était il y a deux mille ans. Je ne veux pas dire par
là que l'art, c'est-à-dire la thérapeutique, ait fait des
progrès proportionnés à cette longue suite de siècles,
car malheureusement il n'en est pas ainsi ; mais enfin,
il en a fait quelques-uns. Ce qui est plus certain
encore, et j'ose dire évident *à priori*, c'est que lorsqu'on compare les besoins et les *desiderata* de l'art à
ses acquisitions réelles, il est impossible d'admettre
qu'on doive se contenter de ce qu'on a ; et loin de
dire que l'art est achevé, il faut dire qu'il commence à
peine, quoiqu'il dure depuis longtemps.

Quoi qu'il en soit de ces prévisions ou de ces espérances, toujours est-il que le sentiment opposé, qui est
un peu celui de Montpellier, n'est guère favorable au
progrès. Croire la médecine finie, et dire qu'elle est
dans Hippocrate, n'est pas un bon moyen de la faire
avancer. De là, les préventions de Montpellier, sinon
les vôtres, Monsieur, contre les innovations. Les innovations y déplaisent généralement ; on n'y blâme pas
seulement telles ou telles innovations (ce qui est certes
souvent et trop souvent bien permis), mais l'esprit no-

vateur même. Comme dans l'église romaine, on y a
peur des choses nouvelles, et on les y rejette non point
tant comme fausses que comme nouvelles. C'est une
orthodoxie un peu jalouse, pour qui toute nouveauté
est ou une hérésie, ou un schisme dangereux. Je ne
crois pas exagérer ici dans le sens de la critique, car
j'aurais plutôt à me défendre intérieurement d'une tendance contraire. C'est là, il faut en convenir, le péché
capital de Montpellier. Or, entre ces deux préjugés
éternels, toujours et partout en présence, d'une part :
que la science n'est pas même commencée et que tout
est à refaire, d'autre part : que la science est finie et
qu'il n'y a plus rien à faire ; je crois qu'ayant à choisir je choisirais le premier. Eh bien, Montpellier me
paraît, sinon avoir embrassé le second, du moins y incliner. Or, suivant un mot connu, on tombe du côté
où l'on penche, et je vous laisse à juger, monsieur, si
cela ne vous est pas arrivé là-bas.

Voilà, Monsieur, ce que j'avais à dire à propos de la
métaphysique de Montpellier et de ses inconvénients.
Le tout se réduit à un reproche de paresse et de ce qui
en est la suite, la stérilité.

Je n'ai rien à dire sur la méthode de philosopher de
Montpellier, j'en partage les principes, qui sont excellents au fond, et dont, je le reconnais avec plaisir,
l'école a une intelligence à la fois claire et profonde.
Vous dites que cette méthode est celle même de Bacon,
tant préconisée depuis trois siècles, et admirablement
développée par Barthez. Je sais et reconnais, avec vous,
que Barthez, ce profond et vaste esprit, honneur de la

médecine et de la philosophie française de notre siècle,
a mieux connu et expliqué Bacon que qui que ce soit,
et personne n'était plus autorisé que vous, son interprète le plus fidèle et en même temps le plus indépendant, à faire cette remarque. Mais il ne faut pas oublier que cette méthode, quelle qu'elle soit, est
revendiquée par tout le monde aujourd'hui et que
l'école de Paris, par exemple, prétend, non moins que
celle de Montpellier, l'adopter et la suivre. Cependant
vous voyez combien dans le détail les résultats sont
différents et même opposés. Ce fait seul doit donc faire
soupçonner qu'il y a quelque malentendu en ceci, et
que cette fameuse méthode, qui produit des choses si
dissemblables, n'est pas entendue partout de la même
manière, quoiqu'on soit d'accord à lui donner le même
titre et le même parrain. Et, pour ma part, j'irais plus
loin, si j'en avais le temps, et j'énoncerais en même
temps deux paradoxes, à savoir : 1° que la méthode
dite baconienne, telle qu'elle est enseignée par Bacon
lui-même, n'a jamais été parfaitement expliquée et
connue, et encore moins rigoureusement pratiquée depuis trois siècles; 2° que cette méthode, vraie, acceptable sous certain point de vue restreint, est cependant
insuffisante et incomplète et ne satisfait pas à toutes
les conditions du problème logique qu'elle est destinée
à résoudre.

Mais ce n'est pas ici le lieu d'entrer dans un aussi
vaste sujet.

Ma lettre est déjà bien longue et j'ai à peine effleuré
la question. Je n'ai fait porter mes reproches que sur

l'esprit général et les habitudes scientifiques de Montpellier ; et à la rigueur cela suffit pour justifier le passage de ma *note* qui vous a inquiété. Mais j'aurais désiré aussi ajouter quelque chose d'analogue sur ce qu'elle appelle ses *dogmes*, dont plusieurs me paraissent inattaquables, mais dont quelques autres tels que son *vitalisme*, qu'elle prétend faire tenir debout sans appui entre le *Psychisme* Stahlien et le *mécanicisme*, me paraît sujet à plus d'une difficulté théorique, et en outre, ce qui est plus grave, mettre opposition à la recherche des conditions matérielles des phénomènes physiologiques et pathologiques. Je ne saurais adopter non plus cet *hiatus*, cette *solution de continuité*, comme vous l'appelez (page 415 de votre *article*), entre le dynamisme vital et le dynamisme universel. Ainsi que Leibnitz, je ne pense pas qu'il y ait de *saltus* de cette sorte dans la nature. Je crois *à priori* à la liaison du tout avec tout ; et ce n'est même que cet *à priori* qui guide et légitime nos recherches et nos expériences. Vous pensez que le dynamisme vital n'a pu être encore rattaché expérimentalement au dynamisme de l'univers, et par conséquent vous admettez son indépendance et en quelque sorte son isolement absolu. On pourrait contester ce point de doctrine, car expérimentalement même on a quelques moyens de diminuer l'*hiatus* ; mais vous ajoutez *que vous n'avez aucune espérance* qu'on atteigne ce but, et par conséquent vous ne vous en occupez point. Cette conséquence dépasse, vous en conviendrez, les prémisses. Elle a de plus l'inconvénient, comme plusieurs autres de vos *dogmes*, de supprimer d'un coup un ordre tout entier de recherches, dont quelques-unes ont pourtant, vous le savez mieux que moi, singulièrement servi la physiologie, la pathologie et la thérapeutique. Par ce côté encore les principes de Montpellier nuisent en empêchant.

Je terminerai ici cette très-insuffisante réponse que je recommande à votre indulgence. Ces objections ne viennent pas d'un camp ennemi, quoiqu'elles en soient datées; j'aurais pu les faire à Montpellier comme ici. Croyez bien qu'un de mes vœux les plus chers serait d'apprendre qu'elles sont mal fondées ou rigoureusement réfutées.

Agréez, etc.

II

MONSIEUR,

Je viens de lire l'ingénieuse et docte dissertation (1) dont la lettre que j'eus l'honneur de vous adresser, il y a deux ans, vous a fourni le sujet. J'ai hésité longtemps avant de me décider à vous en dire mon sentiment par l'intermédiaire officieux de la GAZETTE MÉDICALE. Vous paraissez, en effet, avoir quelques scrupules sur l'utilité d'une correspondance publique.

---

(1) *Journal de la Société de médecine pratique de Montpellier* (juillet, août, etc., 1842), et publiée ensuite à part sous ce titre : *Apologie de l'école médicale de Montpellier en réponse à la lettre écrite par M. Peisse à M. Lordat*, etc. (Brochure in-8 de 73 pages.)

Vous craignez, dites-vous, *la galerie* (p. 72) et vous auriez préféré des *lettres closes* aux *ordinaires* que j'ai choisis (p. 70). Loin de combattre les motifs de cette répugnance, j'aurais dû m'en assurer le bénéfice, car je sais trop bien quel est celui de nous qui a le plus à craindre la galerie. Le huis clos était tout à mon avantage. Je ne regrette point cependant de m'être exposé aux conséquences d'une exhibition publique où vous vouliez bien figurer avec moi. Sans cette heureuse imprudence, le public aurait été frustré du plaisir de vous lire, et moi-même je n'en aurais joui qu'imparfaitement, car un plaisir partagé est plus doux. Si d'ailleurs j'avais besoin de me justifier de vous avoir traîtreusement attiré sur un terrain de mon choix, comme vous semblez doucement me le reprocher quelque part, je répondrais que ce n'est pas moi qui ai eu le premier recours à ces dangereuses voies de communication. La malencontreuse phrase, source du procès engagé entre nous, était obscurément cachée dans un coin d'un gros volume de métaphysique, d'où je ne pensais pas qu'elle dût un jour sortir honorée d'un commentaire critique de votre main. Ce commentaire me parvint par un de ces *ordinaires* dont les services vous sont si suspects. Je ne vis dès lors aucun inconvénient à faire passer ma première réponse par le même chemin ; et si aujourd'hui je me permets encore de vous écrire sous le couvert de la GAZETTE, c'est que votre dernière lettre m'est arrivée sous la bande du JOURNAL DE LA SOCIÉTÉ DE MÉDECINE PRATIQUE DE MONPELLIER. Serait-ce la forme épistolaire dont j'ai, à la vérité, fait usage le premier, qui pourrait vous inquiéter? Je ne le pense pas. Cette forme me paraît commode ; elle se prête à toutes les nécessités de la discussion. Vous reconnaissez vous-même (p. 72) qu'elle a l'avantage d'établir une sympathie réciproque et d'adoucir les aspérités de la polémique. Je suis bien sûr que, publique ou privée, notre correspondance aura toujours ce caractère.

Laissons la forme et venons au fond. J'avais cru pouvoir dire qu'à Montpellier la métaphysique avait fait quelquefois un peu perdre de vue la médecine. Cette proposition vous a paru injuste, et vous l'avez combattue. En outre, vous m'avez invité à expliquer ma pensée, à développer les motifs de cette assertion, que vous preniez pour une accusation. Je me suis empressé de satisfaire à votre désir dans ma précédente lettre. Mais je vois par la vôtre que j'ai perdu mon temps et ma peine. Non-seulement, si je dois vous en croire, je n'ai pas justifié mon reproche, mais j'ai encore aggravé ma faute ; et vous accueillez mes explications comme un père tendre, mais inflexible, reçoit les mauvaises excuses d'un fils qui veut se faire pardonner quelques fredaines de jeunesse. Vous m'exposez presque par là, pour suivre la comparaison, à faire comme ces enfants indociles qui, lorsqu'on les bat pour les faire taire, n'en crient que plus fort. J'avais espéré d'abord vous désarmer, et obtenir de vous un arrangement à l'amiable. Mais non ; vous voulez que je me rende sans conditions ! ce qui veut dire, sans doute, car vous ne voudriez pas qu'on l'interprète autrement.

que vous m'invitez de nouveau à me défendre.

Je ne peux songer à discuter en détail votre APOLO-
GIE. Vous y abordez tant de points de philosophie, de
médecine, de littérature, d'art et d'érudition, et vous
les touchez avec tant de grâce, d'esprit et de délica-
tesse, qu'il y aurait pour moi autant de péril à lutter
avec vous sur ce terrain, qu'il y a de plaisir à vous y
suivre. Je n'ai d'ailleurs à ma disposition ni assez de
temps, ni assez d'espace ; et je dois me souvenir ici
d'une sentence rabbinique, citée dans le livre où vous
avez rencontré la phrase malsonnante qui vous a tant
ému : *Dies brevis et opus multum et pater-familias* **urget.**
Je me renfermerai dans les points principaux du débat.

D'après ma première assertion, d'après les explications dont je l'ai accompagnée, et d'après même votre
propre analyse, les reproches que j'ai adressés à l'école
de Montpellier portent sur ces trois points :

1° La métaphysique ;

2° La paresse, et par suite la stérilité ;

3° Les dogmes.

J'avoue que l'accusation de *Métaphysique* était am-
biguë dans ma NOTE ; elle avait besoin d'être expliquée. Prise d'une manière tout à fait générale, elle
n'aurait aucun sens, car la métaphysique ne saurait en
elle-même constituer un délit logique. Il est très-
permis et même très-bon de faire de la métaphysique
à Montpellier, comme ailleurs. Je précisais, il est vrai,
le reproche en disant qu'on y en faisait trop et que
la médecine en souffrait. Mais le reproche ainsi formulé n'exprimait pas toute ma pensée, ou l'exprimait

mal ; car, pris littéralement, il signifiait qu'à Montpellier on négligeait l'étude de la médecine pour s'occuper de métaphysique ; or, ce n'est pas là précisément ce que je voulais dire. Je n'ai nullement songé à transformer les médecins de Montpellier en purs métaphysiciens, à assimiler cette faculté à la Sorbonne ; je n'ai voulu par ce mot désigner autre chose que la tendance, exagérée à mon avis, des principaux écrivains de cette école à dépenser toute l'activité de leur esprit à la solution de questions générales de méthodologie et de logique, et à s'arrêter indéfiniment sur ces sommités spéculatives de la philosophie de la science. C'est dans ce sens que j'ai interprété mon assertion dans ma première lettre, et c'est sous ce point de vue que vous l'avez vous-même plus particulièrement combattue. J'ajouterai cependant que, tout en restreignant volontairement ma proposition à cette signification, je serais en droit de la soutenir même dans son sens littéral. Bien que vous répétiez dans votre dernière réponse, ce que vous aviez déjà affirmé dans la première, *qu'on n'enseigne dans cette école que la philosophie indispensable* (p. 48), et qu'on n'y fait jamais, par conséquent, trop de métaphysique, je me vois forcé d'opposer à votre témoignage celui d'un de vos plus éminents et fidèles disciples, qui, dans un livre *ex professo* sur l'école de Montpellier, livre qui est aussi une *apologie*, écrit ce qui suit : « *Plus que dans* « *aucune autre école ancienne ou moderne on s'occupe à* « *Montpellier de la science des méthodes.* On ne s'en « cache pas : si nous parcourons les ouvrages des fon-

« dateurs de la doctrine actuelle, nous nous assurons
« que tous croient devoir commencer par établir leur
« manière de philosopher. Depuis longtemps, c'est
« pour nous un usage sacré, une *routine* inviolable, *à*
« *laquelle ne croit pas devoir déroger le plus mince de*
« *nos auteurs.* Nos professeurs, dans leurs leçons, rap-
« pellent souvent les principes de l'art de raisonner ;
« et c'est à eux qu'ils ramènent presque toujours les
« questions les plus particulières, parce qu'*ils pensent*
« *que la philosophie générale renferme,* à proprement
« parler, le code de toutes les *décisions de détail. Nos*
« *élèves, obéissant à leurs guides, suivent la route* qui
« leur est ouverte....... Aussi les voit-on lire *indiffé-*
« *remment* les ouvrages des grands métaphysiciens,
« comme ceux des grands observateurs, Bacon et Hip-
« pocrate. Locke et Sydenham, etc....... J'en con-
« viens, *à notre honte,* si l'on veut ; mais j'ai lieu de
« *craindre que plus d'un de nos élèves ne répondît avec*
« *plus d'assurance sur certains dogmes de la manière de*
« *philosopher que sur* TELLE FORMULE DE MÉDICAMENT
« *ou sur* TEL POINT MINUTIEUX D'ANATOMIE..... Quelque-
« fois même, à nous entendre, l'*on croirait moins être*
« DANS UNE ÉCOLE DE MÉDECINE que DANS UNE ÉCOLE
« DE PHILOSOPHIE. » Puis, pour se justifier de ces révélations, il ajoute : « *Je dois raconter les choses* EN
« SIMPLE HISTORIEN ; *je dois dire ce qu'on fait chez*
« *nous* (1). » Tout mon raisonnement sur Montpellier

(1) Fr. Bérard, *Doctrine médicale de Montpellier, et compa-*
raison de ses principes avec ceux des autres écoles d'Europe.
1819, in-8, p. 15 et suiv.

n'est guère que la reproduction ou le commentaire de
l'opinion de votre historien. Je ne suppose pas que
vous récusiez ce témoignage, qui a toutes les garan-
ties désirables. Bérard était sur les lieux, il racontait ce
qu'il voyait, ce qu'il entendait, et vous ne pourriez pas
dire de son opinion, comme vous le dites de la mienne,
qu'elle n'est qu'un préjugé général (p. 36), accueilli
légèrement sur des ouï-dire. Si Bérard s'est trompé
sur les habitudes d'esprit de l'école où il avait été
nourri et élevé, à l'illustration de laquelle il a consacré sa vie entière, et si le portrait qu'il en fait n'est
pas ressemblant, je ne sais vraiment à qui il faudra
s'adresser pour avoir des renseignements exacts sur
ce point. Dans tous les cas, vous trouverez naturel que,
placé entre deux témoignages contraires, j'adopte,
jusqu'à plus ample informé, celui qui favorise ma
propre opinion.

J'ai donc pu dire avec vérité, et au sens strict, que,
dans l'école de Montpellier, la métaphysique faisait un
peu oublier la médecine, s'il est vrai, comme l'affirme
votre célèbre et bien-aimé disciple, que les élèves
sont plus en état de résoudre une question de logique
que d'indiquer la formule d'un médicament. Mais, je
le répète, ce n'est pas là le sens véritable de ma critique. Je n'ai eu en vue que l'abus de ces spéculations
générales sur les principes de l'art, sur la construction logique de la science, sur la méthode de philosopher qui remplissent tous vos livres, spéculations
très-belles en elles-mêmes, et que vos grands maîtres
ont maniées avec une incontestable supériorité, mais

qui ne peuvent cependant pas suffire seules aux besoins immédiats de la pratique. Or, ces spéculations
sont signalées aussi par Bérard comme l'étude favorite
de vos auteurs *même les plus minces*. Elle ont passé à
tel point dans les habitudes, qu'elles sont devenues
une sorte de *routine* à l'usage de tout le monde. Eh
bien ! c'est cette préoccupation] extraordinaire pour
certaines questions philosophiques qui n'ont avec la
science médicale pratique que des rapports trop éloignés pour être utilisés par les esprits ordinaires, que
j'ai désignée comme un abus de la métaphysique
dans votre école. On peut bien, en effet, soutenir,
comme le veulent quelques-uns de vos maitres, que la
philosophie médicale générale contient, pour parler
comme Fr. Bérard, le *Code de toutes les décisions de
détail*; car les conséquences sont nécessairement con-
tenues dans les prémisses. Le difficile est de les en tirer,
et lorsqu'elles sont très-éloignées du principe, lorsqu'il faut passer, pour y arriver, par une série presque
infinie d'intermédiaires, il n'est donné qu'à très-peu
d'esprits de les découvrir. Toute règle de pratique
doit être fondée sur des principes, car, sans cela, elle
ne serait pas règle ; mais ces principes doivent, pour
offrir quelque sûreté d'application, être immédiatement dérivés des faits les plus particuliers sur lesquels
porte la recherche. On peut dire, par exemple, que
tous les phénomènes cosmiques résultent en définitive
de l'attraction et de la répulsion des particules de la
matière, et ce principe, en le supposant vrai, contient
nécessairement toute la physique et toute la chimie ;

mais me suffira-t-il d'en déduire rationnellement les
conséquences pour prévoir et encore moins pour produire le moindre phénomène? J'exagère à dessein ma
supposition pour en faire mieux comprendre le sens. Je
ne prétends pas que vos doctrines générales philoso-
phico-médicales soient aussi éloignées de l'application que ce principe universel de physique l'est des
procédés de la science ou de l'industrie ; mais je crois
encore qu'elles le sont assez pour qu'on leur reproche
leur insuffisance pratique ; et c'est là tout ce qu'il me
faut pour ma thèse. Je n'ai dit nulle part, quoique certains traits de votre réponse me supposent cette opinion, que votre métaphysique était étrangère ou tout
à fait inutile à la médecine pratique ; j'ai dit seulement
qu'elle en était trop distante, ce qui est bien différent.
Je crois comme vous, et avec Leibnitz, qu'on ne doit
mépriser aucune vérité, de quelque ordre qu'elle soit,
parce qu'elles se tiennent toutes, et que la plus isolée
en apparence finit toujours tôt ou tard par trouver sa
place dans la connaissance et son usage dans la pratique. C'est ce qu'il rappela notamment avec beaucoup
d'à-propos à Stahl, qui s'était exprimé avec trop de
dédain sur certaines applications de la chimie à la médecine dans un écrit polémique dont le titre aurait pu
convenir à celui-ci, quoique par d'autres raisons que
celles qui le lui firent choisir (1). Je sais aussi que tout
chemin mène à Rome et que tout est dans tout. Mais
ce n'est pas à un esprit tel que le vôtre que j'aurais besoin de rappeler ces lieux communs.

(1) *Skiamackia, seu negotium otiosum.*

Je n'ai, au reste, il convient de le redire, fait allusion qu'à des tendances, à des dispositions habituelles de l'école de Montpellier, à l'esprit général de ses doctrines. Je n'ai pas prétendu qu'il n'y ait pas de praticiens dans cette école, et que tout son avoir scientifique se réduise à des travaux purement spéculatifs. Le sens général de votre critique me prêterait, si je ne me trompe, une exagération dont je ne me crois pas coupable. Je veux défendre tout ce que j'ai avancé, mais je ne veux avoir à défendre que cela. Or, ce que j'ai avancé dans des termes généraux, je crois pouvoir le maintenir, malgré votre refus persévérant d'y souscrire. Qu'ai-je dit, d'ailleurs, qui ne soit au fond connu ou, si vous aimez mieux, reconnu de tout le monde ? La métaphysique de Montpellier a toujours été, comme le dit aussi Bérard, un scandale pour les faibles : c'est un texte banal de déclamations pour le vulgaire des écoles rivales ; mais précisément parce qu'il est banal, le reproche doit avoir quelque fondement. Vous direz que c'est un préjugé. Mais, vous n'ignorez pas qu'il y a des *préjugés légitimes,* comme le prouva assez bien Nicole dans le traité qu'il publia sous ce titre contre les calvinistes. Qu'y aurait-il, en définitive, d'étonnant que l'école de Montpellier péchât par quelque point? N'admettrez-vous pas, au moins sous forme de supposition, qu'elle puisse avoir son défaut ? La chose est certainement très-probable *à priori*, car quelle est l'institution, scientifique ou autre, qu'elle s'appelle école, secte, compagnie ou de tout autre nom, qui n'ait son côté faible ? Par quelle prédestination véritablement exceptionnelle serait-il arrivé qu'au milieu des excès et des erreurs de toute nature où sont plus ou moins tombés tous les dogmatismes, soit individuels, soit collectifs, une certaine école eût un privilége exclusif d'orthodoxie et d'impeccabilité, et que cette école fût précisément la vôtre ? Or si, d'une part, cette supposition est au plus haut point improbable, et si, d'autre part, la notoriété publique signale unanimement dans cette école un défaut, il y a tout à parier que le défaut existe réellement.

Je sais que ces raisonnements généraux ne vous satisferont point ; mais il me suffit à moi qu'ils satisfassent ce que vous appelez la galerie. Vous voudriez des preuves de fait ; or vous savez mieux que personne que ceci est une question qui ne peut se décider par des faits concrets et particuliers ; et c'est peut-être pour cela qu'en dialecticien habile vous ne cessez de m'en demander. Ceci est un procès de tendance, comme on disait il y a quinze ou vingt ans. Ces sortes de procès ne sont pas admissibles en droit criminel, mais ils le sont très-bien, passez-moi le terme, en droit scientifique. L'esprit d'une doctrine, d'une école, est un être de raison qui ne se laisse saisir qu'au travers d'une infinité d'indices fugitifs ; c'est une résultante dont on ne peut obtenir le produit que par l'intuition rapide et instantanée des éléments sans nombre qui lui donnent naissance ; c'est comme une physionomie dont l'expression est immédiatement saisie dans son caractère distinctif, bien qu'il soit tout à fait impossible d'en exposer analytiquement les conditions matérielles. Votre goût pour les arts du dessin vous permettra d'apprécier la valeur de cette comparaison. Vous assurez quelque part (p. 42) que l'école de Montpellier n'est ni un piano ni même un orgue, et tout le monde sera de votre avis. Elle serait plutôt, selon vous, « un orchestre dont les règles harmoniques sont dans les têtes de tous les concertants. » J'admets la métaphore, et je vous demande comment il faudrait s'y prendre pour apprécier les qualités fondamentales, bonnes ou mauvaises, le caractère musical de cet orchestre ? Vous me direz assurément : Écoutez-le bien et jugez d'après l'impression générale que vous en recevrez. Vous ne me direz pas : Démontez pièce à pièce chaque instrument, écoutez isolément chaque partie ou chaque note.

Puisqu'il nous faut absolument, à ce qu'il paraît, une comparaison pour nous entendre, je préférerais me représenter l'école de Montpellier sous les traits d'une grande et majestueuse femme, d'une beauté régulière et noble, mais sur le front de laquelle le temps a déjà imprimé quelques rides ; son vêtement a de l'élégance et de la dignité, mais son éclat est un peu terni et sa forme est légèrement surannée ; assise comme une reine, sur un siége élevé, dans la demeure de ses pères, elle reçoit de loin en loin les hommages de ses petits-fils, qui ont de la peine à la reconnaître, de quelques anciens vassaux, qui n'ont pas méconnu son autorité féodale. Dans ses discours, pleins de sagesse et d'élévation, elle aime à rappeler l'antique gloire de sa race, et montre avec orgueil aux curieux qui viennent la visiter les riches insignes de son blason ; quoique belle encore, elle a presque renoncé au monde ; surprise et secrètement blessée de n'y rencontrer que de froids respects, elle n'y fait que de rares apparitions ; elle paraît devoir prolonger longtemps encore cette vie d'intérieur digne, mais retirée. renonçant pour toujours aux succès et aux conquêtes, et mettant désormais toute sa gloire à faire noblement les honneurs de sa maison.

Je souhaite que ces explications un peu longues me réconcilient avec vous à l'endroit de la métaphysique de Montpellier. Je dois maintenant passer au second grief qui est, si je ne me trompe, celui de paresse. Mais ce sera, s'il vous plaît, par le prochain *ordinaire,* celui d'aujourd'hui ne pouvant pas attendre plus longtemps.

Agréez, etc.

III

Monsieur,

L'imputation de *paresse,* et partant d'*immobilité,* semble vous avoir particulièrement mécontenté. Je ne l'avais cependant pas présentée sous une forme absolue et tranchante, comme pourrait le faire supposer l'ensemble de votre réclamation. En ceci. comme pour la *métaphysique* de Montpellier, j'usais de formules dubitatives et tempérées ; je signalais des dispositions, des tendances, plutôt que des délits positifs. Je ne disais pas qu'on ne fait rien à Montpellier, mais seulement qu'on y fait peu ou pas assez ; et j'attribuais cette propension au *far niente* médical à des habitudes générales spéculatives du genre platonicien, et à une certaine prévention systématique contre l'esprit novateur, prévention fondée elle-même sur cette idée, peu juste à mon avis, que la science médicale est à peu près et depuis longtemps arrivée à son terme. Je vous disais, avec la retenue qui me convient, que vous me paraissiez pencher d'un certain côté, et je demandais s'il ne vous était pas arrivé d'y tomber. En un mot, je n'émettais que des doutes, des soupçons, des conjectures, des craintes. Tout cela s'est transformé dans votre esprit en un réquisitoire *in forma*. Vous avez pris mes suppositions et mes questions pour des affirmations catégoriques et absolues, et vous avez ainsi imprimé à ma thèse un caractère d'opposition décidée et systématique que je n'y soupçonnais pas moi-même ; ce qui pourrait me forcer à la prendre plus au sérieux que je n'avais fait d'abord. A l'aspect des forces imposantes que vous mettez en mouvement contre moi, je ne dois plus douter que j'ai fait, sans le vouloir, dans ma première excursion sur vos terres plus de dégâts que je ne pensais. Cependant, malgré cet appareil d'hostilité, je ne crois pas qu'il se soit rien passé jusqu'ici entre nous qui constitue un véritable *casus belli*. Je préfère parlementer et négocier et, sans retirer ma première proposition relative à l'immobilité de l'école de Montpellier, je demande à vous la présenter encore une fois sous une forme peut-être plus acceptable.

Cette inculpation de paresse vous a, disais-je, parti-

culièrement chagriné. Je conviens que ce mot se prend
d'ordinaire en mauvaise part ; mais il est susceptible
d'une bonne interprétation. Il y a paresseux et paresseux. La paresse des gens d'esprit et des savants n'est
pas celle des sots et des ignorants. Chez ceux-ci elle s'appelle fainéantise. Je me souviens d'avoir entendu, dans
une séance publique de l'Institut, un des plus éminents
orateurs académiques de ce temps (1), saluer les doc-
tes membres de sa compagnie du titre d'*admirables
oisifs*, épithète qui excita d'unanimes applaudissements. Il entendait désigner par là ces hommes qui,
entièrement étrangers aux soins de la vie active, passent leur temps à rêver au pourquoi et au comment
des choses, à vaguer dans ces hautes régions de la
pensée où la foule croit encore, comme au temps d'A-
ristophane, qu'il n'existe que des *nuées*. C'est parmi ces
oisifs, vrais aristocrates de l'intelligence, que je m'é-
tais permis de vous classer, et non parmi ces paresseux
vulgaires, dont le monde est plein, qui, suivant l'expression du poëte, partagent leur existence en deux
moitiés,

> L'une à dormir, et l'autre à ne rien faire.

Je reconnais que votre oisiveté est d'une nature plus
noble. Elle se rapproche beaucoup, je l'avouerai volontiers, de celle de Léonard de Vinci, dont vous nous
contez, avec la grâce qui vous est propre, une char-
mante anecdote qui vient tout à point pour ma thèse.
Ce grand artiste s'était chargé de peindre, dans le ré-

(1) **M.** Mignet.

fectoire du couvent des Dominicains, à Milan, ce fameux tableau de *la Cène*, si connu partout par la gravure de R. Morghen. Mais, suivant son habitude, il n'allait pas vite en besogne. Les semaines s'écoulaient sans qu'il mît la main à l'ouvrage. Il passait des journées entières étendu sur le dos, ruminant son sujet, sans toucher à ses pinceaux. Le prieur du couvent qui, en inspectant le jardin dont le soin lui était confié, s'apercevait de ce manége, en était scandalisé. Après avoir en vain épuisé les représentations auprès du peintre, qui n'en tenait nul compte, il finit par aller se plaindre au duc de Milan de sa négligence. Le duc ayant fait appeler Léonard et lui ayant demandé l'explication de sa conduite, l'artiste lui répondit que ce bon homme de prieur ne savait ce qu'il disait en l'accusant de paresse, car, en fait, il ne se rappelait pas avoir travaillé à aucun ouvrage autant qu'à celui-ci, attendu qu'il y pensait sans cesse et se livrait à des efforts de tête incroyables pour amener la conception de l'œuvre à sa dernière perfection. Il dit enfin qu'il ne fallait pas juger les hommes de sa sorte d'après les idées vulgaires, et qu'il était un de ces artistes qui *font d'autant plus qu'ils travaillent moins* (1). L'histoire ajoute que Léonard, voulant punir le pauvre prieur de son incartade, le fit figurer dans sa *Cène* sous le personnage de Judas. J'espère que vous ne pousserez pas les représailles si loin à mon égard, quoique vous m'accusiez de m'entendre avec le prieur des dominicains. J'avoue donc, pour continuer à ma manière l'interprétation de

____

(1) *Che manco lavorano, più adoperano.*

cet apologue, que votre façon de travailler ressemble assez à celle de Léonard de Vinci. Elle rappelle aussi, mais de plus loin, celle du *Pauvre Diable*, décrite dans ces deux vers dont la citation ne vous déplaira pas, car vous aimez vous-même à citer les poëtes :

> Pendant six mois ensemble nous pensâmes,
> Lûmes beaucoup et rien n'imaginâmes.

Le cas de Léonard n'était pas précisément le même, il est vrai, car il imagina, et de plus exécuta cette merveilleuse *Cène* qui est un chef-d'œuvre de la peinture et de l'esprit humain. Mais il faut dire aussi que cela ne lui arriva qu'une fois. Ses œuvres sont, comme vous savez, singulièrement clair-semées. Il ébauchait beaucoup de choses sans jamais en achever aucune. L'esprit de ce grand homme était très-actif, mais un peu porté à la fantaisie. Il ne cessait de méditer sur les principes et les règles de l'art ; il en savait à fond toute la philosophie ; il a laissé plusieurs écrits théoriques, fruits de ses méditations ; mais dès qu'il s'agissait de mettre la main à l'œuvre, il donnait volontiers sa démission. Les princes qui désiraient avoir quelque chose de sa main n'en pouvaient tirer que de belles promesses et des préparatifs ; de telle sorte qu'on était accoutumé à ne guère compter sur lui, tant sa réputation était bien établie en ce genre. Vous auriez pu ajouter à l'anecdote du prieur une autre historiette racontée aussi par Vasari et qui va également à mon affaire. Pendant le séjour de Léonard à Rome, le pape Léon X lui commanda quelques peintures pour le

Vatican. Léonard accepta la besogne; mais au lieu de préparer d'abord son mur et de faire ses cartons, il se mit à distiller des plantes pour composer le vernis destiné à son tableau futur; ce qu'ayant appris le pape, il s'écria : « Ho! ho! voici un homme qui certainement ne fera rien, puisqu'il pense à la fin de l'œuvre avant de songer à la commencer. » Son pronostic se vérifia. Léonard ne fit rien que ses vernis, et le pape fut obligé, pour avoir des peintures, de faire venir de Florence Michel-Ange qui méditait moins, mais travaillait davantage.

Vous auriez donc à Montpellier, en médecine, la paresse de Léonard en peinture; paresse très-noble et très-belle, et qui se résout néanmoins en une disette d'œuvres positives. Vous avez fait aussi votre *Cène*; mais il y a longtemps, bien longtemps, et depuis vous ne faites guère que des projets, des préparatifs, des plans; vous songez trop tôt au vernis.

Mais laissons les apologues, qui, comme toutes les comparaisons, *clochent* toujours en quelque point, au dire du fabuliste. Votre réponse ne se borne pas à ces allusions générales, nécessairement un peu vagues, et dont chacun tire assez facilement parti pour sa cause. Vous me sommez directement de prouver mon accusation. Vous ajoutez que « si, dans la république médicale, tout devait se passer comme dans la république d'Athènes, où tout accusateur était obligé de prouver l'accusation, sous peine de subir la condamnation qu'encourrait l'accusé, j'aurais été plus retenu (1). »

(1) *Apologie*. p. 43.

Cette sommation juridique est, je le confesse, embarrassante. Vous me mettez évidemment dans un mauvais cas. C'est ici une de ces causes où il n'y a pas proprement de corps de délit, quoiqu'il y ait un délinquant. Comment en effet prouver à des gens qu'ils sont paresseux et qu'ils ne marchent point? On ne le peut, ce me semble, que d'une manière indirecte, comme on fait en justice à l'égard d'un accusé, lorsque, ne pouvant le convaincre directement, faute de témoins, qu'il s'est trouvé sur le lieu du crime, on le met en demeure de prouver lui-même son *alibi*. Les faits négatifs ne se peuvent démontrer autrement. Je n'ai donc ici, moi, qu'à vous renvoyer votre sommation et vous dire : Montrez-nous vos œuvres. Jusqu'à ce que vous ayez fait cette exhibition, on est autorisé à adopter provisoirement le fait signalé par la notoriété publique, qui vous reproche de mal employer votre temps. « Vous avez, dites-vous, eu quelque envie de me présenter la liste des produits de l'industrie de votre école depuis cinquante ans. » (P. 58.) Je regrette que vous n'ayez pas donné suite à cette bonne idée ; car elle aurait, mieux que tous les apologues et tous les raisonnements, avancé notre discussion. J'observerai néanmoins que vous remontez un peu haut. Je sais qu'à une certaine époque, c'est-à-dire vers la fin du dernier siècle et les premières années de celui-ci, l'école de Montpellier a produit de belles fleurs et de beaux fruits. Cette époque est, à proprement parler, son âge d'or. C'est alors qu'ont brillé presque en même temps les grands maîtres dont elle se glorifie à si juste titre. Mais je ne voudrais pas que vous fissiez figurer dans votre actif les acquêts de ce temps, car je ne les conteste nullement. On sait que vous avez reçu un bel héritage ; ce dont on doute, c'est que vous l'ayez fait valoir depuis.

Parlons sans figure, Monsieur, et, laissant toute subtilité, abordons franchement la question. Peut-on raisonnablement soutenir que l'école de Montpellier ait, depuis ses derniers maitres, c'est-à-dire depuis plus d'un quart de siècle, activement travaillé au progrès de la médecine pratique, et généralement à l'avancement de la science et de l'art, à l'égal des autres grands foyers scientifiques de la France et de l'étranger? N'est-il pas au contraire trop certain qu'après avoir jeté un vif et dernier éclat, qu'on put prendre pour une renaissance, elle est peu à peu tombée dans un état de langueur qui laisse quelquefois douter si elle est morte ou vivante? Dites-nous, puisqu'il faut préciser des faits, si, depuis ces époques déjà fort éloignées, on a vu sortir de son sein quelque livre important sur quelqu'une des branches principales de la médecine (j'entends des livres conformes à ses doctrines, rédigés d'après ses méthodes, inspirés par son esprit)? Qu'a-t-il paru à Montpellier en physiologie depuis les NOUVEAUX ÉLÉMENTS DE LA SCIENCE DE L'HOMME et la PHYSIOLOGIE de Dumas? en pathologie, depuis les écrits de Bordeu, de Dumas, de Baumes? Quels sont les traités méthodiques, les ouvrages classiques produits chez vous et par vous, d'après vos principes, depuis quarante ans, que vous puissiez mettre entre les mains des élèves de Montpellier et de tous les pays ? Existe-t-il un véritable traité de médecine pratique où votre philosophie médicale se trouve appliquée à tous les détails de la pathologie et de la thérapeutique spéciales ? Je demande qu'on m'indique ces produits, s'ils existent. Jusque-là je serai forcé de répéter qu'à Montpellier on en est resté à la métaphysique et à la logique de la science. Vous m'assurez que si j'étais à Montpellier j'y trouverais des hommes studieux, laborieux, des praticiens zélés, habiles et tout à fait au courant de la science. Je crois cela sans peine, et il n'est pas besoin que je me déplace. Mais quel rapport y a-t-il entre la pratique publique ou privée des médecins de Montpellier et le point du débat ? Cette pratique ne prouve pas plus en faveur du travail scientifique de l'École que celle des médecins de Toulouse, de Bordeaux ou de Strasbourg. Le fonds de lumières médicales de notre temps est la propriété commune des *individus*. La presse française et étrangère porte partout, et à Montpellier comme ailleurs, les résultats des travaux de l'époque. Chacun peut se les assimiler et en faire son profit. Ce qu'il faudrait prouver, c'est que cette habileté et cette science sont des résultats exclusivement locaux, qu'on ne trouve pas ailleurs, et, pour me servir de vos expressions, qu'ils vous appartiennent en propre comme des produits de votre industrie personnelle.

Vous avez trop insisté sur ce dernier moyen de défense, et vous m'avez trop souvent reproché de parler des affaires de Montpellier sans m'être mis en mesure de les étudier sur les lieux, pour que je néglige de répondre à cette espèce de fin de non-recevoir. Il est vrai que je n'ai pas visité la métropole (1), mais j'ai connu ses colonies. Il y en avait une à Paris, il y a quelque vingt ans, très-brillante et très florissante. C'est elle qui fonda la REVUE MÉDICALE. Je l'ai beaucoup fréquentée, et c'est même là que j'ai fait mes premières armes en littérature médicale. Elle se composait d'hommes jeunes et actifs, pleins d'enthousiasme et d'amour pour leur mère commune, qui fondait sur eux les plus belles espérances. Leur réunion était comme une succursale de Montpellier. Parmi ces colons étaient Rouzet, Fr. Bérard, Ant. Miquel, tous trois enlevés avant l'heure, MM. Bousquet, Am. Dupau, Eusèbe de Salle, et plusieurs autres, tous, ou à peu près, vos élèves, à ce que je crois. J'ai connu la plupart de ces hommes, dont quelques-uns, et notamment Ant. Miquel, furent ou sont encore pour moi des amis. Vous excuserez ces détails d'intérieur ; nous causons, et nous causons de Montpellier ; vous ne me trouverez jamais trop long. Eh bien ! vous le dirai-je, ces hommes pensaient tous à peu près comme moi sur les *desiderata* de leur *alma mater*. Tout en s'applaudissant de la supériorité de sa philosophie, ils sentaient qu'elle avait besoin de sortir un peu de son sanctuaire, de séculariser, pour ainsi dire, ses idées, de les rendre accessibles à tous par des applications variées aux di-

(1) Je l'ai visitée depuis et n'ai pas changé d'avis sur les choses, tout en y trouvant de nouveaux motifs de respect, d'estime et d'affection pour les personnes.

verses branches de la science et de l'art. C'était là le but de tous leurs projets. Ce qui les inquiétait surtout, c'était cette disette d'ouvrages méthodiques sur les grandes divisions de la médecine. Ils voulaient remplir cette lacune, et s'étaient en conséquence partagé ce grand travail. Fréd. Bérard devait faire une PHYSIOLOGIE, Rouzet et Miquel une PATHOLOGIE, M. Bousquet une THÉRAPEUTIQUE. Trois sont morts avant d'avoir exécuté ce plan. Le quatrième, resté seul, s'est livré à d'autres travaux. Mais ce qu'ils n'ont pas fait, l'a-t-il été depuis par d'autres? La lacune existante il y a vingt ans et plus n'a pas été comblée, et Dieu sait de combien elle s'est agrandie. J'aurais enfin, au besoin, un autre garant de mon opinion et de celle des hommes que je viens de nommer; c'est vous-même. Vous racontez quelque part, si je ne me trompe, qu'un jour, poussé par le sentiment du déficit dont je parlais, vous demandâtes à Barthez pourquoi il ne composait pas un traité complet de médecine, et que Barthez, vous montrant son traité des MALADIES GOUTTEUSES, répondit : Voilà ma physiologie, ma pathologie, ma thérapeutique, et toute ma médecine. Je ne sais si cette réponse vous satisfit, mais il est certain que si toute la médecine de Montpellier est dans ce traité, elle y est comme le poulet est dans l'œuf et le chêne dans le gland.

Laissons, si vous voulez, les livres, bien qu'à notre époque surtout la presse soit une des mesures les plus sûres pour apprécier le degré relatif de développement d'une branche de la littérature ou de la science. Mais s'il n'est pas sorti de Montpellier de ces livres tels

que je les demande et tels qu'il les faudrait, en est-il
sorti du moins, sous une forme quelconque, des idées
nouvelles soit théoriques, soit pratiques, qui aient eu
assez d'importance pour influer au dehors sur la
marche de la médecine, pour intéresser les esprits,
pour faire quelque bruit, pour laisser quelques traces
dans la science? Est-ce de Montpellier ou d'ailleurs
que nous est venu tout ce qui s'est fait de véritablement considérable et de marquant en médecine depuis
près d'un demi-siècle? Prenons des faits assez gros, par-
donnez-moi l'expression, pour être aperçus à première
vue. Deux points saillants caractérisent la médecine de
notre temps, en France et en Europe, à Vienne, à
Berlin ou à Londres, comme à Paris : l'anatomie pathologique, et l'étude du diagnostic anatomique. Je
n'examine point la valeur intrinsèque et absolue
des travaux inspirés par ces deux points de vue.
Je constate seulement que ces points de vue domi-
nent aujourd'hui toute la pathologie et toute la thérapeutique; et je constate en outre que ce n'est pas
à Montpellier que ces idées nouvelles ont pris naissance. J'ajoute que non-seulement elles n'y sont pas
nées, mais qu'elles y sont fortement suspectes et même
repoussées. On les y considère volontiers comme des
hérésies contre lesquelles on se contente de formuler
de temps en temps quelques anathèmes. Des sciences
entières ont été comme créées de nos jours; par
exemple : la toxicologie, la médecine légale, la théorie
des difformités. Est-ce à Montpellier qu'ont été faites
ces découvertes? Je ne veux entrer dans aucun point

de détail ; je n'indique que les grandes masses. Je ne
parlerai pas non plus des grands systèmes qui ont vu
le jour en France, en Italie et en Allemagne à notre
époque, et qui ont si fortement remué les esprits, in-
flué si profondément sur la pratique de l'art. Je sais
que vous ne considérez ces systèmes que comme des
aberrations de l'esprit médical ; ce sont là, pour vous,
des séditions et non pas des révolutions. Cela peut
être ; mais il est certain que si l'apparition et la lutte
des systèmes ne constituent pas nécessairement le progrès, elles indiquent du moins la vie de l'esprit et de la
science ; car dans l'ordre intellectuel comme dans
l'ordre matériel, il n'y a pas de vie sans mouvement.
Vous nous assurez que rien de tout cela n'est inconnu
à Montpellier, qu'on y étudie tout ce qui se fait, qu'on
y écoute tout ce qui se dit, qu'il n'y a pas une idée nouvelle qui ne soit à l'instant discutée, un procédé, une
méthode qui ne soient essayés ; qu'on y passe tout au
crible, hommes, idées et choses. Cela peut être vrai jusqu'à un certain point ; mais, tout en louant cette sage
circonspection et ces habitudes critiques, il me semble
qu'elles ne suffisent pas pour un rôle actif, influent,
progressif. Vous voyez passer la science devant vous
en guise de spectacle ; elle défile sous vos yeux comme
une armée dans une revue. Votre esprit scientifique
ressemble un peu à votre médecine ; il est expectant.
Vous vous enquérez de tout, mais vous ne vous mêlez
de rien. Je préférerais vous voir passer de l'observation à l'action ; je voudrais qu'au lieu de garder vos
belles doctrines renfermées sous triple clef dans un

reliquaire, où elles ne servent qu'a nourrir la piété de quelques fidèles, vous les lanciez hardiment dans la mêlée, que vous les mettiez aux prises avec leurs rivales, que vous les rendiez enfin non-seulement dignes de respect et d'adoration par leur sainteté, mais dignes de reconnaissance par leurs bienfaits, dignes d'envie et même de jalousie par leur puissance, leur domination, leurs conquêtes. Je voudrais qu'on ne pût plus dire que cette noble école a subi à son tour le poids de la main du temps ; que, semblable à ses sœurs aînées de Leyde, de Halle, de Vienne, d'Édimbourg, elle a disparu de la vie réelle et passé dans l'histoire. Dieu m'est témoin, Monsieur, que c'est là mon vœu le plus vif. Je suis spirituellement un enfant de Montpellier ; c'est auprès des hommes de cette école et dans les beaux livres de ses grands maîtres que j'ai puisé le goût de la médecine. Vous n'ignorez pas que dans plus d'une occasion importante j'ai mis ma débile plume (c'est tout ce que j'ai) au service de cette vieille nourrice. J'ai souvent éventé les sinistres complots de ces malfaiteurs qui voudraient, dites-vous, la *noyer*, et je les ai dénoncés dans ce journal même à la justice publique. Quand ses doctrines, sa philosophie ont été attaquées, je les ai défendues, ici et ailleurs, et je les défendrai encore au besoin, car ce n'est pas sur ces doctrines en elles-mêmes que portent aujourd'hui mes plaintes, mais sur le peu d'usage qu'on en fait, sur l'apathie qui les laisse subsister à l'état de lettre morte, sur l'esprit exclusif, sinon étroit, qui voudrait nous parquer dans le cercle qu'elles ont tracé, cercle qu'il ne faut pas briser, mais

agrandir et surtout remplir. C'est dans ce sens que je
vous prie encore une fois d'interpréter cette inculpation de paresse et d'immobilité dont je maintiens du
reste l'exactitude dans les termes où je la pose et la
circonscris.

Me voilà bien loin du commencement de cette réponse,
et je ne suis pas cependant très-près de la fin. Il me
reste à m'expliquer sur la question de vos *dogmes*,
qui est la troisième et dernière en litige entre nous.
Je ferai de mon mieux pour vous satisfaire au plus tôt
sur ce point comme sur les précédents.

Agréez, etc...

I V

MONSIEUR,

La question de la valeur des *dogmes* de l'école de
Montpellier est si importante que j'ai quelque regret
de m'être engagé à l'aborder. Nous bornerions nous-
même à discuter parmi ces dogmes celui que vous re-
gardez avec raison comme la pierre fondamentale de
votre édifice médical, et le seul auquel j'ai fait moi-
même allusion dans ma lettre, le *vitalisme* ; je sens que
la grandeur du sujet dépasse de beaucoup les proportions de notre correspondance. Je dois donc résolûment renoncer à agiter en quelques pages un problème
qui comprend dans ses vastes contours, non-seulement
la philosophie de la médecine, mais encore la philosophie de la nature. Heureusement je ne m'y crois tenu

ni par mes propres assertions, ni par la réponse que vous y avez faite. Je me réduirai donc au petit nombre de remarques rigoureusement indispensables pour éclaircir les propositions que vous avez combattues, éclaircissement qui sera peut-être une justification, et par suite, si vous le voulez bien, un acheminement à une réconciliation définitive.

Et d'abord j'accepte volontiers votre interprétation du mot *dogme*. Je le prends, ainsi que vous, au sens du Dictionnaire de l'Académie, pour *une proposition ou principe établi ou regardé comme une vérité incontestable*. J'observe toutefois qu'il est plus ordinairement employé dans les sciences théologiques que dans les sciences naturelles, et que son application aux propositions doctrinales de la médecine n'est guère en usage qu'à Montpellier.

J'ai fait sur *votre* vitalisme deux remarques critiques. J'ai dit : 1° que ce vitalisme est sujet à des difficultés théoriques ; 2° qu'il s'oppose à la recherche des conditions matérielles des phénomènes physiologiques. J'ai peu insisté sur le premier de ces reproches, mais j'ai attaché beaucoup d'importance au second. Vous les avez repoussés tous deux. Je dois attribuer votre opposition au tour peut-être trop axiomatique et trop sec de mes assertions. J'aurais dû ne pas vous les envoyer sans quelque commentaire. Je vais réparer cet oubli.

Quant au premier point, je ne croyais certes pas m'exposer beaucoup en affirmant d'une manière générale que le vitalisme professé à Montpellier est, comme théorie, sujet à des difficultés, et je ne présume pas que votre attachement pour cette doctrine vous empêchât de reconnaitre au besoin qu'elle peut être, philosophiquement parlant, exposée à des objections sinon concluantes, du moins acceptables et discutables. Je ne connais, pour ma part, aucune opinion ou *dogme* scientifique relatif aux premiers principes, qui jouisse d'une telle immunité. Vous repoussez cependant mes doutes sur ce point avec cet air et cet accent d'incrédulité déterminée dont on accueille d'ordinaire les paradoxes. Il est probable que les arguments dont j'ai usé ne sont pas les meilleurs, puisqu'ils ne vous ont pas satisfait; mais il y en a beaucoup d'autres qui, réunis aux premiers, pourraient avoir assez de force pour se faire respecter, s'il m'était loisible d'engager sérieusement l'affaire. Cependant, vu l'impossibilité où je suis d'entreprendre une si longue et si rude campagne, et n'ayant d'ailleurs aucun intérêt pressant à la chose, je préfère renvoyer ces troupes auxiliaires dans leur pays, et défendre seulement mes premières positions.

J'ai dit que *votre* vitalisme (1) avait de la peine à se tenir debout en équilibre entre l'Animisme et le Mécanicisme. Je m'étonne que vous n'en conveniez pas. Vous savez assurément mieux que personne au monde combien de difficultés rencontra Barthez dans la construction de sa théorie, à laquelle il ne put même jamais donner la forme logique arrêtée et distinctive qu'il

---

(1) Je veux dire le vitalisme Barthézien, car il y a plusieurs manières d'entendre le vitalisme. L'école de Bichat se dit vitaliste aussi; et à Montpellier même on trouverait des différences entre les vitalismes de Fouquet, de De Sèze, de Grimaud, de Dumas, etc.

avait en vue. Il n'a fallu rien moins que vos ingénieux et savants travaux d'interprétation pour qu'on soit arrivé, non à l'accepter, mais à la bien comprendre, et vous n'êtes arrivé vous-même à ce résultat que par des prodiges d'adresse, d'habileté, je dirais presque de diplomatie. Le vitalisme barthézien, tel que vous l'avez façonné et élaboré avec tant d'amour, est une œuvre d'art digne d'admiration; mais la matière employée dans ce beau travail étant de sa nature réfractaire, l'ouvrage a dû rester imparfait en dépit des efforts et du talent de l'artiste. Le vitalisme de Barthez est, en effet, un fils naturel du Stahlianisme; il a beau renier son père, se déguiser, changer de pays et de langue pour cacher son origine, on le reconnaît toujours. Historiquement et philosophiquement, cette provenance ne peut être niée. La doctrine de Montpellier est née primitivement de la réaction contre les écoles iâtro-mathématiques et iâtro-chimiques qui régnèrent jusqu'au milieu du dernier siècle, réaction dont Stahl fut le principal auteur et promoteur. Les premiers maîtres de Montpellier furent des stahliens ou des semi-stahliens. Ils se signalèrent par leur opposition systématique à toutes les doctrines auxquelles Stahl avait fait la guerre. Ils ne voulurent même pas accueillir le solidisme Hallérien comme entaché sans doute de quelques restes de mécanicisme. On y protesta de bonne heure, il est vrai, contre l'animisme pur; mais tout en s'efforçant par système de s'en séparer, on y retombait sans cesse par habitude. On voulait maintenir la plupart des conséquences du principe stahlien, sans admettre le principe même ; mais dans cette séparation forcée le principe ne tardait pas à reparaître sous quelque déguisement et planait toujours comme une ombre importune sur tous les détails de la théorie.

La doctrine de Barthez fut le dernier et le plus remarquable effort pour opérer le divorce tant désiré entre l'Animisme et le Vitalisme. Barthez est-il parvenu, malgré tous les prestiges d'une dialectique qui n'a d'égale que la vôtre, à séparer nettement son *principe vital* du principe psychique, et à lui assurer une existence idéale parfaitement indépendante de celle de son compagnon? J'avoue que je ne le crois pas. Le principe vital, tel qu'il le définit, ne me paraît être qu'un démembrement de l'Ame stahlienne ; il l'a coupée en deux, et a ensuite adjugé à chacune de ses deux moitiés une partie des attributions et des pouvoirs qu'elle cumulait primitivement. Stahl, se fondant sur des analyses psychologiques et physiologiques profondes et qui n'ont jamais été bien réfutées, ne bornait pas la sphère d'activité de l'âme aux actes intellectuels, volontaires et affectifs dont elle a une conscience réfléchie ; il admettait, avec Leibnitz, qu'elle est susceptible d'une foule de modifications et de déterminations qui, sans arriver à la conscience sous forme de sensations ou de volitions distinctes, ne restent cependant point sans effets moraux et physiques. Les phénomènes des passions, des instincts, de l'habitude, et bien d'autres encore que vous connaissez bien, lui offraient des preuves irrésistibles que, dans une foule de circonstances directement appréciables par l'observation, une multitude d'actes organiques, évidemment dépendants d'un état de l'âme, se produisaient sans conscience et sans prédétermination réfléchie, quoique toujours avec suite, ordre et conséquence. Il fut conduit par là à croire que les opérations corporelles dans lesquelles cette coopération de l'âme n'était pas aussi immédiatement saisissable n'étaient pas pour cela soustraites à son influence, puisqu'elles portaient toutes, comme les premières, les marques d'une direction intelligente, par la coordination admirable des causes et des effets, des moyens et des fins, enfin par un ensemble de caractères qui excluaient toute idée d'une nécessité purement mécanique, chimique ou physique. Ce système si simple dans sa forme logique, si bien lié dans toutes ses parties, avait pourtant des difficultés majeures. Beaucoup de faits, particulièrement de l'ordre pathologique, paraissaient le contredire. La notion stahlienne d'une âme intelligente, mais non consciente, raisonnable, mais non raisonnante, semblait démentie par le témoignage du sens intime. Tout en accordant à Stahl la justesse de la plupart de ses rapprochements analogiques, on contestait la réalité d'un certain nombre. Par suite de ces défauts réels ou supposés, sa théorie ne parvint jamais à se faire accepter de toutes pièces que par un petit nombre de disciples. Elle s'imposa cependant d'autorité, comme instrument critique, à tous les médecins qui avaient de l'éloignement pour les doctrines mécaniques et chimiques alors en décadence, car c'était dans les faits recueillis par Stahl qu'ils trouvaient leurs meilleures armes. Ce fut là notamment le cas des professeurs de

Montpellier qui furent longtemps les chefs de la croisade contre ces systèmes. Aussi l'école qu'ils fondèrent resta-t-elle toujours imprégnée de stahlianisme ; et lorsque, par suite des nouvelles idées philosophiques et d'un nouvel esprit scientifique, ils voulurent systématiquement s'en dégager, ils n'y réussirent qu'imparfaitement, tant était forte la chaîne qui les y retenait attachés ; et Barthez lui-même n'a pu que la relâcher sans la rompre.

Dans la théorie de Barthez, le Principe Vital n'est, ce me semble, comme je le disais, qu'une moitié de l'Ame stahlienne, individualisée et fonctionnant pour son compte à l'insu et sans la participation de l'autre. Tout ce que Stahl attribuait à l'âme agissant sans conscience et sans détermination réfléchie est devenu le lot du principe vital, qui la représente trait pour trait dans cet ordre d'opérations. Seulement, au lieu d'un seul principe chargé de toute la besogne, nous en avons deux. Vous allez sans doute, Monsieur, m'arrêter immédiatement et me dire que je n'entends pas bien la conception de Barthez ; que son principe vital n'est pas, comme l'âme de Stahl, un agent substantiel ; qu'il n'est qu'une abstraction, un signe mnémonique, un X algébrique, n'ayant qu'une existence purement nominale et servant uniquement à représenter brièvement la cause inconnue des faits vitaux ; que, loin de rien affirmer sur la nature de ce principe, Barthez s'est borné à constater expérimentalement les lois de son action, telles qu'elles se révèlent dans les phénomènes, et qu'il n'est par conséquent qu'une formule logique, destinée, non pas à expliquer les faits, mais seulement à faciliter leur généralisation. Je sais que telle était en effet l'intention de Barthez, et qu'il a employé toutes les ressources de son vigoureux esprit pour placer son principe vital dans cette position inexpugnable. Mais ce que je sais aussi, c'est qu'il se donnait à résoudre un problème insoluble. Aussi, malgré des efforts inouïs, il n'a pu réussir à réduire son principe à cet état de pure existence logique, sur lequel il faisait reposer, à tort ou à raison, tout le sort de la philosophie médicale. D'abord il le donne positivement comme une cause, comme un agent, et, à ce seul titre, il sort de l'abstraction pour entrer dans la réalité; car, s'il est cause, et cause déterminée d'effets d'un certain ordre, il doit être doué d'un pouvoir exactement proportionné au nombre et à la nature de ces effets. Or, un être de raison n'a absolument aucune sorte de pouvoir ni d'efficace. Tel n'est donc pas le principe vital de Barthez. Bien plus, quoiqu'il prétende renoncer par vertu logique à s'expliquer sur la nature de ce principe, il se trouve conduit, par la notion même qu'il s'en fait à titre de cause active, à lui conférer bon nombre de propriétés et d'attributs positifs. Je veux que ces attributs ou facultés soient exactement déduits des faits connus par l'expérience; ils ne sauraient pourtant flotter en l'air comme la chimère *in vacuo ;* il faut bien toujours qu'ils se rattachent à quelque *substratum.* Or, ce *substratum* n'étant pas la matière dans le système de Barthez, il faut qu'il soit quelque autre chose, mais toujours une chose, une réalité, et non une simple entité nominale.

Maintenant, voyons quels sont ces attributs du principe vital particulièrement spécifiés par Barthez. Il a d'abord l'attribut essentiel de l'être, l'*unité*; puis la *spontanéité*; il a en outre des *affections*, des *perceptions*, des *déterminations*, une force *motrice*, une force *sensitive*, de l'*attention* et même des *distractions* et enfin des *idées*. Nous retrouvons ici tout le langage stahlien. Et il ne faut pas s'en étonner, car du moment où on soustrait en principe les faits organiques à l'empire des lois physiques, chimiques et mécaniques, et qu'on les considère comme les résultats d'un dynamisme tout spécial, ce dynamisme se présente inévitablement avec tous les caractères que Stahl avait si bien étudiés et reconnus, c'est-à-dire comme un Psychisme. On peut changer le nom, mais la notion reste, et, avec la notion, la langue. Or, je vous le demande, que manque-t-il à ce Principe qui *sent*, qui *perçoit*, qui se *détermine* spontanément, qui *meut* efficacement, qui a des *affections*, des *appétits*, des *idées*, pour être l'Ame de Stahl? Évidemment, Monsieur, il n'y manque que le consentement de Barthez et le vôtre.

Suffira-t-il, pour échapper à l'animisme et à l'hypothèse, de dire, avec Barthez, que si l'on personnifie le principe vital, c'est uniquement pour être plus bref, et qu'on pourra toujours substituer mentalement à cette réalité fictive une valeur purement logique? Si cette transmutation était véritablement possible et permise, et ne changeait absolument rien au sens du système, je n'en conclurais qu'une chose, c'est que l'admission du principe vital était au moins inutile. Mais ce parti est plus facile à conseiller qu'à suivre. On a beau vouloir écarter la notion ontologique, elle se représente sans cesse. Barthez lui-même, dès qu'il ne s'observe plus, fait franchement agir son principe absolument comme Stahl son Ame ; il en parle dans les mêmes termes ; et il n'est pas facile de discerner la différence réelle des deux systèmes. Vous remarquerez que je ne combats pas l'hypothèse du principe vital en elle-même ; je dis seulement qu'elle est une hypothèse, et une hypothèse formée sur le type de celle de Stahl. Qu'elle s'ajuste mieux ou moins bien aux phénomènes, c'est une autre question que je ne veux ni ne peux agiter.

Je suis allé déjà bien plus loin que je ne voulais dans la discussion du vitalisme barthézien, et je sais pourtant que ma réponse est loin d'être complétement satisfaisante ; mais, pour la rendre telle, il me faudrait des développements qui ne peuvent trouver place ici. C'est pour le même motif impérieux que je me vois forcé de laisser sans réponse vos observations sur la nécessité d'admettre, sinon absolument, au moins provisoirement, une solution de continuité entre le dynamisme vital et le dynamisme universel, nécessité à l'égard de laquelle j'avais émis quelques doutes. Je persiste à croire que le but de la science est d'unir au lieu de séparer. Je pense que les grandes divisions établies par nos sciences actuelles entre ce qu'on appelle les lois chimiques, mécaniques, physiques, vitales, consacrent des oppositions qui ne sont qu'apparentes, et qui doivent incessamment tendre à se confondre dans une unité harmonique. Je ne dis pas qu'on y arrivera, mais qu'on

y doit tendre ; car, suivant l'expression d'un philosophe (1) qui n'en a pas toujours rencontré d'aussi
heureuses, tout expliquer c'est tout unir. La nature ne
saurait être considérée comme le résultat d'un conflit
entre des puissances ennemies ; et lorsqu'on me dit,
dans certaines doctrines physiologiques, qu'il y a dans
l'organisme des forces vitales, des forces chimiques,
des forces physiques, des forces mécaniques en lutte
perpétuelle, je ne peux y croire. Il me paraît plus probable que ces prétendus ennemis ne sont que des ou-
vriers qui s'entr'aident pour le même ouvrage.

Venons maintenant au second inconvénient du vitalisme barthézien de Montpellier, qui serait de mettre
souvent obstacle à la recherche des conditions mécaniques et physiques des phénomènes *physiologiques
et pathologiques*. Je n'ai entendu en ceci, comme à
l'égard de la métaphysique, signaler qu'une tendance
habituelle, et non un résultat nécessaire. Il y a plusieurs manières en effet de traiter le vitalisme ; je ne
parle que de celle en usage à Montpellier. Or la tendance dont il s'agit existe bien certainement dans votre
école. Je n'en voudrais pour preuve que l'antipathie
non équivoque de Stahl et des siens pour l'anatomie
et pour la physiologie expérimentale, antipathie dont
on a certainement hérité à Montpellier. Il y a des
exceptions, je le sais, mais elles sont rares. Je n'énonce
qu'une généralité. La raison de ce fait est évidente.
L'hypothèse qui place plus ou moins explicitement
le principe de la vie et des fonctions corporelles au-

(1) Azaïs.

I.

dessus de l'organisme, conduit assez naturellement à faire rejeter sur le second plan toute la partie mécanique et instrumentale de l'économie ; de même que l'hypothèse contraire, qui subordonne les faits vitaux à l'organisation et à la structure des parties, s'occupe assez peu du dynamisme. Je ne pense pas que vous contestiez la différence de ces points de vue, et vous accorderez aussi sans doute qu'ils marquent deux directions générales opposées, et que chacune de ces directions ou tendances peut, entre les mains de l'esprit de système, devenir un préjugé chez certains hommes, un vice logique dans la science. A-t-on su, à Montpellier, se préserver entièrement de ces exagérations ? Je crois décidément que non. Vous, au contraire, plein d'un sentiment à la fois paternel et filial, vous ne voulez pas convenir que votre école ait commis le moindre péché, et dès qu'on est sur le point de la surprendre en faute, vous accourez, comme le bon fils de Noé, étendre sur elle votre manteau. Sur la question du vitalisme, pas plus que sur les autres, vous ne m'accordez absolument rien. Loin de convenir que ce dogme, pris au sens de Montpellier, ait la tendance que j'ai signalée, vous dites presque qu'il favorise la tendance contraire. (P. 64.) Cette opposition directe m'oblige à mieux préciser mon reproche ; et comme il est grave et de grande conséquence, je dois le faire avec quelque détail, et ne pas m'en tenir aux généralités. J'aurai recours à des exemples. J'en prendrai deux, l'un de physiologie et l'autre de pathologie ; et je les prendrai tous deux dans Barthez, et dans Barthez exposé et interprété par vous.

Barthez, dans ses ELÉMENTS DE LA SCIENCE DE L'HOMME (1), rencontre, à l'occasion des phénomènes de la paralysie, la question de la distinction des nerfs sensibles et des nerfs moteurs; et voici comment il la décide d'après votre propre exposition (2) : « On a supposé des nerfs qui sentent et d'autres qui donnent le mouvement pour expliquer l'existence de l'anésthésie sans paralysie, et de la paralysie sans anésthésie. Barthez préfère à ces *inventions* l'énoncé pur et simple du fait, comme exprimant une loi de l'action nerveuse. » Vous savez ce qui est advenu de cette invention; elle est devenue un fait, sinon complétement démontré, du moins revêtu d'une telle probabilité, qu'il n'est plus permis désormais de le nier, sans assumer l'obligation de réfuter les preuves qu'on en donne. Je ne sais si on a adopté à Montpellier la doctrine de Charles Bell, aujourd'hui admise par la plupart des physiologistes; quant à moi, je la crois exacte dans sa formule générale. Du reste, vraie ou fausse, il suffit à ma thèse qu'elle passe auprès des juges les plus compétents pour une vérité acquise à la science. Maintenant, examinons les motifs de l'opposition de Barthez. Barthez refuse non-seulement d'admettre hypothétiquement la possibilité de cette division du système nerveux, mais encore il proscrit expressément toute recherche qui aurait pour but la dé-

____

(1) 2ᵉ édit., t. II, 1ʳᵉ section, § ccix et suiv.

(2) **Lordat**, *Exposition de la doctrine méd. de Barthez*, etc., p. 201.

couverte des conditions anatomiques de la distribution
de l'action nerveuse. Il veut, dans le cas dont il s'agit,
qu'on se borne à constater le fait, à déterminer empiriquement par l'observation les lois de ses apparences
phénoménales, et déclare la recherche des conditions
mécaniques de sa manifestation entièrement chimérique et contraire à la bonne méthode de philosopher.
« Il ne faut pas, dit-il, chercher à résoudre ces problèmes. » Les raisons qu'il donne pour justifier ce
non liquet se réduisent à dire que la nature de la force
motrice animale et de la force sensitive ne permet pas
d'admettre que leur transmission et leur propagation
dans le corps vivant aient une analogie quelconque imaginable avec les lois de la communication du mouvement dans les corps inorganiques, et qu'en conséquence
toute explication qui suppose une transmission du sentiment et du mouvement suivant la distribution et la direction topographiques des nerfs, est nécessairement
fausse et imaginaire. Vous le voyez! Barthez ne veut pas
qu'on s'assure si, par hasard, il n'y aurait pas des nerfs
sensibles et des nerfs moteurs, dont la lésion isolée ou
simultanée expliquerait si bien le phénomène de la
paralysie double et simple, uniquement parce que
c'est là un point de vue *mécanique*, incompatible,
selon lui, avec l'autonomie du principe vital. Heureusement les physiologistes ne l'ont pas écouté et sont
parvenus, par une suite d'expériences délicates et
habilement conçues, à prouver que ce que Barthez regardait comme impossible est certain, et ont enrichi la
science d'un fait très-curieux et du plus haut intérêt

par ses conséquences physiologiques et pathologiques.

Il est à remarquer, en outre, que, tout en repoussant si dédaigneusement les inventions des anatomistes, Barthez n'en était pas aussi sobre qu'on pourrait le croire d'après ses protestations continuelles contre les hypothèses. Il repoussait toujours *à priori* les inventions anatomiques, mécaniques, physiques, mais il accueillait avec moins de répugnance les inventions métaphysiques et en usait volontiers dans les circonstances difficiles. Dans le cas dont s'agit, il cherchait à expliquer ces singulières scissions de l'action nerveuse par un *certain ordre préétabli* entre les sympathies du système nerveux, dont il croyait avoir expérimentalement déterminé les lois, et dont la constatation empirique était, selon lui, le dernier terme auquel les recherches devaient s'arrêter. Il voulait que l'on se bornât à étudier les phénomènes « sans s'occuper à suivre des hypothèses sur les causes nécessaires de ces effets. » C'est là le principe fondamental de la logique scientifique de Barthez, que vous paraissez vous-même avoir adopté. Vous dites que cette méthode de philosopher est l'essence même du baconisme, ce qui vous semble une justification suffisante. J'en conviens, mais ce dont je ne conviens pas, c'est que la logique de Bacon ait introduit une innovation heureuse et légitime en donnant pour but à la philosophie naturelle la recherche des *lois*, à la place de la recherche des *causes*. Mais je fuis à la hâte cette digression et je reviens à mon propos en concluant que, dans la question des nerfs, le vitalisme de Barthez était un obstacle

direct à l'étude des conditions matérielles des fonctions nerveuses, et, par suite, à leur découverte.

Passons à la question de pathologie. Je la trouve
dans votre ouvrage et dans celui de Barthez à la suite
de la précédente dont elle n'est qu'une nouvelle face.
On sait que dans les lésions du cerveau la paralysie affecte communément la moitié du corps opposée au côté
de la tête où siége l'affection. La première idée qui
s'est présentée pour expliquer ce fait en apparence si
singulier, c'est que les faisceaux nerveux de la moelle
s'entre-croisent à leur arrivée dans le crâne, que le gauche se perd dans l'hémisphère droit, et le droit dans
l'hémisphère gauche. Cette explication paraissait d'autant plus plus plausible que l'entre-croisement était
anatomiquement constatable sur quelques points de
la moelle allongée; elle était d'ailleurs si naturelle,
elle concordait si bien avec les phénomènes et en
rendait raison d'une manière si claire, qu'on était presque irrésistiblement porté à l'admettre. Mais Barthez
ne veut pas en entendre parler. « C'est là, dit-il, une
explication mécanique vulgaire. » A ce titre de *mécanique*, elle ne pouvait trouver grâce devant ses yeux.
Il n'essaye même pas de la réfuter, car on ne peut considérer comme une réfutation une douzaine de lignes (1),
qu'aucun anatomiste ne trouvera sérieuses, et il en
propose immédiatement une autre, véritablement fantastique, qu'il ne donne, à la vérité, que sous forme de
conjectures. La voici en peu de mots; elle vaut la peine
d'être rappelée. Il pose d'abord en fait que la sub-

____
(1) *Nouv. élém. de la science de l'homme*, t. II, p. 121.

stance du cerveau est douée d'un mouvement tonique permanent, modéré dans l'état naturel, mais susceptible d'être augmenté par une cause quelconque, au point de devenir une contraction spasmodique telle qu'il peut en résulter un état de compression analogue à celui que déterminerait une ligature. Ceci admis, voici ce qui se passe dans le cas d'une paralysie croisée. La moitié du cerveau lésée est par le fait de la lésion extrêmement affaiblie, tandis que l'autre reste avec sa force entière. Or, en vertu d'un certain antagonisme de tonicité existant entre les deux moitiés de l'arbre nerveux, il arrive alors que la tonicité de l'hémisphère sain s'exalte jusqu'au spasme et détermine sur les origines des nerfs du côté correspondant une constriction qui est la cause de leur paralysie. Voilà l'explication vitaliste que Barthez préfère à l'explication mécanique de la paralysie croisée. Que d'hypothèses invraisemblables, gratuites, chimériques, Barthez accumule ici comme à plaisir, uniquement pour en éviter une autre, qui est simple, claire, conséquente, et dont le seul tort est d'être *mécanique ! !* Cette horreur des explications anatomiques le pousse souvent à des subterfuges dont la naïveté étonne dans un esprit de cet ordre. Haller avait dit que les blessures de la moelle épinière ne sont jamais suivies de la paralysie du côté opposé. Ce fait, bien connu, favorisait l'hypothèse de l'entre-croisement des nerfs au cerveau, et contrariait la sienne. Il cherche à l'infirmer et trouve à grand'peine dans Stalpart van der Wiel une observation qui lui paraît propre à ce but. Un jeune homme reçut un coup d'épée à la poitrine, il devint paralytique du bras et de la jambe opposés à celui de la blessure. Remarquez qu'on ignore absolument le siége et la nature des lésions produites dans l'intérieur de la cavité thoracique, et que par le côté de la blessure il faut entendre le côté de la plaie externe. Il n'y a rien à conclure d'une observation de cette nature. Barthez croit cependant pouvoir en tirer parti pour sa théorie. « Il paraît, dit-il, que dans ce cas singulier, une partie de la moelle épinière fut fortement affaiblie par la sympathie d'une blessure que souffrit quelqu'un des nerfs costaux du même côté, et que l'autre moitié de cette moelle fut attaquée par une suite de son antagonisme d'une affection spasmodique qui paralysa les parties dont elle produisait les nerfs. » Voilà, selon Barthez, un exemple de paralysie croisée par lésion de la moelle, paralysie que Haller et les mécaniciens n'admettaient pas. Pour le rendre concluant, il le construit de toutes pièces. Il suppose d'abord une lésion des nerfs costaux, puis avec cette lésion il explique l'affaiblissement sympathique de la moitié correspondante de la moelle; puis à l'aide de cet affaiblissement hypothétique, il fait naître dans l'autre moitié un resserrement spasmodique, avec lequel il explique enfin la paralysie.

On pourrait multiplier ces citations. Celles-ci suffiront, j'espère, pour permettre à ceux qui veulent bien assister à notre débat, comme juges du camp, de décider si je me suis trop avancé, lorsque j'ai dit que le vitalisme barthézien de Montpellier avait l'inconvénient de faire négliger la recherche des conditions matérielles des phénomènes physiologiques et pathologiques.

J'ai, je crois, épuisé la discussion des trois points auxquels j'avais réduit nos dissidences. Je livre ces remarques à votre sagacité, et surtout à votre indulgence. Mais je ne veux pas me séparer de vous sans vous convier encore une fois à un traité de paix, ou du moins à un armistice, sur des bases raisonnables. Accordez-moi que l'école de Montpellier n'est pas exempte de quelques-uns des défauts que j'ai respectueusement relevés. Je serai de mon côté très-large à l'endroit de l'école opposée au sein de laquelle je vis et dont on prétend que j'ai épousé la cause. Je pourrais vous en faire au besoin un portrait qui vous paraîtrait, je suis sûr, assez ressemblant, et qui ne vous déplairait point. Mais je désire garder pour le moment la neutralité, quoiqu'elle m'expose peut-être aux feux croisés des deux camps. Ce que je souhaite par-dessus tout, c'est que vous n'imaginiez pas que j'ai passé à l'ennemi qui me tient au contraire prisonnier, et que vous ne me traitiez pas en déserteur.

Permettez-moi d'espérer que j'aurai de vos nouvelles par un *ordinaire* plus ou moins prochain, et que vous n'accomplirez pas la menace que vous nous faites de ne plus prendre la parole (1). Ce qu'on reproche le plus à l'école de Montpellier, c'est son silence ; n'aurais-je réussi qu'à la faire parler, je n'aurais pas perdu mon temps.

Agréez, etc.

(1) *Apologie*, etc., p. 70.

§ XI.

La vraie médecine découverte (1).

Cette découverte a été faite bien souvent dans ce siècle. Il paraît que c'est chose assez facile. Toutes sortes de gens s'en sont mêlés, et ce sont même les moins compétents en apparence qui ont le mieux réussi. Qui voudrait, en effet, comparer la faculté inventive d'un Brown, d'un Rasori, d'un Broussais, à celle d'un Audin-Rouvière, d'un Leroy, d'un Charles Albert? Mesmer et Hahnemann même pâlissent un peu devant Priessnitz et M. Raspail. Quoi qu'il en soit, il est certain que la vraie médecine, que le *vulgum pecus* médical considère encore comme un problème, a été trouvée, à notre barbe, un grand nombre de fois depuis quarante ans seulement. Il résulte de là qu'au lieu d'une seule vraie médecine, qui suffirait, à la rigueur, nous en possédons une douzaine. Cependant, comme on ne saurait avoir trop de vérités, empressons-nous d'accueillir celle qu'un grand philosophe vient tout fraîchement de tirer du puits.

M. Azaïs est, comme chacun sait, un homme célèbre par ses systèmes, par ses écrits et par son éloquence. Pendant de longues années, il a renouvelé dans ses beaux jardins de la rue de l'Ouest les merveilles du jardin d'Académus. Il enseignait la philosophie, comme Platon, sous des arbres, au bruit des cascades. Sa

(1) *La vraie médecine et la vraie morale*, etc., par M. Azaïs. In-8, Paris, 1836.

théorie des *compensations* a fait le tour du monde, et son *explication universelle* est, comme l'indique le titre, l'*alpha* et l'*oméga* du savoir humain et divin. La *vraie médecine* n'est qu'un fragment assez mince d'une synthèse qui embrasse tout, un ramuscule du plus grand arbre scientifique qui ait jamais été planté, mais il est pour nous d'une importance capitale.

Cette découverte, toute merveilleuse qu'elle puisse paraître à notre science routinière, est pourtant une chose fort simple et qui n'a pas dû coûter beaucoup à son auteur. Elle n'est qu'une conséquence de la découverte fondamentale de la *vérité première*, de la science *absolue*. La science universelle contient nécessairement toutes les sciences particulières ; qui a le plus a le moins, et quand on sait tout on sait aussi la médecine, car qui dit tout n'excepte rien. Or, telle est précisément la science de M. Azaïs. Sa doctrine n'est rien moins que la solution du problème du monde ; elle donne le dernier pourquoi et le dernier comment de toutes choses, à peu près comme Dieu pourrait le faire, s'il voulait bien nous communiquer son secret. Au reste, M. Azaïs n'est pas le seul philosophe de nos jours en possession de l'omniscience. La plupart des philosophes allemands croiraient ne rien savoir sur rien, s'ils ne savaient tout sur tout. Ils dédaignent ces prétendues sciences qui se bornent à compter, à comparer, à décrire, à classer, sous le ridicule nom de *faits*, toutes les apparences phénoménales qui passent comme des ombres devant les yeux de l'esprit et du corps, prétendant qu'il ne peut résulter de ces énumérations et descriptions qu'une vaine et insignifiante fantasmagorie. Ils pensent — et en ceci ils n'ont peut-être pas tout à fait tort — que pour mesurer une chaîne il faut en tenir les deux bouts. Il n'y a donc, selon eux, d'autre vérité que la vérité absolue; et cette vérité absolue est l'objet propre de la Raison; car la raison humaine étant identique à la raison divine, elle peut connaître toutes choses d'une connaissance parfaite et adéquate. Toute philosophie digne de ce nom doit être une explication absolue et universelle. Nous avons déjà un assez bon nombre de ces explications, qu'on appelle en allemand des Constructions. On peut, par conséquent, choisir.

Il est évident que ces philosophies, étant la science absolue, doivent donner la clef de toutes les sciences particulières. Il serait contradictoire qu'on sût, par exemple, ce que représentent les mots : esprit, Dieu, matière, espace, existence, et qu'on ignorât ce qu'est la fièvre; qu'on expliquât la création, et qu'on ne pût expliquer le rhumatisme ; qu'on connût très-distinctement les vrais rapports existant entre Dieu, la nature et l'homme, et qu'on ignorât les fonctions de la rate; qu'on pût enfin répondre pertinemment à cette question : Pourquoi y a-t-il quelque chose? et qu'on restât court pour celle-ci : Qu'est-ce que la gale ?

Ces philosophes ne s'expliquent pas toujours suffisamment sur ces menus détails, qu'il serait pourtant si utile de connaître. Ils se contentent de poser quelques prémisses fondamentales dont ils laissent à d'autres le soin de poursuivre les conséquences. C'est là d'ordinaire l'affaire des disciples qui, par malheur, soit faute de logique, soit par quelque autre raison, ne savent pas tirer parti de ces admirables formules qui, contenant tout, ne rendent rien ; de sorte qu'on a le désagrément de posséder la science universelle sans posséder aucune science spéciale ; on est philosophe, mais on n'est ni astronome, ni physicien, ni chimiste, ni médecin ; on sait la raison première et dernière de tout en général, de rien en particulier. Le célèbre auteur de la *Philoso-phie de la nature* est le seul, à notre connaissance, qui n'ait pas dédaigné de descendre à quelques applications de détail. Schelling, en effet, ne s'est pas contenté de nous donner en bloc la science absolue condensée dans sa formule $A = A$. Il l'a déroulée et en a tiré un grand nombre de sciences, et en particulier une méde-cine qui ne peut être que vraie, si elle est logiquement déduite de la formule supérieure de tout le système, dont l'évidence mathématique est certes incontestable.

M. Azaïs a suivi cet exemple. Il a fait une physique qui, pour n'être pas celle de l'Académie des sciences, n'en est pas moins bonne, puisqu'elle est déduite du principe même qui régit l'univers, savoir : *le balan-cement universel par voie de compensations exactes*, lequel principe est démontré. Aujourd'hui il vient d'es-quisser une médecine théorique et pratique basée sur le même principe. C'est par hasard qu'il a dirigé ses investigations de ce côté. Et voyez à quoi tiennent les plus grandes découvertes ! Si M. Léon Simon n'avait pas professé l'*homœopathie* dans la même salle où M. Azaïs professait l'*explication universelle*, M. Léon Simon n'aurait pas eu la pensée de faire des objections à M. Azaïs, qui, n'ayant pas à répondre à ces objections, ne se serait pas occupé de médecine. Deux ou trois conversations avec ce médecin décidèrent M. Azaïs à exposer sa doctrine médicale ; il se trouva bientôt prêt, car, comme il le dit lui-même, tous les sujets sont de son domaine, leur liaison réciproque au moyen du principe universel lui donnant la faculté de les traiter tous à l'instant. C'est à cette circonstance que nous devons une théorie médicale que son auteur n'hésite pas à déclarer la seule vraie, attendu, dit-il, qu'il la fera découler du principe universel. C'est là en effet une raison sans réplique.

Cette théorie est d'une simplicité telle qu'on peut l'exposer en quelques lignes, et qu'un enfant peut la comprendre.

Dans l'univers tout est en mouvement et cependant en équilibre, ce qui ne peut avoir lieu que par le balancement croisé de tous les mouvements. Ce balancement croisé, exécuté librement, constitue l'état normal, l'ordre de la nature ; s'il est troublé par quelque cause, les mouvements, au lieu de se balancer également, s'entre-choquent ; il y a alors désordre, état *critique* de la nature. Ainsi, par exemple, l'état normal de l'atmosphère est la succession des deux vents généraux qui circulent du pôle à l'équateur et de l'équateur au pôle. Cette distribution régulière constitue la *santé* de l'atmosphère ; mais lorsque le soleil, à l'époque des équinoxes, détruit cet équilibre, l'atmosphère est en crise, elle est *malade*. Le balancement croisé des mouvements finit toujours par de le rétablir, pourvu qu'il puisse s'exécuter librement.

Dans le monde organique il en est de même. L'*adolescence*, dans les êtres organisés et surtout dans l'homme, et l'*âge mûr* sont deux époques *critiques* analogues aux deux équinoxes de l'atmosphère ; elles sont signalées par des troubles violents, mais passagers, suivis du retour à l'équilibre, si une fausse médecine ne s'en mêle pas.

La vie n'est que le résultat de deux mouvements opposés, dont l'un, *afférent*, va de la circonférence au centre, et l'autre, *efférent*, va du centre à la circonférence ; ce que l'anatomie confirme dans le système vasculaire. Lorsque ces deux impulsions opposées, au lieu de se succéder régulièrement, se combattent comme les vents équinoxiaux, il y a *maladie*. Ce combat est représenté surtout par la *fièvre*. On peut comparer aussi la vie organique à un concert. Lorsque toutes les parties marchent d'accord, l'orchestre se porte bien. Mais si une seule des parties concertantes presse ou ralentit la mesure ou change le ton, l'orchestre est malade.

Voilà la pathologie ; voici la thérapeutique.

Quand il y a tempête, orage dans l'atmosphère, comment se rétablit le calme ? par un effort général de toute la masse qui finit par surmonter l'action des causes qui ont entravé ses mouvements réguliers. Lorsque dans un concert il y a dissonance, comment se rétablit l'harmonie ? par les efforts de tout l'orchestre qui force la partie rebelle à rentrer dans l'ordre, ou qui lui impose silence. Toute *maladie* se termine de même. C'est l'économie entière qui seule peut la guérir, soit en faisant rentrer dans l'équilibre organique la partie troublée, soit en supprimant son action quand elle n'est pas d'une importance majeure. La thérapeutique consiste donc uniquement à soutenir la force vitale des organes sains dont l'intervention est essentiellement médicatrice. L'exercice modéré de tous les organes sains et libres, la satisfaction de tous les désirs, appétits et besoins qui s'y développent, telle est la première règle médicinale. Par la même raison, on doit exclure tout médicament qui répugne, toute pratique désagréable ; jamais de saignées, car elles affaiblissent l'appareil circulatoire ; point de purgatifs ni de diète forcée, qui affaiblissent l'estomac ; point d'applications irritantes extérieures, qu'on les appelle révulsives, dérivatives ou autrement, car elles affaiblissent le système cutané. En somme, point de *Remèdes*, parce qu'il n'y en a aucun qui ne soit repoussé par l'instinct animal, qui ne trouble plus ou moins l'économie et n'entrave ses efforts conservateurs et curatifs. Si les animaux guérissent si vite, c'est qu'ils ne s'opposent pas à l'action bienfaisante des causes naturelles ; s'il existait une pharmacie de l'atmosphère, on n'aurait presque jamais de beaux jours.

Cette médecine n'est guère, on le voit, que la suppression de la nôtre. Hahnemann a formulé, à peu près dans les mêmes termes et par les mêmes motifs, ces prescriptions négatives, et nous soupçonnons que notre philosophe les a empruntées par mégarde à l'homœopathie ; mais il leur donne une autorité nouvelle et bien supérieure en montrant qu'elles sont conformes à la loi du balancement universel.

Tout en admirant cette théorie médicale comme elle le mérite, on ne peut lui prédire un grand succès. Il ne suffit pas qu'une médecine soit *vraie* pour réussir. Celle de M. Azaïs a beau descendre en droite ligne du principe universel, elle ne séduira personne tant qu'elle ne sera pas établie sur la solide base de la pharmacie. Toute médecine qui renonce à calmer les nerfs, à purger les humeurs, à purifier le sang, est une abstraction et une chimère. Quant à nous, fidèles aux traditions vénérables de notre art, nous resterons invariablement attachés à la médecine qu'on nous a enseignée à l'école. Nous saignerons en dépit du principe d'*expansion*, nous purgerons malgré la loi de *transpiration* universelle, nous cautériserons à l'encontre de l'état de *vibration*. La fausse médecine subsistera toujours à côté de toutes les médecines vraies ; et les sages qui se donnent la peine de nous instruire et de nous apprendre notre métier, trouveront toujours des sourds et des ingrats semblables à nous ; car il faut que *tout ait sa compensation.*

§ XII.

L'encyclopédisme et le spécialisme.

Après la religion, c'est probablement la médecine qui produit le plus de livres. Son bagage, très-considérable de tout temps, a pris des proportions énormes, depuis que cette science, si vaste dans sa sphère propre, cet art si compliqué dans ses objets immédiats, se sont grossis dans leur cours à travers le temps des nombreux affluents des sciences dites *accessoires*, et qu'il vaudrait mieux nommer *auxiliaires*. Il n'est pas, en effet, une des branches, un des rameaux et ramuscules du grand arbre des sciences physiques, naturelles et même des sciences métaphysiques, morales et politiques, qui ne soit venu et ne vienne chaque jour se greffer sur le tronc séculaire de la médecine. Elle devient ainsi en quelque sorte l'omniscience ; ce qui est, sans doute, très-flatteur pour ceux qui la possèdent, mais assez embarrassant, il faut l'avouer, pour ceux qui l'étudient. Dans cet agrandissement gigantesque ne perd-elle pas un peu en solidité ce qu'elle gagne en dimension? Faut-il considérer ces accessions comme des produits précieux d'une fructification abondante et perfectionnée, ou comme des végétations parasites? C'est une question. Le temps seul peut la résoudre. En attendant le travail épurateur de ce grand critique, nous serions volontiers de l'avis de ceux — en petit nombre probablement — qui tiennent pour un peu suspecte la valeur de ces acquêts, et qui, au lieu de favoriser ces pousses luxuriantes de l'arbre médical, voudraient les émonder. Cette accumulation encyclopédique de connaissances, qu'aucune tête ne saurait contenir, et qui entre pourtant dans le programme actuel de l'instruction du médecin, est un luxe plus gênant peut-être qu'utile au point de vue de la pratique, et au milieu de tout ce superflu on manque souvent du nécessaire. C'est là, du reste, une tendance naturelle à toutes les sciences. Vitruve, énumérant les

connaissances requises d'un architecte accompli, met
en première ligne la théorie de l'acoustique, par ce
motif qu'ayant à construire des locaux consacrés à la
musique, à la déclamation, à l'éloquence, il ne pourrait pas, sans la science des sons, les disposer convenablement pour l'audition. Une autorité qui a aussi
son poids, le maître à danser du BOURGEOIS GENTIL-
HOMME, prétend, de son côté, que son art est indispensable aux demoiselles bien nées et aux hommes
d'État, pour les empêcher de faire des *faux pas ;* et
c'est ainsi que la danse devient une des sciences *accessoires* de la morale et de la politique ! N'est-ce pas un
peu dans cet esprit qu'on fait entrer aujourd'hui, bon
gré, mal gré, tant d'ingrédients scientifiques de toutes
sortes dans la médecine ?

Cette tendance à l'encyclopédisation dans la science
est à la vérité contre-balancée par la tendance opposée,
la spécialisation dans la pratique. Mais cette dernière est
l'objet de beaucoup de défiance et même d'une sorte
de réprobation, dans une portion considérable du
corps médical. Ce préjugé, — nous ne saurions appeler
autrement ce courant de l'opinion contre les Spécialités, — se révèle en toute occasion. Il a eu en plusieurs circonstances des effets fâcheux sur les choses
et sur les personnes (1). Il importe donc d'en examiner
les fondements.

Et d'abord, qu'est-ce qu'une *spécialité* médicale ou

____

(1) Citons un fait, entre dix autres. Il y a quelques années,
M. Leroy d'Étiolles demanda la création au bureau central d'un
service *spécial* pour les maladies des voies urinaires. Les chi-

chirurgicale? Si les contempteurs du spécialisme et des spécialités se posaient sérieusement cette question, il est probable qu'ils retiendraient leur anathème, faute de savoir précisément à qui et à quoi il s'adresse. La spécialité est, en effet, une chose assez difficile à définir; dès qu'on le tente, l'objet qu'on veut atteindre se dérobe et échappe toujours de quelque côté à toutes les déterminations positives qu'on essaye d'en faire. L'étymologie ne fournit que des analogies très-éloignées et insuffisantes. Reste donc l'usage. Mais l'usage n'est pas moins vague. On nous dira bien d'une manière générale qu'un médecin ou chirurgien spécialiste est celui qui n'étudie et ne traite qu'une seule espèce de maladies, ou qui ne pratique

rurgiens des hôpitaux et hospices civils de Paris instruits de cette demande adressèrent au conseil général des hôpitaux une lettre destinée à en empêcher l'effet. Parmi les divers motifs, dont quelques-uns acceptables, allégués dans cette lettre contre le projet, figurait celui-ci : « Le vice inhérent, en général, à *toutes les spécialités* chirurgicales, qui, considérées absolument et en elles-mêmes, loin de contribuer au progrès et à la dignité de la science et de l'art, sont, au contraire, un signe de corruption, de décadence et d'infériorité.» Par cette considération générale on n'excluait pas, on le voit, telle ou telle spécialité de tel ou tel hôpital, on excluait en principe toutes les spécialités, non-seulement des hôpitaux, mais encore de la science et de la profession. Si on rappelle ici ce fait, de préférence à d'autres, c'est que la regrettable prévention qui dicta cette démarche subsiste encore dans toute sa force, et s'oppose en ce moment, — si nous sommes bien informé, — à l'établissement d'un service spécial pour les calculeux qu'un des spécialistes les plus marquants de ce temps, dont le nom est impérissablement attaché à la plus belle invention chirurgicale du siècle, la lithotritie, voudrait, dans une intention généreuse, fonder à ses frais, dans l'hôpital où il a lui-même, pendant de longues années, démontré par une pratique habile et heureuse l'excellence de la nouvelle méthode.

qu'un certain nombre d'opérations, ou même une seule opération. Mais, en examinant de près cette définition, on verra qu'elle est fort imparfaite et ne fixe pas du tout l'idée qu'on cherche. En effet, s'il est vrai que le praticien spécial est celui qui ne traite qu'une maladie ou ne fait qu'une opération, il s'ensuivrait que le praticien non spécial, c'est-à-dire universel, serait celui qui connaîtrait et traiterait toutes les maladies, et par tous les moyens. On aurait ainsi deux classes distinctes de savants et de praticiens : les uns sachant et faisant certaines choses seulement; les autres sachant et faisant toutes choses indistinctement. Cette division serait très-commode, mais elle ne se réalise guère dans les faits ; elle n'est même pas possible. Il est certain, en effet, d'une part, qu'aucun homme de l'art ne possède cette universalité de connaissances et de pratique, et, d'autre part, qu'aucun praticien dit spécial ne peut se borner à une spécialité telle qu'elle n'en contienne encore plusieurs autres ; de manière que la généralité et la spécialité ne sont jamais absolument atteintes. Il n'y a entre les deux classes de praticiens qu'une différence purement relative de plus ou de moins, et non une différence absolue. Ce qui fait illusion à cet égard, c'est qu'en négligeant tous les intermédiaires et ne comparant que les extrêmes, on croit voir un abîme entre les termes comparés. C'est ainsi qu'on se représente, d'un côté, un professeur de clinique chirurgicale d'un vaste hôpital, à la science et au bistouri duquel aucune infirmité humaine ne saurait échapper, et, de l'autre, un pauvre oculiste allant de ville en ville abaisser ou extraire une cataracte ; et il n'est pas difficile de prouver que la capacité et les lumières du premier sont de beaucoup plus étendues que celles du second. L'un sera considéré comme un chirurgien proprement dit, et l'autre comme une espèce de manœuvre. En réalité, cependant, cet opérateur ambulant, si mal traité sous le nom d'oculiste, n'est autre chose qu'une spécialité ophthalmologique, et l'ophthalmologie (qui est elle-même une spécialité) est une branche de l'art assez considérable pour avoir, dans certaines universités, des chaires particulières. Le voilà donc, sous le nom d'ophthalmologiste, placé assez haut dans l'échelle. Quant au chirurgien, on le verra descendre aussi un peu vers l'oculiste, si l'on considère qu'il n'est lui-même, quelque universel qu'on le suppose, qu'une spécialité médicale. Il a, en effet, au-dessus de lui ces anciens sages qui, comme les Asclépiades, étaient docteurs *in utroque* et n'imaginaient pas que pour un malade atteint à la fois d'une pneumonie et d'une tumeur blanche il fallût appeler deux médecins, l'un pour le poumon et l'autre pour le genou. On voit donc que cette idée de spécialité est fort importune, et que, du plus au moins, on la retrouve partout.

En médecine, la spécialité se produit sous toutes les formes, et véritablement on ne sait à qui en veulent ceux qui, sans la définir, jettent la pierre sans savoir où elle tombera. Qu'est-ce donc que la séparation de la chirurgie et de la médecine, sinon la division de la science et de l'art en deux spécialités ? Que signifient dans l'enseignement ces distinctions d'hygiène, de matière médicale, de physiologie, de chimie médicale, de thérapeutique, d'opérations et appareils, d'obstétrique, etc. ? Est-ce que par hasard les professeurs qui enseignent ces choses spéciales ne sont pas des hommes spéciaux ? Et si de l'enseignement nous passons à la pratique, y a-t-il beaucoup de médecins ou de chirurgiens qui réalisent cet idéal d'universalité qui serait, dit-on, la marque du véritable homme de l'art ? Pas un seul peut-être. Il n'en est pas un qui n'ait plus particulièrement approfondi l'étude de telle ou telle affection, et qui ne soit relativement beaucoup plus avancé et habile sur ce point que sur tous les autres ; il en est très-peu, parmi ceux qui méritent d'être cités, qui ne soient, au fond, des spécialités plus ou moins compréhensives et reconnues pour telles. Le chirurgien tout à fait universel est donc, à la rigueur, aussi difficile à trouver que le chirurgien strictement spécialiste.

On peut objecter que c'est précisément sur ces plus et ces moins que repose la distinction. Mais où est alors la limite ? Il faut qu'on en pose une, au moins approximativement, et la chose ne paraît pas aisée. Du moins, c'est ce qu'on n'a pas fait jusqu'ici, à notre connaissance, et tant qu'on n'aura rien déterminé à cet égard, toutes les attaques contre les spécialités frapperont dans le vide ou atteindront tout le monde.

Il y a encore une autre manière de résoudre cette difficulté, c'est de dire qu'il n'est pas besoin de déterminer à la rigueur où commence et finit la spécialité, pourvu qu'on avoue qu'elle est d'autant meilleure qu'elle se généralise davantage. Prise dans ces termes, la question prend sans doute une face plus raisonnable. Cependant, pour la bien résoudre, il faut d'abord s'accorder sur ce qu'on entend par les avantages ou les inconvénients de la spécialisation.

Quelques distinctions préalables sont ici nécessaires.

A un point de vue général, la Spécialité est la loi inévitable de la science et de l'action humaines. Toute connaissance est nécessairement spéciale, car nul homme n'a la science universelle, et toute pratique est bornée à un certain nombre d'actes particuliers, car nul homme n'a la toute-puissance. Cette loi se révèle partout et toujours dans l'histoire du savoir humain. La politique, la guerre, l'administration, la science de la nature, l'industrie, le commerce, les arts, sont tout autant de spécialités diverses de l'intelligence et de l'activité humaines ; et ces grandes divisions elles-mêmes se subdivisent à l'infini en une foule de branches subordonnées, dont chacune vient enfin, en dernière analyse, subir une dernière spécialisation dans l'étroite enceinte des intelligences individuelles, dont le nombre et la diversité sont également infinis. L'intelligence suprême seule réunit tous ces rayons dispersés de la vérité et de la connaissance en un foyer unique. Dans l'humanité il n'y en a et il ne peut y en avoir que des fragments. Tous ces fragments tendent, sans doute, à l'unité, mais sans jamais pouvoir y atteindre, car, par une loi qui confond la raison, la recherche même de cette unité la brise sans cesse en découvrant incessamment dans les choses de nouvelles différences et des rapports inaperçus. C'est en vertu de cette loi supérieure qu'on voit les sciences et les arts se diviser de plus en plus, à mesure qu'ils s'agrandissent et se perfectionnent. Il n'y a qu'à comparer, sous ce rapport, l'état des connaissances dans les temps antiques et dans les temps modernes.

La spécialisation est donc un fait général et nécessaire du développement même des connaissances; on la voit créer des divisions de plus en plus circonscrites dans les académies qui se partagent les sciences, les lettres, les beaux-arts, la médecine, etc., et dans ces académies des sous-divisions, en sections de physique, de chimie, de mathématiques, d'hygiène, de chirurgie, d'histoire, de morale, de législation, de peinture, gravure, etc. Dans l'industrie, ou plus généralement dans tout ce qui réclame l'application de la force ou de l'adresse manuelles, la tendance à la division est bien plus marquée encore, et c'est par elle que l'homme a tant agrandi son pouvoir sur la nature extérieure.

La médecine a subi aussi les conséquences de cette loi de développement de toute science et de tout art; et à ne consulter que des analogies générales, on pourrait affirmer qu'une tendance très-marquée à la spécialisation en médecine serait un signe de progrès pratique plutôt que de décadence.

Nous n'ignorons pas qu'on pourrait, à un autre point de vue, se plaindre de ce résultat au lieu de s'en féliciter. Diviser une science, en effet, c'est la mutiler; le vrai but scientifique est l'aperception de l'unité, ou du moins d'une généralité de plus en plus compréhensive, et il est certain que sans ce but lumineux il n'y a plus de science proprement dite. Mais il n'est pas prouvé du tout que l'une des tendances doive nécessairement détruire l'autre ; il est évident, au contraire, qu'elles se supposent mutuellement comme les deux pôles d'une pile ; seulement elles peuvent momentanément prédominer l'une sur l'autre, et, autant qu'on peut en juger, la prédominance se produit à notre époque dans le sens de la spécialisation.

La spécialisation, ainsi considérée, comme fait général, s'absout donc elle-même. Mais, pour apprécier plus directement ses résultats en médecine, il importe de faire une remarque qui domine tout le sujet.

Savoir et pouvoir, la science et l'action, voilà tout le champ de la vie intellectuelle et morale de l'homme ; c'est à ces deux termes qu'aboutit l'exercice de toutes ses facultés. De là cette division si ancienne des sciences Spéculatives et Pratiques, qui revient à celle plus moderne des sciences et des arts. Cette division, comme toutes celles que fait l'esprit, n'est pas rigoureuse. Il est très-peu de sciences qui n'aient quelque rapport à la pratique, et tout art considéré dans sa partie théorique est une science. Mais on appelle plus particulièrement sciences spéculatives ou théorétiques, celles qui n'ont pour fin immédiate que la connaissance même de leur objet, et sciences pratiques celles qui sont considérées comme moyen d'atteindre un but extérieur. L'art proprement dit n'est que la réalisation de ce but même. Au faîte des sciences spéculatives sont les mathématiques pures, la métaphysique, et au dernier degré des sciences pratiques sont les arts mécaniques.

Les beaux-arts forment une classe à part. C'est là une distinction qu'il ne faut pas perdre de vue, car la spécialisation donne des résultats différents et même opposés dans ces deux ordres d'idées.

La science spéculative pure, en effet, ne vit que de généralités ; elle sait d'autant plus et d'autant mieux qu'elle embrasse davantage et qu'elle confond les différences apparentes des phénomènes dans une unité plus haute ; mais à cette élévation les détails, le particulier, le variable, tout ce qui est individuel, disparaît sous le niveau des lois générales. L'art, au contraire, n'a affaire qu'au particulier, à l'accidentel ; pour réaliser son œuvre, quelle qu'elle soit, il faut qu'il pénètre dans le détail des choses individuelles et se plie à toutes les nécessités de la matière qu'il travaille et du but qu'il veut atteindre, lequel but est toujours particulier, spécial, unique. De là vient, en général, que les théoriciens, qui savent rendre raison de tout, ne peuvent rien exécuter par eux-mêmes, et que les artisans qui exécutent le mieux sont incapables de rendre raison de rien. De là encore la dispute éternelle des théoriciens et des praticiens s'accusant réciproquement d'ignorance et d'impuissance. L'art donc acquiert d'autant plus de précision, de sûreté et d'infaillibilité, qu'il se spécialise davantage ; tandis que la science pure ne se constitue que par l'unité et l'universalité. Il y a des arts qui tiennent une sorte de milieu entre les arts mécaniques et les sciences pures, comme la politique, la morale, et l'art de guérir, qui est le but de la médecine. Dans ces sortes d'arts, la spécialisation et la généralité doivent se contre-balancer dans une juste mesure ; mais il n'est pas étonnant que la première tende sans cesse à y prédominer. La médecine étant avant tout une affaire de pratique, la science y est et y doit être au service de l'art. De là l'appel continuel qu'elle ne cesse de faire à l'observation, à l'expérience ; de là le peu de secours que fournit la pathologie abstraite et générale au lit du malade ; de là, par contraire, l'utilité des études cliniques de plus en plus spécialisées, de là la nécessité des monographies, etc., de là enfin le besoin incessant d'une spécialisation plus grande pour pénétrer plus intimement dans les différences des cas individuels. En chirurgie surtout ce besoin devient très-pressant, parce que, d'une part, son action étant plus appréciable, elle est obligée de s'expliquer ses succès et ses revers, et d'autre part, parce qu'employant des moyens mécaniques elle tombe en partie dans la sphère des arts manuels.

En chirurgie donc les spécialités sont, pour ainsi parler, de droit. Il est évident qu'un praticien qui s'est spécialement exercé à un genre d'opérations telles que la lithotritie, la lithotomie, la ténotomie, la cataracte, etc., a beaucoup plus d'habileté dans l'exécution que le chirurgien universel qui n'a que de rares occasions de pratiquer ces importantes opérations, et qui en sait tout ce qu'on en peut savoir, hormis les bien exécuter. Et ce qui prouve qu'on est assez d'accord là-dessus, c'est que lorsqu'un médecin est atteint de quelque affection chirurgicale, surtout de celles qui peuvent nécessiter des opérations, c'est aux spécialités qu'il ne manque pas de s'adresser.

On invoque parfois l'histoire de la chirurgie pour en accabler la spécialité, mais sans motifs sérieux. La comparaison avec les *rebouteurs* et *inciseurs* du moyen âge n'est ni polie ni juste. Les spécialités chirurgicales actuelles ne méritent pas ce rapprochement. D'ailleurs, puisqu'il s'agit des spécialités du moyen âge, il semble qu'avant de les maltraiter il faudrait savoir si, du temps de ces *inciseurs* et *rebouteurs*, il y avait beaucoup de chirurgiens ou médecins capables de mieux faire qu'eux ce qu'ils faisaient. Cette observation peut même, sans inconvenance, être transportée à nos temps. Il est très-probable que les spécialistes actuels savent au moins aussi bien que les chirurgiens non spéciaux faire les choses dont ils s'occupent, eux, exclusivement, et les autres accidentellement. Dans ce cas ils seraient tout au plus inutiles. Mais, en quoi perdent-ils l'art et déconsidèrent-ils la profession ? Ils morcellent l'art, dit-on encore, qui ne fait de progrès que par la synthèse. La phrase est bien, mais elle est hors de la question. Les travaux, dits spéciaux, ne gênent en rien les travaux dits généraux, et l'analyse ne saurait nuire en rien à la synthèse. On se plaint que les spécialistes n'aient jamais rien inventé, tandis qu'il faudrait dire, au contraire, que presque tout ce qui a été inventé l'a été par des spécialistes. Bien plus, on les accuse d'empêcher les autres de faire des découvertes, et cependant on avoue que dans le siècle passé où les spécialités ont fait, dit-on, tant de ravages, Chopart, Desault, Dubois, Boyer, ont eu pourtant la permission de fonder le diagnostic et la thérapeutique des maladies des voies urinaires, et les *inciseurs* de ce siècle-ci n'ont pas empêché non plus Scarpa, Dupuytren et Astley Cooper de perfectionner le traitement des hernies.

Enfin, on affecte un peu trop de croire que les spécialités sont tellement spéciales, que les hommes qui s'y livrent seraient réduits à l'état de purs automates. Il y a des spécialités très-sottes, très-niaises et très-ignorantes, mais il y en a de très-habiles, très-intelligentes et très-savantes. Ces différences sont celles des individus; elles ne tiennent pas au fait même de la spécialité. De même un chirurgien ou médecin non spécial peut aisément être universellement incapable. On reproche aux spécialistes de ne savoir et de ne faire qu'une seule chose; mais on devrait ajouter qu'ils ne prétendent pas tout savoir et tout faire. Est-ce donc un défaut de bien faire ce qu'on fait, et de ne vouloir faire que ce qu'on fait bien?

En justifiant ainsi le principe général de la spécialisation, au point de vue de l'utilité pratique, et en relevant les spécialités de l'espèce de déconsidération dont un certain puritanisme outré voudrait les frapper, on n'entend pas nier l'importance scientifique, professionnelle et sociale d'une large et libérale instruction, de connaissances étendues et variées; de même qu'en remarquant l'extension démesurée du domaine actuel des études médicales, on n'entend pas réduire l'instruction théorique et pratique du médecin à la portion congrue du vieil enseignement scolastique. On ne réclame que contre certains préjugés qui compromettent à la fois les vrais progrès de la médecine, et l'esprit d'égalité et de confraternité dans la famille médicale. Enfin, tout en croyant, avec Stahl, et à peu près par les mêmes raisons, qu'il y aurait quelques *aliena a re medica arcenda* (1) nous croyons aussi que le vrai et accompli médecin est celui qui a été très-heureusement défini, nous ne nous souvenons plus par qui : *Vir probus et* DOCTUS, *medendi peritus.*

§ XIII.

Mission sociale de la médecine et du médecin.

Une des tendances les plus évidentes de l'esprit moderne dans le gouvernement et l'administration des États est le soin de la vie et de la santé des hommes. L'Hygiène, entendue dans un sens large, comme la recherche et l'application raisonnées de tout ce qui peut améliorer la condition organique de l'humanité, paraît devenir peu à peu le point central de la science politique et sociale.

C'est vers la dernière moitié du XVIIIe siècle que cette pensée, éminemment humaine, apparut d'une manière vive et claire à la conscience des hommes d'État, et commença à manifester son influence dans les lois et les institutions publiques. Elle amena tout

(1) « *Quoniam non solum medicam doctrinam morentur, turbent, fallant ; sed etiam aliena ab ipsa veritate et usu practico animis objiciant.* » (PARÆNESIS AD ALIENA A MEDICA DOCTRINA ARCENDUM, dans la *Theoria medica vera*, édit. de Choulant. Leipsick, 1831, in-12, t. I, p. 53.)

d'abord la suppression de la torture et des châtiments corporels, et d'importantes réformes dans le régime des prisons, des hôpitaux, des armées, des cimetières. Proclamée, prêchée par les philosophes, elle prit un nom philosophique, la *philanthropie*. On l'appelait avant d'un nom plus doux, la Charité. La philanthropie est toujours, dans son essence, la charité, mais la charité devenue le mobile supérieur de la législation et du gouvernement ; elle est toujours une vertu, mais en même temps une maxime sociale et, dans son exercice public, une science.

La philosophie politique moderne est, en ceci, pleinement d'accord avec la Religion ; elle a le même but et part des mêmes principes. Sur quoi se fonde, en effet, le devoir imposé par la loi religieuse d'aimer tous les hommes indistinctement et de les traiter *comme soi-même ?* Sur leur parfaite égalité devant Dieu dont ils sont tous les enfants. La philosophie invoque également l'identité de nature physique et morale, qui les rend tous, en tant que membres de l'humanité, participants aux mêmes droits et aux mêmes devoirs et les fait égaux devant la loi naturelle et la justice. Dans les deux formules, c'est l'égalité d'essence qui est la base de l'égalité des droits et du précepte d'amour.

Mais cette loi d'amour et de justice, qu'on l'appelle charité ou philanthropie, qui prescrit aux hommes de s'aimer les uns les autres, de se traiter en frères, de se faire mutuellement le moins de mal et le plus de bien possible, n'a pas toujours été reconnue dans les sociétés humaines. Fondée sur l'idée de l'égalité native et essentielle des hommes, elle a dû être méconnue et violée tant que cette idée d'égalité n'a pas été nettement dégagée et acceptée dans toutes ses conséquences. Elle était presque inconnue dans les anciennes sociétés grecque et romaine. Dans le monde antique il n'y avait de droits et de devoirs que ceux fondés sur les distinctions de race, de nationalité, de rang dans la famille ou dans la cité. Chaque homme était, à l'égard d'un autre, concitoyen, étranger, maître, esclave, père, fils, noble, plébéien, riche, pauvre, mais non un homme. En dépit du fameux vers de Térence, l'idée d'Humanité n'avait pas pénétré dans la conscience des Romains, pas plus que dans celle des Grecs; elle ne date véritablement ou du moins n'a commencé à porter des fruits que depuis la fondation de la société chrétienne ; et encore dans cette société même avec quelle lenteur n'a-t-elle pas marché ! Ne trouvons-nous pas dans les Codes des Barbares christianisés, nos ancêtres, le principe général de la *composition*, en vertu duquel le meurtre, la blessure, le dommage quelconque fait à un homme dans sa personne ou dans ses biens est différemment taxé suivant que l'individu lésé est noble ou roturier, libre ou serf? « Il a fallu près de quatorze siècles, dit M. Guizot, pour « que le principe, que dans un esclave il y a un « homme, passât pleinement de l'ordre religieux dans « l'ordre politique, de l'Évangile dans les Codes ! »

La médecine peut revendiquer une large part dans la belle tâche de l'organisation philanthropique de la société humaine. Elle est, par excellence, la science bienfaisante et salutaire. Toutes les autres peuvent devenir les auxiliaires des passions et des intérêts qui divisent les individus et les peuples et leur fournir des moyens de s'entre-nuire ; elle seule, exempte de toute intention hostile ou intéressée, n'intervient jamais que pour prévenir un mal ou le réparer. Gardienne de la vie des hommes, elle subordonne à ce but supérieur tous les intérêts de quelque ordre qu'ils soient, et tend essentiellement à réaliser dans les institutions publiques, dans l'économie domestique, dans tous les détails de l'existence humaine, les conditions matérielles ou morales propres à cette fin.

L'esprit médical est, à ce titre, essentiellement social et civilisateur ; c'est cet esprit qui, sous le beau nom d'Humanité, tend à prévaloir de plus en plus sur les sentiments, fort nobles aussi, mais souvent exclusifs, de patriotisme, de nationalité. La grande œuvre de la réunion de la famille humaine que la religion et la poésie commencèrent s'achèvera par la science, et par la science le plus directement consacrée à la conservation, à l'amélioration, à la propagation, et, par conséquent, au bien-être physique et moral de l'espèce ; par la science qui, semblable en cela à la religion, s'empare de l'homme dès son berceau et l'accompagne jusques et par delà la tombe, la Médecine.

Telles sont, en effet, l'efficacité et l'universalité d'action de l'esprit médical moderne. Cet esprit n'a pas toujours brillé sans doute d'une lumière si pure et si bienfaisante. La morale médicale était bien défectueuse dans l'antiquité. Il suffit, pour en juger, voir comment le philosophe le plus religieux et le plus moral comprenait les devoirs et les fonctions du médecin dans la société. Platon (1) lui prescrit, entre autres règles de conduite, de suivre l'exemple du dieu même de la médecine, d'Esculape, et des enfants d'Esculape, qui refusaient le secours de leur art aux incurables et à ceux dont la maladie était causée par l'intempérance, par le motif que la prolongation de leur vie ne saurait être avantageuse ni pour eux, ni pour l'État. La médecine, selon Platon, n'est due qu'à ceux qui ont reçu de la nature un corps sain et une belle âme ; ce sont ceux-là qu'il importe de conserver. Quant aux moins bien partagés, il faut les abandonner à leur sort. Il n'est pas sûr que les médecins de ce temps aient complétement adopté et encore moins appliqué rigoureusement ces maximes ; mais il est très-probable qu'elles n'étaient pas pour eux aussi étranges et aussi révoltantes qu'elles le sont pour nous. Hippocrate, dont le sens moral était cependant si élevé et si éclairé, ne partageait-il pas, à quelque degré, ces mauvaises inspirations, lorsqu'il refusait de soigner les soldats perses sous prétexte qu'ils étaient les ennemis de sa patrie ? On a beaucoup admiré ce trait (2). Girodet en a fait un tableau qui décore la salle des actes de la Faculté de médecine de Paris. On en voit une estampe dans le cabinet de presque tous les médecins. Ce qu'on

(1) *La République*, liv. III.

(2) Le fait est plus que probablement faux, mais il suffit qu'il ait été cité et admiré par toute l'antiquité, pour justifier ces remarques.

admire, sans doute, c'est le désintéressement du médecin, rejetant les riches présents du Grand Roi. Mais le refus des soins et surtout le motif de ce refus, nobles et dignes pour les Grecs, ne le sauraient être pour nous. Le médecin a aujourd'hui d'autres maximes de conduite, une autre notion du devoir professionnel. Sur un champ de bataille, il ne regarde pas à l'uniforme, dans la guerre civile, au drapeau du blessé ; il panse avec le même soin le Russe et le Français, le blanc et le bleu. Le malade n'est jamais pour lui qu'un homme. Ce n'est même, peut-être, que dans la médecine que l'idée et le sentiment d'humanité ont décidément prévalu sur les distinctions hostiles de race, de nationalité, de naissance, de rang. Ce n'est que là que l'homme parle directement et exclusivement à l'homme. On a souvent comparé la médecine au sacerdoce ; par ce côté l'identité est complète.

On peut donc dire, que dans la voie d'ordre, de paix, d'amitié et de justice, dans laquelle entre avec tant d'ardeur et de confiance l'humanité tout entière, la médecine est destinée à un grand rôle. La direction du mouvement étant désormais, sinon entièrement, du moins en grande partie confiée à la science, c'est la médecine qui fournira les meilleurs missionnaires. Ainsi se réalisera ce qui a été écrit : *Da locum medico, etenim illum Dominus creavit, et non discedat a te, quia opera ejus sunt necessaria;* et peut-être aussi cette autre prophétie encore en suspens : *Disciplina medici exaltabit caput illius et in conspectu magnorum collaudabitur.*

§ XIV.

PHILOSOPHIE DES SCIENCES NATURELLES.

1. De l'origine des êtres organisés. — 2. Unité et Simplicité organiques. — 3. De la physionomie comme caractère zoologique. — 4. Les deux écoles en zoologie. — 5. Philosophie zoologique ; de l'unité de composition organique ; théorie des Analogues. — 6. Anthropologie et ethnographie ; races humaines ; question de l'esclavage.

I

Deux systèmes sont en présence. L'un veut que toutes les espèces végétales et animales, et l'homme en particulier, soient un produit direct et instantané de la puissance créatrice qui, à un moment donné, les tira du néant de toutes pièces, et les répandit sur la terre jusque-là déserte et morte. La nécessité de cette création absolument spontanée résulte, selon ce point de vue, de l'impossibilité que les forces chimiques et physiques aient pu construire les organismes, avec toutes leurs conditions d'existence, de durée et de propagation. L'autre système soutient que cette prétendue incapacité de la nature est une supposition gratuite, et qu'il n'y a aucune absurdité à admettre que les corps organisés ont été le résultat d'élaborations et de combinaisons des éléments opérées dans des circonstances et sous des conditions cosmiques toutes particulières.

Ces deux thèses peuvent se formuler de diverses manières dans le détail et servir de point de départ à toutes les hypothèses subsidiaires qu'on peut former sur la nature et le nombre des corps organisés primitifs. Ainsi on peut, partant de l'une ou de l'autre donnée, supposer :

1° Que la *création* ou *production* des organismes a été *simultanée* ou *successive* ;

2° Que les premiers produits de la vie ont été ou des êtres complétement développés ou seulement des semences ou germes ;

3° Qu'il y a eu primitivement autant de types produits qu'il y a maintenant d'espèces distinctes, ou que ces espèces sont sorties, par des modifications ou des mélanges successifs, d'un moindre nombre de types et même d'un seul ;

4° Que chaque type primitif a été originairement réalisé dans un grand nombre d'individus ou de couples, ou bien qu'il a été représenté d'abord par un seul couple ou individu, etc., etc.

Toutes ces déterminations secondaires s'appuient sur des inductions et des analogies plus ou moins plausibles. Elles prétendent toutes n'être que des interprétations des faits fournis par l'histoire générale de la nature. Elles ont donc à la rigueur une base scientifique. Nous n'avons pas à les discuter, car elles ne portent que sur la question de la propagation et de la multiplication des organismes, et non sur celle de leur *origine* même.

Quant à ce dernier problème, il est évident que les deux solutions opposées qu'on en donne, ne reposant que sur une simple possibilité métaphysique, et n'ayant aucun fondement dans l'expérience, sont également indémontrables, et, par conséquent, également irréfutables ; et s'il est vrai qu'on soit rationnellement forcé d'adopter celle-ci ou celle-là, il ne l'est pas moins que lorsqu'on se décide pour l'une des deux, c'est moins à cause de son évidence intrinsèque qu'à cause des difficultés plus grandes qu'on croit apercevoir dans l'autre.

Mais indépendamment des raisons internes et purement spéculatives qui peuvent faire préférer l'un ou l'autre de ces points de vue, il en est une qui, quoique étrangère à la question, peut, en général, être considérée comme le motif principal et déterminant du choix. Nous voulons parler des *conséquences* que chacune de ces hypothèses est supposée entraîner sous le rapport religieux. C'est, en effet, une opinion assez répandue que l'un de ces systèmes d'explication est fortement suspect ou même convaincu de matérialisme, de panthéisme, d'athéisme, tandis que l'autre passe pour éminemment orthodoxe. Comme cette considération, bien qu'extra-scientifique, continue à inquiéter beaucoup d'esprits et s'oppose à l'étude indépendante de la question, il peut être utile d'en examiner brièvement la valeur.

Commençons d'abord par bien fixer le sens des deux thèses.

La solution *théologique* et la solution que j'appellerai, faute d'un meilleur terme, *physique*, s'accordent en ce point qu'elles supposent l'une et l'autre un temps où aucun organisme n'existait. Elles admettent toutes deux un *commencement* de la vie animale et végétale. La position de la question est déterminée, comme on voit, par le besoin logique de mettre un point d'arrêt à la série régressive des productions organiques, sous peine de se perdre dans l'infini. Mais ce commencement n'est pas conçu de la même manière dans les deux hypothèses. Dans le point de vue théologique, il est *absolu* ; à un moment donné, les êtres organisés, jusque-là absents, ont subitement paru sur la terre en vertu d'un *fiat* instantané; ils ont été, dans le sens le plus rigoureux, *créés*, et non pas simplement *produits ;* de sorte que leur apparition doit être conçue comme un événement absolument *nouveau* et sans liaison aucune avec les phénomènes cosmiques préexistants. Cette hypothèse établit donc dans la série des phénomènes et dans la chaîne des causes et des effets physiques un *hiatus* formel, et comme cet hiatus est en soi inintelligible, elle le comble, ou plutôt le masque, en faisant intervenir *ex machina* la volonté et la toute-puissance de Dieu.

Cette manière de concevoir l'origine des êtres organisés, et en particulier de l'homme, est, à ce qu'on croit généralement, celle qui s'accorde le mieux avec des autorités réputées indiscutables (1), et ce motif est,

(1) Quoiqu'on ne soit pas précisément obligé de s'occuper de ce qui peut se trouver écrit dans tel ou tel livre sur cette question, on doit remarquer, comme simple argument *ad hominem*, que la Genèse, dans son récit de l'origine de l'homme, fait mention de circonstances qui paraissent plus favorables que contraires à l'explication physique. Elle dit, en effet, que *Dieu forma l'homme du limon de la terre* (Gen., II, v. 7), ce qui permet de supposer que, dans l'esprit même du texte, l'existence et la nature des

comme nous le disions, d'un tel poids, qu'il suffit seul
le plus souvent pour déterminer l'exclusion de l'autre
hypothèse. Philosophiquement parlant, ce n'est pas là
sans doute une explication ; car l'intervention divine
supprime le problème au lieu de le résoudre ; mais on
ne s'étonnera pas cependant que cette solution se
maintienne, sinon comme vérité scientifique, du moins
comme croyance spéculative, si l'on considère, d'une
part, qu'elle n'offre aucune impossibilité intrinsèque, et
d'autre part, que les explications dites *naturelles* étant
absolument indémontrables, elle reste toujours en
réserve, en attendant mieux, comme l'*ultimatum* de la
raison.

La doctrine *physique* repose, comme la précédente,
sur la nécessité logique de poser une limite à la succession des organismes dans le temps ; elle admet donc
aussi que les êtres organisés ont commencé. Mais, à
son point de vue, ce commencement n'est pas *absolu* ;
il n'est que *relatif*. Elle ne brise pas la chaîne du temps
et des phénomènes. Conformément à cette loi de la
raison qui nous oblige à considérer tout événement
comme indissolublement lié à l'état antérieur des
choses, elle ne voit dans l'apparition des organismes
qu'une résultante de circonstances cosmiques préexis-
tantes. Elle est, du reste, absolument muette sur la
nature des conditions qui ont pu amener ce résultat,
et on ne peut pas même prévoir qu'elle soit jamais en

éléments façonnés par l'opération divine n'étaient pas tout à fait
indifférentes pour la réalisation de l'œuvre.

mesure d'avancer quelque chose de plausible à cet égard. Sous ce rapport, elle n'a donc aucun avantage sur l'explication théologique. Comme celle-ci, elle laisse le problème au point où elle le prend ; elle aboutit également à un X, que la raison est en même temps invinciblement forcée d'admettre et complétement impuissante à dégager.

Cette impuissance de la raison se révèle dans toutes les applications secondaires des deux solutions.

Rien n'est plus curieux, par exemple, que la manière dont les partisans de l'une et de l'autre thèse s'expliquent à l'égard de la question des générations dites *spontanées* ou *hétérogènes*.

C'est un fait d'observation, disent les uns, que des êtres organisés se forment chaque jour sous nos yeux, au sein de la matière, sans parents ni germes, et plusieurs de ces êtres sont aptes à se reproduire par les voies ordinaires de propagation ; donc tous les êtres vivants ont pu, dans l'origine, être produits d'une manière analogue.

C'est, disent les autres, une des lois à la fois les plus universelles et les mieux constatées que tout organisme provient d'un autre organisme ; par conséquent il ne saurait y avoir de générations spontanées ; et si l'on a cru en observer de semblables, c'est uniquement par suite de l'imperfection de nos sens et de nos moyens d'investigation. Les premiers êtres vivants n'ont donc pu être produits que par un acte spécial et direct de la puissance créatrice.

Ici, comme on voit, les uns invoquent le fait contre

l'universalité de la loi, les autres, la loi contre la possibilité du fait.

Mais quoiqu'en définitive la valeur respective de ces hypothèses soit toute négative, et ne repose que sur la nécessité purement logique d'opter entre l'une ou l'autre, l'explication *naturelle* est évidemment plus philosophique dans sa forme et son procédé. Elle maintient dans la série des causes et des effets la loi de continuité confirmée par toutes les analogies de la nature, tandis que la formule supernaturaliste la rompt arbitrairement. Au point de vue du naturalisme, le fait n'est pas expliqué, sans doute, mais il est supposé explicable ; car du moment où l'on admet que ce fait est dans une relation nécessaire quelconque avec le temps, l'espace et les phénomènes antérieurs, rien n'empêche de concevoir qu'une intelligence supérieure à celle de l'homme, ou l'homme lui-même, placé dans d'autres circonstances, serait capable de déterminer les conditions de sa production. Le point de vue hyper-physique, au contraire, niant *à priori* l'existence de ces conditions, affirme par cela même l'inexplicabilité, c'est-à-dire l'inintelligibilité absolue du phénomène. Or cette assertion est gratuite. Il faudrait, pour la légitimer, démontrer d'abord l'impossibilité de la supposition contraire, démonstration qui ne saurait jamais être faite, puisque, d'une part, cette supposition n'a rien de contradictoire en soi, et que, d'autre part, elle s'appuie sur l'analogie universelle de la nature. Le recours à Dieu n'est admissible qu'autant qu'il est rigoureusement indispensable ; mais ce n'est pas ici le cas. L'apparition des êtres organisés est un événement qui a eu lieu dans le temps, et qui, à ce titre, fait partie de la chaîne des phénomènes de l'univers ; les conditions de sa production, pas plus que celles de tout autre fait physique, ne doivent donc être cherchées hors du monde. Si l'on admet une seule exception à cette règle, il n'y a pas de raison pour ne pas en admettre une foule d'autres, et dès lors il n'y a plus de science ; car la science n'est possible que sous la condition de la continuité et de l'indissolubilité de la relation causale des phénomènes. On a bien essayé, pour prévenir cette conséquence, de tracer une ligne de démarcation entre l'ordre naturel et l'ordre surnaturel ; mais pour faire cette distinction, il faudrait un *criterium* que la théologie cherche encore, et qui, nous le soupçonnons, ne sera jamais trouvé.

L'hypothèse théologique ne peut donc justifier logiquement de sa nécessité. C'est là son vice principal et irremédiable.

Reste à savoir maintenant si le point de vue opposé mérite la réprobation dont il est l'objet, c'est-à-dire s'il implique nécessairement des conséquences irréligieuses. Ce reproche peut se formuler de bien des manières. Cependant, si nous le comprenons bien, il se réduit à dire que l'origine des êtres organisés et en particulier de l'homme n'étant, dans cette manière de la concevoir, qu'une combinaison fatale des forces aveugles de la matière, les idées de plan, d'ordre, d'harmonie, de finalité, d'intelligence et de providence, dont le monde organique semble porter partout l'empreinte, disparaissent de la nature et de l'esprit humain, et avec elles les principes de toute morale et de toute religion. Il est possible que cette imputation aille à l'adresse de quelques systèmes particuliers du matérialisme vulgaire, fondés sur l'antique atomisme épicurien ; mais si on l'applique en général à toute doctrine qui se borne à contester, jusqu'à preuve du contraire, l'absolue nécessité logique de l'explication supernaturaliste, et partant sa légitimité, elle est tout à fait déplacée. En effet, réduite à ces termes, la doctrine en question laisse parfaitement intactes toutes ces choses et leurs conséquences. Rattacher la production des êtres organisés, comme celle de toutes les existences contingentes, à des causes ou conditions physiques, ce n'est nullement effacer de la nature la finalité et la pensée. La loi de continuité et de dépendance entre les phénomènes de l'univers fait, elle aussi, partie du plan général de la création, ou plutôt elle est la réalisation même de ce plan ; elle est ainsi, dans le sens le plus éminent, pour parler comme Van Helmont, l'*ordre* de Dieu. L'organisation et la vie cesseraient-elles d'être une œuvre divine, parce qu'elles seraient des résultats nécessaires du développement cosmique universel ? la puissance créatrice deviendrait-elle une force *aveugle*, par cela seul qu'elle se serait manifestée, dans cette occasion, suivant la loi imposée par elle-même à tout ce qui arrive dans le temps ? et y aurait-il de l'impiété à croire que l'éternel producteur de toutes choses procède dans la construction d'une mouche comme dans celle d'un cristal ?

II

Unité et *simplicité* ne sont pas la même chose. Loin de là, la *simplicité* d'organisation et l'*unité* vitale sont en raison inverse l'une de l'autre. L'animal le plus simple, un polype, par exemple, est en même temps le moins *un;* aussi est-il positivement divisible. Dans la plante, dont la composition est plus simple encore, l'unité individuelle décroît à proportion. Dans le minéral, où la simplicité est presque complète, l'unité disparaît. L'homme étant le plus complexe des êtres organisés est aussi le plus un.

Un caractère de cette loi n'a pas été assez remarqué. Parallèlement au développement graduel de l'organisation et à la progression vers l'unité vitale qui lui correspond toujours, et qui marque les divers degrés du règne organique, les individus eux-mêmes offrent, dans chaque espèce, une tendance de plus en plus grande à la particularisation et à l'indépendance ; de sorte qu'à mesure que les espèces s'élèvent dans l'échelle, les diversités propres des individus qui les composent sont de plus en plus nombreuses et prononcées.

Dans les classes tout à fait inférieures, les individus ne diffèrent guère que numériquement; la vie particulière de chacun n'est en quelque sorte que celle de l'espèce ; elle s'écoule chez tous dans une invariable uniformité. Dans ces classes, les besoins, les instincts et les facultés des individus sont uniformes et ne s'exercent en grande partie qu'en vue de la conservation et de la perpétuation de l'espèce. Tous vivent de la même vie, accomplissent la même œuvre et par les mêmes moyens. Aussi est-ce dans ces catégories inférieures qu'on trouve le plus d'espèces réunies en agglomérations, qui simulent la vie en commun des espèces plus élevées, mais qui n'ont en réalité, sauf la circonstance de la cohabitation, aucun des caractères de la socialité. Dans les classes supérieures, les intérêts et les instincts s'isolent davantage, et les individus, quoique toujours liés à l'existence commune par des impulsions et des actes uniformes, vivent un peu plus pour leur propre compte. On voit poindre chez eux quelques degrés de personnalité et de liberté. Le sentiment de la propriété, de famille, le mariage apparaissent, et la vie grégeaire devient une *société*. Avec les différences individuelles se manifestent les inégalités, et avec les inégalités l'antagonisme, la guerre. C'est dans la race humaine que cette émancipation des individus se produit dans toute sa plénitude ; dans aucune le type de l'espèce ne se réalise en variétés si nombreuses, en inégalités si tranchées ; nulle part l'activité spontanée de chaque être ne se déploie en autant de directions. Cette activité n'étant plus, chez l'homme, soumise à l'empire exclusif des besoins matériels, ni restreinte par conséquent à des conditions d'exercice extrêmement bornées, mais guidée par un principe idéal, universel et indépendant, la raison, elle peut s'appliquer à une multitude de fins, et s'appelle dès lors par excellence la *liberté*. La liberté est l'expression la plus haute de la *personnalité*, qui est elle-même le type suprême de l'*individualité*. En outre, si l'exercice de la liberté suppose la diversité des fins, la diversité des fins implique la variété des moyens, et celle-ci la multiplicité des puissances, c'est-à-dire des facultés organiques et psychiques. Le degré de liberté, — et par suite le degré de perfection de l'être,— peut ainsi, jusqu'à un certain point, être expérimentalement mesuré par l'étendue et le nombre des manifestations. Cette gradation peut être suivie dans le minéral (affinité, cristallisation, etc.) ; dans le végétal (nutrition, reproduction, etc.) ; dans l'animal (sensation, passion, locomotion, etc.); dans l'homme (raison, société, religion, art, etc.). L'organisme humain est par cette raison le plus souple, le plus flexible vitalement, comme il est matériellement le plus composé. Cette souplesse organique est une sorte de liberté vitale auxiliaire de la liberté morale, comme condition de son exercice. L'homme peut, plus que tout autre animal, modifier profondément la vitalité, la puissance, les fonctions de ses organes, et les rendre par l'éducation et l'habitude propres à toutes sortes de fins ; il est, de tous les êtres vivants, le plus éducable physiquement et moralement. De là, dans l'espèce humaine, les infinies variétés et inégalités organiques et psychiques des races, des peuples et des individus.

III

C'est une grande difficulté en zoologie que la détermination des caractères spécifiques des êtres. On s'est adressé à tous les organes, à toutes les fonctions, à toutes les particularités des formes extérieures et de la structure intérieure, au nombre et à la disposition des parties, toujours enfin et presque exclusivement à l'anatomie. Ne devrait-on pas aussi prendre en considération les attributs psychologiques? L'animal n'est, à tous les degrés, qu'une activité spirituelle déterminée ; il est, à tous les degrés, dans des proportions définies, sensibilité, intelligence, volonté. Les organismes ne sont que des déterminations diverses du principe psychique. Si donc l'*animal* n'est, suivant l'étymologie et la vérité, qu'une *âme*, une essence psychique manifestée et en acte, c'est par les caractères spéciaux de cette activité que doit se révéler l'identité ou la diversité spécifiques des êtres. Or ces caractères s'expriment par la *physionomie*.

La physionomie, prise dans sa plus large signification, comme la manifestation extérieure de l'intérieur par l'habitude du corps, en repos ou en mouvement, par l'attitude, l'allure, la voix, la configuration générale, etc., est l'expression de la vie propre, individuelle, incommunicable de l'être. Elle représente ainsi ce qu'il y a de plus intime, de plus primitif, de plus fondamental dans la structure anatomique, qui n'est que la réalisation plastique du type vital. La physionomie pourrait donc, ce semble, en beaucoup de cas, fournir, pour la détermination des genres, espèces et races, des éléments de caractérisation plus sûrs que les considérations de pure anatomie. Quoi de plus différent extérieurement que les races de chiens, un lévrier, un barbet, un boule-dogue? quoi cependant de plus immédiatement saisissable que l'identité spécifique des individus appartenant à ces variétés? L'enfant même la reconnaît et l'affirme sans hésiter. Et de même qu'on affirme au premier coup d'œil l'identité d'êtres très-dissemblables extérieurement, comme les chiens ou les singes de toutes races, on distingue, on différencie aussi, et avec la même sûreté, les espèces les plus voisines anatomiquement, celles mêmes dont la différence est zoologiquement à peu près inassignable, par exemple, le loup et le chien, l'âne et le cheval. Dans l'espèce humaine les diversités typiques de race, de nation, se révèlent avec la même instantanéité, la même évidence, par l'expression physionomique. La physionomie est comme l'accent dans la parole; elle est dans les êtres vivants ce qu'est dans les œuvres de l'art le style, la manière; elle exprime l'essence de l'être et la rend perceptible par une intuition immédiate.

Et il ne faut pas croire que les classifications scientifiques, si laborieusement obtenues par l'analyse minutieuse des caractères anatomiques, soient plus *naturelles*, c'est-à-dire expriment mieux les rapports véritablement essentiels des êtres, que les classifications faites de première vue par l'observation vulgaire et consacrées dans la langue commune. Loin de là, on serait autorisé à tenir pour suspecte toute détermination zoologique qui serait en contradiction formelle avec l'observation populaire, lorsque celle-ci est univoque; et elle l'est presque toujours. Ce qui dans toute langue a un nom différent ne saurait être absolument identique et réciproquement ce qui porte un nom commun ne saurait être essentiellement différent. La Zooclassie savante ne doit pas légèrement contredire ces méthodes véritablement *naturelles*. Elle doit au contraire les consulter avec confiance, au moins comme contrôle de ses propres déterminations.

A la vérité, le caractère physiognomonique n'a de valeur que dans les espèces supérieures. Il s'obscurcit et s'efface même complétement lorsqu'on approche des derniers degrés de l'échelle animale. A mesure que le type psycho-vital s'appauvrit et se dégrade, l'organisation matérielle, empreinte fidèle du principe intérieur, n'a plus pour nous d'expression intelligible. Mais c'est aussi dans ces catégories inférieures de l'animalité que les classifications scientifiques rencontrent le plus de difficultés, et n'arrivent qu'à des résultats incertains et précaires.

IV

Un des livres les plus instructifs, les plus intéressants par la matière et par la forme, qui aient paru dans ces derniers temps, est celui de M. Isidore Geoffroy Saint-Hilaire (1). Cet ouvrage, où sont traitées les plus hautes questions de la philosophie naturelle, se compose de deux parties distinctes, d'une partie *historique* et d'une partie *dogmatique*. Dans la première, l'auteur

____

(1) ESSAIS DE ZOOLOGIE GÉNÉRALE OU MÉMOIRES ET NOTICES SUR LA ZOOLOGIE GÉNÉRALE, L'ANTHROPOLOGIE ET L'HISTOIRE DE LA SCIENCE; Paris, 1841, 8°. Le savant auteur a reproduit, développé, complété les principales vues exposées dans ce livre dans

expose, dans une série de morceaux détachés, mais logiquement enchaînés, l'histoire de la zoologie, ou plutôt (pour ne pas ôter à ce travail son véritable caractère) de la marche de l'esprit humain dans la formation successive de la science zoologique. C'est une histoire philosophique des idées, plutôt qu'une histoire des faits; et, sous ce rapport, cette œuvre a le double mérite d'être, pour ainsi dire, neuve par le but, et de ne pas rester au-dessous de ce but. Une exposition de ce genre suppose, en effet, des habitudes d'esprit et un ensemble d'études qui ne se trouvent pas souvent réunis; car, d'une part, ceux qui étudient et cultivent spécialement une science ont rarement la conscience bien réfléchie de ce qu'ils font et encore moins de ce qu'ont fait les autres, et, d'autre part, les hommes qui sentent le besoin de ces explications générales, les philosophes, manquent souvent des connaissances techniques indispensables. Il y a, en outre, comme obstacle général aux travaux de cet ordre, un préjugé commun aux savants qui observent et expérimentent et aux philosophes qui méditent, qui fait croire aux premiers que la spéculation rationnelle est tout à fait chimérique, et aux seconds, que les études minutieuses des faits sont à la fois sans terme et sans lumière véritable pour l'esprit; et alors même que ces deux classes d'esprit consentent à s'accorder

son HISTOIRE GÉNÉRALE DES RÈGNES ORGANIQUES principalement étudiée chez l'homme, t. I, 1854, 8o. Les observations relatives au premier de ces ouvrages s'appliquent aussi, en grande partie, au second.

théoriquement sur l'égale importance de leurs points de vue, leur opposition primitive ne tarde pas à reparaître en pratique, et on les voit, dans le fait, chacune obéir à sa tendance et s'éloigner d'autant plus de l'autre, qu'elle suit sa propre direction avec plus de conséquence.

Egalement éloigné de ces deux directions exclusives et par la nature de son esprit, et par ses laborieux et longs travaux de détail, M. Isidore Geoffroy Saint-Hilaire a pu à la fois se placer à la hauteur nécessaire pour embrasser l'ensemble de la science dont il raconte et explique la marche et le développement, et appuyer ses jugements sur la solide base des faits. Quoique placé, comme zoologiste, sur la limite des deux écoles rivales qui se disputent en ce moment l'empire, dont l'une, au nom de l'Observation et de l'Analyse, reconnaît en France pour dernier chef Cuvier, tandis que l'autre, au nom du Raisonnement et de la Synthèse, a pour maîtres Buffon, Étienne Geoffroy Saint-Hilaire, de Lamarck, pour ne parler que des morts, il a, comme philosophe et historien, une sympathie non équivoque pour cette dernière; et s'il apprécie avec justesse et impartialité les travaux de la première, il a pour la seconde un sentiment plus vif d'admiration et de reconnaissance. L'esprit général de sa critique est inspiré, mais non dominé, par cette préférence. Or, cette préférence, nous la partageons nous-même. Cependant en nous associant en général à ses sympathies et à ses jugements sur ces deux écoles, nous différerions peut-être un peu sur la manière de considérer leur tendance, leur but, leur rôle et même leur date, ou du moins nous exprimerions autrement notre pensée sur ces divers points.

M. Isidore Geoffroy Saint-Hilaire cherchant à caractériser l'esprit de ces deux écoles, et à bien préciser leur différence, établit que l'une, dite *positive*, se distingue par la recherche exclusive des *faits* à l'aide de l'*observation*, l'autre, *systématique* ou *philosophique*, par la tendance à la *généralisation* et l'*abstraction*. Cette première détermination, réduite à ces termes généraux, serait jusqu'à un certain point assez fondée ; mais en la développant l'auteur lui donne un sens qui ne satisfait pas complétement. Il semble croire, en effet, qu'il existe dans les procédés de ces deux écoles une démarcation telle qu'elle constitue une sorte d'*hiatus*. Traçant une ligne rigoureuse entre les *faits* et les *rapports* ou *lois*, entre l'*observation* et la *raison*, il suppose que l'une de ces écoles ne cherche et ne trouve que des faits particuliers, n'a d'autre moyen d'information que le témoignage des sens et ne reconnaît d'autres vérités que les phénomènes sensibles, tandis que l'autre, tout en ne repoussant pas les *faits*, s'occupe avant tout des lois et des rapports, et découvre des vérités abstraites et générales par la seule force de la pensée et du raisonnement. Poursuivant cette distinction dans l'histoire, il les fait naître à la suite l'une de l'autre, de manière que là où l'une finit, l'autre commence. A ce point de vue, l'école dite positive, ayant pour mission unique de rassembler des matériaux par l'observation, a dû venir la première, mais elle doit aussi se retirer dès que sa tâche est accomplie et faire place à la seconde qui emploie *enfin* le raisonnement ; puis, généralisant ces différences, il ajoute, « que la science ayant deux ordres de vérités à connaître aura *désormais* deux méthodes. » Enfin pour compléter la pensée il établit en principe que toute science résulte essentiellement de *deux* ordres de faits, les fait *particuliers* et les faits *généraux*, dont les uns sont exclusivement donnés par l'observation et les autres par le raisonnement.

M. Is. G. Saint-Hilaire établit donc entre les deux écoles une distinction radicale ; il les croit non-seulement différentes, mais même opposées. Il leur assigne deux buts, deux ordres de moyens, deux méthodes, deux époques. Cette division n'est-elle pas trop tranchée et un peu forcée, du moins dans les termes ? On peut bien admettre qu'il y a deux directions ou tendances, ou, si l'on veut, deux écoles ; mais nous verrions entre ces deux écoles une différence de marche plutôt que de but. La distinction entre l'observation et le raisonnement, entre les faits particuliers et les faits généraux ou les lois, est admissible, mais c'est une distinction purement logique ; ces choses, bien que séparables logiquement, sont toujours réunies dans l'application, et la science, à son origine comme à son plus haut degré de développement, et dans toutes les phases successives de son élaboration, n'a invariablement qu'un procédé, qu'une méthode. Le sauvage qui applique le même nom à deux oiseaux qu'il voit voler successivement devant lui a déjà généralisé ; il a en effet aperçu le *semblable* dans le *divers*; il a établi abstraitement l'*unité* de *deux* êtres; il a déjà fait de la science et de la zoologie, car il a nommé un *genre*. Ce nom *unique* imposé à des êtres *multiples* est un nom *général*, car il désigne non tels ou tels individus, mais tous les individus observables, c'est-à-dire une classe. La notion acquise est, par conséquent, celle d'un fait général. Lorsque ce même sauvage, après avoir nommé du même nom le perroquet qu'il mange et l'aigle qui lui mange son perroquet, s'aperçoit d'une différence dans ces deux êtres d'abord confondus par lui parce qu'ils avaient tous deux des plumes et qu'ils volaient, il fait une opération inverse de la première, il voit le *divers* dans le *semblable*, la *multiplicité* dans l'*unité*; et comme la parole accompagne indissolublement la pensée, dont elle est le corps, le sauvage ajoute à sa langue deux mots pour nommer ces deux êtres, non plus comme semblables, mais comme différents; il a établi des *espèces*. Chacun de ces deux nouveaux mots est encore un mot général, car il ne désigne pas tel ou tel perroquet, tel ou tel aigle, mais tout perroquet ou aigle quelconque. Remarquons encore que, tout en inventant ces deux nouveaux noms spécifiques, il n'abandonne pas le premier nom générique; ils restent ensemble dans sa langue et dans sa pensée. A mesure que les observations s'étendent, des différences de plus en plus nombreuses se révèlent, les noms se multiplient pour les exprimer, et, au bout d'un certain temps, le sauvage a nommé, c'est-à-dire classé (car tout nom général est une classification) tous les oiseaux de son île. Il a subordonné les classes les unes aux autres sous des noms qui expriment divers degrés de généralité, depuis les noms propres qui désignent les individus, jusqu'au nom le plus universel qui désigne le genre tout entier. Cette classification sera, si l'on veut, imparfaite et grossière; mais en définitive, elle ne diffère pas en essence, et comme procédé logique, des classifications construites par la science la plus avancée. Elle constate des traits de ressemblance entre des êtres différents et des différences entre des êtres semblables. Ces rapports sont *naturels*, c'est-à-dire donnés comme *faits* par l'observation sensible; ils sont de plus *généraux*, car ils concernent des classes et non des individus. Les procédés logiques sont alternativement ou concurremment l'*analyse* et la *synthèse*, l'*observation* et le *raisonnement*. L'ensemble des notions acquises constitue la science zoologique du sauvage.

Aristote, Linné, Cuvier ont fait autre chose que le sauvage, mais ils n'ont pas fait autrement. Ils ont exactement suivi la même méthode. L'école dite philosophique n'en a elle-même pas d'autre. Seulement le savant diffère du sauvage en ce qu'il a la conscience de ses opérations et l'intuition d'un but défini; en ce qu'il coordonne et régularise les procédés naturels en vue de ce but; en ce que ce but lui-même n'est pas déterminé par les nécessités fortuites de la vie et borné à la connaissance immédiatement requise par ces besoins; c'est un but purement intellectuel, à savoir l'acquisition de la science pour elle-même et comme science; ce qui le porte à étendre incessamment sa recherche et à donner à son œuvre toute la perfection logique dont elle est susceptible.

De ce qui précède, on peut tirer deux conclusions: 1° que la distinction, communément adoptée depuis Bacon dans la philosophie des sciences, et reproduite par M. Is. G. Saint-Hilaire, entre deux ordres de faits, les particuliers et les généraux, et deux ordres de procédés logiques, l'observation sensible pure et le raisonnement, quoique admissible logiquement, ne se montre dans aucune application actuelle et réelle de l'intelligence humaine, et qu'au contraire la fusion intime de ces opérations est impliquée dans tout acte de connaissance, et, par conséquent, dans toute notion scientifique; 2° que dès lors cette distinction ne peut pas servir à caractériser convenablement l'esprit et la méthode des deux écoles zoologiques rivales, et que si ces écoles diffèrent, c'est sous d'autres rapports.

Pour sortir des généralités et mieux fixer le sens de ces observations, ou peut prendre pour base de discussion la grande question de l'*unité de composition organique*, qui est le champ de bataille favori des deux écoles. M. Is. G. Saint-Hilaire y attache une grande importance. Il pense que c'est là une question toute nouvelle, que son avénement dans la science marque la séparation de l'ère zoologique antique et de la moderne, et il attribue la gloire de ce pas nouveau à l'école dont il fait partie. Nous penchons à croire pourtant que les champions des deux partis ne sont pas aussi loin les

uns des autres qu'ils se le figurent. Les unitaires disent :
Il n'y a qu'un animal, ou, si l'on veut, il y a l'idée de l'a-
nimal dont tous les animaux sont des réalisations plus ou
moins complètes ; l'organisation offre, chez tous, sous
les variétés infinies de dimension, de structure et de formes, la marque d'un plan commun. Mais ils confessent
en même temps qu'il y a des différences, que ces différences sont réelles et parfaitement réductibles à des
termes assez fixes et assez tranchés pour constituer des
genres et des espèces, pour légitimer en un mot le travail de classification de l'école opposée. D'autre part,
leurs adversaires disent : Il y a autant d'animaux qu'il y
a d'espèces, et autant d'espèces qu'il y a de différences
assignables entre les individus ; la prétendue unité du
type animal est une chimère. Mais ils conviennent
néanmoins qu'il y a des ressemblances et des points
communs entre toutes les espèces, tous les genres, et
ils ne font aucune difficulté d'adopter, sous le nom de
règne, un dernier genre *animal* qui comprend tous les
animaux sans exception. Ils sont d'accord donc, en
fait, sur cette vérité incontestable que tous les animaux se ressemblent en quelques points, et diffèrent
en quelques autres, et que ces points de ressemblance
et de différence peuvent et doivent être assignés. Ainsi,
les uns proclament en principe l'*unité*, mais sans pouvoir ôter la diversité ; et les autres proclament aussi en
principe la *diversité*, mais sans pouvoir non plus méconnaître l'unité. Ils se partagent ainsi le double travail
incessant de généralisation et de spécification des phénomènes, qui est le mouvement de l'esprit scientifique,

et dont le produit est la science. La science humaine ne peut prétendre, en effet, saisir ni l'absolue unité, ni l'absolue diversité des choses; car une unité sans différences et des différences sans unité sont des notions complétement inintelligibles. Arrivées à l'un ou à l'autre de ces termes, toute connaissance, toute science, toute pensée cesseraient à l'instant. C'est entre ces deux pôles que marche la science zoologique, comme toutes les autres; elle ne peut en sortir. Son rôle consiste à déterminer de plus en plus rigoureusement les points de rapports, soit positifs, soit négatifs, des êtres organisés, à les suivre dans toutes leurs circonstances, les plus apparentes comme les plus cachées, et à mettre de plus en plus d'accord la pensée scientifique avec la réalité des choses.

Il convient d'ajouter que, tout en se plaçant au départ à des points de vue opposés, chacun des deux systèmes ne peut poursuivre sa marche qu'en faisant, pour ainsi dire, les affaires de l'autre; car l'un ne peut démontrer l'unité que dans et sous la condition de la variété, et l'autre ne peut poser la variété qu'au sein et sous la condition de l'unité. Ils travaillent donc simultanément à la même œuvre, en la commençant, si l'on nous permet cette expression, chacun par un bout; et c'est de ce travail commun que résulte la connaissance scientifique.

La question de l'unité et de la diversité de composition organique est donc, à la vérité, fondamentale, comme le dit M. Is. G. Saint-Hilaire. Aussi n'est-elle pas aussi nouvelle qu'on le croit. Ce savant a rassemblé avec beaucoup de soin dans Aristote, dans Bélon, dans Newton, dans Herder et autres philosophes ou naturalistes des traces plus ou moins précises de cette idée à laquelle la philosophie moderne allemande a donné tant de retentissement, et il en a trouvé plus d'une. Mais en cherchant ailleurs il en aurait trouvé bien d'autres. Si dans les siècles qui ont précédé la renaissance des sciences, la question n'a pas été explicitement posée sur le terrain de la zoologie, c'est que cette étude, comme toutes les autres sciences naturelles, était tout à fait négligée, et qu'on ne posait à cet égard ni cette question, ni aucune autre ; mais elle a été posée sur un autre terrain avec le plus grand éclat, et débattue avec fureur pendant cinq cents ans dans toutes les écoles de l'Europe. Elle se retrouve, en effet, dans la grande querelle du Nominalisme et du Réalisme qui est l'expression même de l'antithèse originaire et ineffaçable de l'esprit humain dans toutes ses applications. L'école zoologique, dite positive ou expérimentale, représente la secte des Nominaux qui elle-même se rattache à Aristote ; aussi Aristote est-il resté son vrai chef, et Cuvier le reconnaissait pour son maître. L'école Philosophique, allemande ou française, est la continuation de l'ancien Réalisme qui procède de Platon, chef moins reconnu, mais non moins certain, des réalistes scolastiques ou zoologiques. M. Is. G. Saint-Hilaire n'a donc pas tort de dire que l'idée d'unité de composition organique n'a jamais cessé d'avoir des partisans ; elle en a eu toujours comme l'idée opposée et toujours dans la même proportion. Quant à Aristote en particulier, sans nier la valeur des passages cités par M. Is. G. Saint-Hilaire et de bien d'autres, il est certain que l'esprit de sa philosophie en général n'est pas favorable au point de vue des zoologues unitaires ; mais il arrive quelquefois à Aristote de platoniser par distraction.

On voit donc que si les deux écoles, comparées dans leur manière de considérer cette question, diffèrent, ce n'est pas en ce sens qu'elles auraient deux méthodes de recherche et de démonstration tellement opposées, que l'une se servît d'instruments et de moyens non employés par l'autre et réciproquement. Elles emploient l'une et l'autre les mêmes procédés logiques ; seulement elles les emploient en quelque sorte dans un ordre inverse. L'une veut qu'on pose les faits avant d'arriver à l'idée ; l'autre, au contraire, veut poser l'idée avant d'en venir aux faits. Pour les uns, les faits sont les prémisses nécessaires d'une conclusion, pour les autres, ils ne sont que la vérification d'un principe. Mais ils s'accordent en ce point capital que l'idée n'a de valeur qu'autant qu'elle est démontrée par sa réalisation dans les faits, et que les faits ne sont rien scientifiquement s'ils n'expriment une idée générale.

Les naturalistes des deux écoles, si opposés en apparence sur les hauteurs de la spéculation, neutralisent ainsi leurs prétentions sur le terrain de la science pratique. Mais il est vrai de dire que si leurs procédés sont les mêmes, le point de vue général qui les dirige étant différent, leurs travaux s'en ressentent. Les uns seront plus circonspects, les autres plus hasardeux ; ceux-ci découvriront moins de rapports, mais ceux qu'ils établiront seront toujours d'une rigueur démonstrative ; ceux-là en découvriront de plus vastes et de plus éloignés, mais ils les démontreront plus difficilement et ils en imagineront souvent de fantastiques ; les uns pécheront par timidité, les autres par témérité. Ces deux routes sont toutes deux légitimes, quoique elles ne conviennent pas également à tous les esprits. On en rencontrera toujours de très-éminents et sur l'une et sur l'autre.

V (1)

Lorsque les discussions scientifiques ne roulent que sur des travaux de détail, elles demeurent enfermées dans l'enceinte des Académies et des sociétés savantes. Mais quand elles portent sur les plus hautes généralités de toute une science ; quand de leur choc peut résulter une de ces révolutions qui comptent dans l'histoire de l'esprit humain ; quand elles sont engagées et soutenues par des hommes dont le nom est européen ; alors la curiosité publique s'éveille et s'y attache ; toutes les sciences sont par contre-coup mises

(1) Cette très-imparfaite exposition d'une doctrine célèbre fut écrite à l'occasion des débats dont elle fut l'objet, en 1830, à l'Académie des sciences. On ne l'aurait pas ici reproduite, si l'illustre auteur de la *Philosophie anatomique* n'avait donné à ce Résumé une sorte d'approbation, au moins sous le rapport de l'exactitude, en l'insérant textuellement dans le volume qu'il publia à cette époque sous ce titre : *Principes de philosophie zoologique, discutés en mars 1830 au sein de l'Académie des sciences*, et en y ajoutant quelques notes qu'on y a laissées.

en cause, et ont un intérêt majeur à leur résultat.

La controverse élevée entre M. Cuvier et M. Geoffroy Saint-Hilaire offre tous ces caractères. Le public ne saurait y rester indifférent. Les questions en litige sont telles, qu'indépendamment de leur intérêt purement scientifique, elles sont en outre de nature à saisir l'imagination de tout homme qui pense, et à s'emparer fortement de toutes les intelligences pour lesquelles le spectacle de la nature animée est une source féconde d'émotions poétiques ou religieuses. Or, il n'y a pas d'âme bien douée et quelque peu cultivée qui n'en éprouve souvent de semblables.

Nous n'avons pas la prétention, en écrivant sur ce sujet, de nous substituer à nos savants, dans l'exposition de leurs idées. Tous deux, chacun avec son talent, parlent une langue que tous deux entendent, devant un public qui l'entend aussi. Nous voudrions seulement, par quelques explications moins techniques, les faire écouter et comprendre par un public plus nombreux.

Le système de M. Geoffroy est déduit d'une infinité d'observations anatomiques qu'il serait impossible de rappeler dans cette courte analyse. Nous n'en présenterons donc que les résultats les plus généraux, que tout le monde peut saisir, parce que, comme toutes les théories, celle-ci se réduit en définitive à trois ou quatre propositions fort simples.

Le nombre des animaux répandus sur notre globe, qu'ils vivent dans l'air ou dans l'eau, dans l'intérieur de la terre ou à sa surface, est immense. Il est encore indéfini pour nous, car chaque instrument ajouté à nos organes nous en découvre de nouveaux. Un fort microscope en fait voir distinctement des milliers dans quelques gouttes de liquide. La plus simple attention montre que ces êtres innombrables se ressemblent sous certains rapports, et diffèrent sous d'autres. Les langues de tous les peuples consacrent cette observation. Les premières classifications ont été faites probablement par des pêcheurs et des chasseurs ; elles sont encore employées dans la langue usuelle, et le seront toujours ; elles portent sur les caractères les plus saillants des analogies et des diversités d'organisation, et suffisent à l'usage qu'on en fait. Mais la science est plus exigeante. Elle veut dans ses déterminations plus de rigueur, et des règles qui ne souffrent pas d'exception. La zootomie a découvert dans la structure des animaux une multitude de rapports. De ces observations comparatives sont nées les *méthodes zoologiques*, qui consistent à distribuer les animaux en plusieurs groupes, désignés par les noms de *genres*, d'*ordres*, de *classes*, d'*espèces*, de *variétés*, etc., et établis d'après les caractères de tout ordre que les uns possèdent à l'exclusion des autres.

On conçoit que les déterminations puissent beaucoup varier suivant le principe qui sert de règle dans l'évaluation des caractères différentiels ou analogiques. Les diverses particularités organiques sur lesquelles peut porter la comparaison sont si nombreuses qu'on peut arriver à des résultats très-divers suivant l'importance qu'on attache aux uns ou aux autres ; de sorte que les mêmes êtres peuvent être classés très-différemment selon les points de vue sous lesquels on les considère. De là la diversité des classifications ou *méthodes* zoologiques établies par les naturalistes depuis celle d'Aristote jusqu'à celle de M. Cuvier, adoptée par presque tous les zoologistes de ce siècle.

Un des résultats généraux de cette méthode, — le seul qu'il importe de rappeler ici pour l'intelligence de la doctrine nouvelle proposée par M. Geoffroy, — est que certains animaux, comparés à certains autres, offrent dans leur organisation des différences tellement multipliées et tranchées, qu'elles constituent des types tout à fait spéciaux, anatomiquement et fonctionnellement distincts et séparés. Ainsi, par exemple, l'animal constitué par un squelette intérieur (les vertébrés) pourvu de quatre membres pour la locomotion, d'un cerveau, d'une moelle épinière, de poumons, dont le sang est rouge, etc., est un être qui diffère complétement de celui qui, comme les Mollusques, n'a ni squelette, ni cerveau, ni membres locomoteurs, etc. Rapprochés l'un de l'autre, ils ne présentent dans la structure de leur corps que des disparates; et de même des animaux à squelette extérieur, composé d'anneaux mobiles, à sang blanc, etc. (les articulés), comparés aux précédents. Dans ces créations, la nature semble avoir opéré d'après des modèles ou patrons originaux, et construit, pour employer l'expression consacrée dans la discussion, ces êtres sur un *plan* différent; d'où il résulte qu'il n'y a pas de passage assignable d'un de ces types à l'autre. qu'ils ne sont pas dès lors comparables, et qu'ils sont séparés par un véritable *hiatus*.

Or, c'est précisément contre cette conclusion et contre le principe de philosophie anatomique sur laquelle elle est fondée, que porte la critique de M. Geoffroy ; et son propre système a pour but la démonstration de la thèse opposée, à savoir : l'unité de *plan* ou de *composition* des êtres qui composent le règne animal.

La doctrine de M. Geoffroy est particulièrement connue et désignée par lui sous le nom de *Théorie des Analogues*. En effet, elle est tout entière dans la notion qu'il s'est faite des rapports d'*analogie* établis entre tous les êtres de la création animale. C'est aussi en définissant clairement ce qu'il entend par ce mot d'*analogie*, et en expliquant les moyens par lesquels il la constate, que nous aurons une idée suffisante de tout son système.

D'après M. Geoffroy, les naturalistes classificateurs se sont beaucoup plus occupés des différences que des analogies dans leurs études comparatives. La raison en est qu'ils n'ont comparé les organes des animaux que sous le rapport de *leurs formes et de leurs usages*. Ils ne voyaient l'analogie que quand elle était manifestement caractérisée par les ressemblances de structure et de fonction des parties. Dès que cette ressemblance s'effaçait, ce qui arrive bientôt pour peu qu'on passe d'une espèce à une autre, ils se croyaient en présence d'objets *nouveaux*, et, en conséquence, leur imposaient des noms nouveaux aussi. Cette différence dans les noms fit voir partout une différence dans les choses, et l'analogie fut perdue de vue. Ainsi le vétérinaire, voyant le membre antérieur d'un bœuf, et s'apercevant que sa *forme* diffère considérablement de celle du bras de l'homme, désigne différemment aussi toutes les parties qui le composent. Il nomme os du canon, ergots, sabots, les parties qui, dans l'homme, portent le nom de métacarpe, de doigts, d'ongles. L'extrémité inférieure du membre antérieur de ce bœuf, ou autrement le pied, comparée à l'extrémité du même membre chez le singe, n'est plus un *pied*, si on ne fait attention qu'à la forme et à l'usage, mais un organe *différent*, qu'on appelle aussi du nom différent de *main*. Chez le lion, ce pied est une griffe ; chez les chauves-souris, une aile ; chez la baleine, une nageoire ; de sorte qu'en mettant un nom différent à ce même organe, et attachant une idée différente à chaque différence de nom, le principe d'analogie s'obscurcit et finit par être totalement méconnu.

Ce n'est donc point sur des considérations de formes et de fonctions que la zoologie pouvait trouver des analogies entre les espèces, et ramener l'organisation animale à un type commun. Si l'analogie existe, elle existe ailleurs que là. Les formes et les usages des parties changent non-seulement dans chaque espèce, mais encore dans chaque variété ; c'est même sur ces deux circonstances de l'organisation que portent toutes les diversités apparentes des animaux ; elles sont le principe même de la variété. Le principe d'*analogie* ou d'*unité* est ailleurs. M. Geoffroy Saint-Hilaire l'a nommé principe des *connexions,* et voici en quoi il consiste :

Tout corps organisé est composé de parties distinctes et arrangées dans un certain ordre les unes par rapport aux autres.

Anatomiquement, il n'y a à considérer dans tout animal, d'un côté, que la forme et le volume des parties, et de l'autre, leur nombre et leur arrangement. Le principe d'unité et d'analogie que l'on cherche, ne se trouvant que jusqu'à un certain degré dans la forme, ne peut se rencontrer d'une manière complète que dans l'ordre établi entre les parties. C'est, en effet, dans cet ordre que M. Geoffroy l'a trouvé, revêtu, selon lui, du plus haut caractère de généralité et d'authenticité. Ce ne sont donc point les organes qui se ressemblent, mais les *matériaux* qui les composent. Ces matériaux eux-mêmes ne se ressemblent ni par leur forme, ni par leur usage, mais par leur situation relative, leur dépendance réciproque ; en un mot, par leurs *connexions.* La loi des connexions n'admet ni caprice, ni exceptions ; elle est invariable. On trouve dans chaque famille, dans chaque espèce, tous les matériaux organiques qu'on trouve dans les autres. Le corps du singe, de l'homme, de l'éléphant, de l'oiseau, du poisson, est composé d'un certain nombre de pièces ayant, les unes par rapport aux autres, le même arrangement. Ainsi le membre antérieur du cheval, comparé au membre supérieur de l'homme, n'offre qu'une analogie grossière d'après la seule considération de la forme ; mais on trouve dans tous deux, mêmes os, mêmes articulations, mêmes muscles, mêmes dispositions et rapports entre toutes ces parties ; c'est-à-dire mêmes *connexions*. La nature n'a, pour former les animaux, qu'un nombre limité d'éléments organiques, qu'elle peut raccourcir, amoindrir, effacer même, mais non déranger de leurs places respectives. C'est comme une ville, par exemple, dont le plan, fait d'avance, a tracé les rues et compté les maisons. L'architecte peut bien varier à l'infini la forme des habitations, leurs dimensions et leur destination, mais il ne peut intervertir l'ordre prescrit dans leur arrangement. Cet ordre, cet arrangement, ces *connexions* sont invariables dans tous les animaux. Il n'y aurait donc pas plusieurs animaux, à proprement parler, mais un seul animal, dont les organes varient dans la forme, l'usage et le volume, mais dont les matériaux constitutifs restent toujours les mêmes, au milieu de ces surprenantes métamorphoses.

Et ces métamorphoses elles-mêmes, d'où naissent les différences, sont expliquées par un autre principe, que M. Geoffroy a nommé *balancement des organes*. C'est une loi en vertu de laquelle un organe ne prend jamais un développement considérable, sans qu'un autre organe ne subisse un décroissement proportionnel. Dans l'état normal, c'est cette inégale distribution de matière qui produit l'étonnante variété des formes animales. La théorie des *monstruosités* est fondée sur cette loi. Les *monstres*, qu'on a si longtemps regardés comme d'étranges caprices de la nature, ne sont que des êtres dont

le développement régulier a été arrête dans certaines parties ; et, chose admirable, il n'arrive jamais
à un organe de perdre, dans un individu, les caractères normaux de l'espèce à laquelle il appartient,
sans que cette déformation imprime à cet organe
les caractères normaux d'une espèce inférieure. Il
en est de même pour le développement naturel des
corps animés. Ainsi, l'homme, considéré à son état
d'embryon, dans le sein de sa mère, passe successivement par tous les degrés d'évolution des espèces
animales inférieures ; son organisation, dans ses
phases successives, se rapproche de l'organisation du
ver, du poisson, de l'oiseau. Il présente temporaire-
ment toutes les combinaisons organiques dont la nature est si prodigue ; mais il ne les conserve point ; il
s'en dépouille, pour passer à d'autres, jusqu'à ce
qu'enfin il arrive à celle qui lui est spécialement et
irrévocablement assignée. Ce qui est vrai du corps
animal tout entier, est encore vrai de chacun de ses
organes. Le cerveau humain, par exemple, subit un
assez grand nombre de changements, dont chacun
a son modèle permanent dans le cerveau des reptiles, des poissons, etc. Tiedemann, en Allemagne, et
M. Serres, en France, ont surtout remarqué ces lois
de formation.

Il n'y a donc pas, anatomiquement parlant, plusieurs types d'organismes ; il n'y a qu'un organisme
dont les pièces constitutives sont les mêmes dans
toutes les espèces animales, malgré les nombreuses
variétés de forme que leur développement inégal im-

prime à leurs composés. Ces composés eux-mêmes, c'est-à-dire les organes, ne changent pas de nature en changeant de nom. Soit, par exemple, le *sternum*, os situé chez l'homme au-devant de la poitrine, et dont la fonction est de servir aux mouvements de la respiration et de protéger les organes délicats qu'il recouvre. Si on compare cet os, uniquement sous le rapport de sa forme générale, à la partie qui le représente dans les autres animaux, on perdra le fil de l'analogie, et on croira voir des organes différents. M. Geoffroy, se fondant sur sa situation, par rapport aux organes voisins, entend par *sternum*, un ensemble de pièces qui forment la partie inférieure de la poi-. trine, et qui entrent nécessairement dans sa composition, soit pour en aider le mécanisme, soit pour garantir l'organe respiratoire des atteintes extérieures. Le mot *sternum* est ainsi un mot collectif, désignant un assemblage de diverses parties osseuses, dont chacune, suivant son degré respectif de développement, contribue d'une manière spéciale aux usages généraux de l'organe qu'elles constituent par leur réunion. On est conduit ainsi à un type idéal de *sternum*, qui, pour tous les animaux vertébrés, se résout en plusieurs formes secondaires, suivant les variations des matériaux constituants. Il en est de même du pied, de la main, du crâne, etc. Il n'y a pas autant de crânes, de pieds, de mains, qu'il y a d'animaux. De même qu'il n'y a qu'un animal, il n'y a aussi qu'un sternum, qu'un pied, etc. Quelles que soient, en effet, les singulières métamorphoses de ces parties, il n'est pas difficile d'en démêler les causes, d'apercevoir qu'elles se convertissent les unes dans les autres, d'en embrasser les points communs et de les ramener à la même mesure, à des fonctions identiques, enfin à un seul et même type.

Tout organe qui a atteint, dans une espèce, son maximum de développement, et par suite, de fonction, conserve avec fixité le nombre, le rang et les usages de ses portions élémentaires, tandis que dans une autre espèce, où il n'existe qu'à l'état d'embryon et tout à fait rudimentaire, il est exposé à perdre de son importance et de ses usages, et à laisser même distraire quelques-unes de ses pièces au profit des organes voisins. Mais quels que soient les moyens qu'emploie la nature pour opérer des agrandissements sur un point et des rapetissements sur un autre, jamais, par une loi qu'elle s'est imposée, une partie *n'enjambe* sur l'autre. Un organe est plutôt diminué, effacé, anéanti que *transposé.*

Par les *connexions,* on arrive à la loi d'unité et d'identité des formes organiques. Par le *balancement des organes,* on explique leurs variations et leurs différences apparentes.

Ainsi le *principe des connexions* et celui du *balancement des organes,* expliqués l'un par l'autre, conduisent M. Geoffroy à cette conclusion : que les animaux sont tous créés *sur le même plan ;* qu'il y a, pour le règne animal, *unité de composition organique,* et cette conclusion est le corollaire le plus général de la *théorie des analogues.*

Telle est la doctrine philosophique (1) de M. Geoffroy Saint-Hilaire. Elle semble, comme il le dit lui-même, être la confirmation du principe de Leibnitz qui définissait l'univers : *l'unité dans la variété.*

M. Geoffroy n'a pas appliqué encore la méthode de détermination des organes par les connexions à toutes les classes animales, mais seulement aux quatre classes des *vertébrés*, et aux *articulés*.

On a agité souvent la question de priorité relativement aux idées de M. Geoffroy. Quelques-uns ont prétendu que, nouvelles chez nous, elles étaient déjà

(1) « Un reproche dirigé avec beaucoup d'insistance contre l'auteur de cette doctrine est une sorte de prétention à l'universalité des vues. Cependant les recherches entreprises, quelle autre conduite lui était prescrite ? On n'est point reçu dans les sciences à énoncer une proposition abstraite, dont il faille ensuite énumérer les cas d'exception. *Il n'est pas de règle sans exception*, est une locution assez commune ; mais ce n'en est pas moins une antilogie inadmissible ; car l'exception détruit la règle, ou quelquefois ne la confirme que quand l'obstacle qui la fausse apparaît manifestement.

« L'universalité du principe d'unité d'organisation est un fait nécessaire, et cette nécessité vaut déjà démonstration. Et, en effet, tous les arrangements de l'univers étant considérés dans leur principe, il se trouve qu'à un très-petit nombre de matériaux s'appliquent, pour en disposer, des forces, numériquement parlant, aussi restreintes ; forces qui ne sont elles-mêmes que l'action réciproque en même temps que simultanée des propriétés des corps élémentaires.

« La puissance créatrice, par des combinaisons aussi simples, a produit l'ordre actuel de l'univers, quand elle eut attribué à chaque chose sa qualité propre et son degré d'action, et qu'elle eut réglé que tant d'éléments, ainsi sortis de ses mains, seraient éternellement abandonnés au jeu, ou mieux, à toutes les conséquences de leurs attractions réciproques. »   **G. S. H.**

vieilles en Allemagne. D'autres, et en particulier M. Cuvier, soutiennent qu'elles ne sont nouvelles, ni en France ni en Allemagne, mais qu'elles datent de deux mille ans, et n'ont de nouveau que le nom. Les questions de priorité sont toujours difficiles à résoudre. Ce qu'il y a de certain, c'est qu'en 1796, c'est-à-dire il y a soixante ans (1), M. Geoffroy a exprimé nettement, à

(1) « C'est au passage suivant que cette réflexion fait allusion.

« Une vérité constante pour l'homme qui a observé un grand nombre des productions du globe, c'est qu'il existe entre toutes leurs parties une grande harmonie, et des rapports *nécessaires;* c'est qu'il semble que la nature se soit renfermée dans de certaines limites, et n'ait formé tous les êtres vivants que sur un plan unique, essentiellement le même dans son principe, mais qu'elle a varié de mille manières dans toutes ses parties accessoires.

« Si nous considérons particulièrement une classe d'animaux, c'est là surtout que son plan nous paraîtra évident : nous trouverons que les formes diverses, sous lesquelles elle s'est plu à faire exister chaque espèce, *dérivent toutes les unes des autres : il lui suffît de changer quelques-unes des proportions des organes, pour les rendre propres à de nouvelles fonctions, et pour en étendre ou restreindre les usages.*

« La poche de l'alouate, qui donne à ce singe une voix éclatante, et qui est sensible au-devant de son cou par une bosse d'une grosseur si extraordinaire, n'est qu'un renflement de la base de l'hyoïde; la bourse des didelphes, un repli de leur peau, qui a beaucoup de profondeur; la trompe de l'éléphant, un prolongement excessif de ses narines; la corne du rhinocéros, un amas considérable de poils qui adhèrent entre eux; etc., etc.

« Ainsi les formes, dans chaque classe, quelque variées qu'elles soient, résultent toutes au fond d'organes communs à toutes : la Nature se refuse à en employer de nouveaux. Ainsi, toutes les différences, même les plus essentielles, qui distinguent chaque famille d'une même classe, viennent seulement d'un autre arrangement, d'une autre complication, d'une modification

notre avis, les principes fondamentaux qu'il soutient encore aujourd'hui ; or, en cherchant en Allemagne, nous ne trouvons, à cette date, aucun ouvrage bien connu qui les contienne. Rien n'empêche donc d'en regarder M. Geoffroy comme l'auteur, du moins chez nous, et s'ils ont quelque grandeur philosophique, d'en faire honneur à la France. La question de la nouveauté ne doit pas nous occuper davantage ; car, d'ordinaire, c'est une objection qu'on ne fait que lorsqu'on en a épuisé déjà beaucoup d'autres. D'ailleurs, nous croyons qu'un principe, jeté dans une science, ne produirait jamais un grand mouvement, s'il ne différait que nominalement des principes reçus. Enfin, nous ajouterons qu'un principe quelconque peut se trouver consigné dans vingt passages de vieux livres, sans qu'on doive le regarder comme ancien. Un principe, en effet, n'est rien tant qu'il n'est pas travaillé et appliqué : c'est une lueur, un éclair, un pressentiment, comme on dit ; mais il ne prend une valeur positive qu'entre les mains de l'homme qui le fait reconnaître pour ce qu'il est Celui-là seul aussi peut s'en regarder comme le propriétaire, parce que seul il sait qu'il possède et connaît ce qu'il possède.

VI

Il est rare que le nom d'une science indique complétement son objet. La sphère et le contenu d'une

enfin de ces mêmes organes. » *Voyez* Dissertation sur les Makis, *dans le Magasin encyclopédique*, t. VII, p. 20.   G. S. H.

science étant déterminés par la conception synthétique du tout et des parties, et cette conception variant avec les progrès mêmes de l'étude, il arrive souvent que le nom primitivement imposé ne correspond plus à la notion ; il est tantôt trop large, tantôt trop étroit, suivant que la recherche à laquelle il s'applique se circonscrit ou s'agrandit, se spécialise ou se généralise.

Tel est le cas de l'ANTHROPOLOGIE. La science ainsi désignée aujourd'hui est loin de répondre par l'étendue de son objet à la généralité étymologique du terme. Elle n'est guère que l'*histoire naturelle* de l'homme, considéré principalement au point de vue physique et zoologique ; et dans ces limites elle n'est qu'une branche de la zoologie. On comprend que telle ait dû être la circonscription de l'anthropologie, tant qu'elle a été spécialement traitée par des Naturalistes ; or, ce sont des naturalistes, Buffon, Camper, Blumenbach, qui l'ont en quelque sorte instituée. Cependant cette limitation n'est pas si rigoureuse qu'elle exclue entièrement les autres points de vue que comporte l'étude générale de l'espèce humaine. Il a fallu bientôt, par les nécessités intrinsèques du sujet, dépasser ces limites, agrandir la sphère des investigations. Aux considérations purement zoologiques, on a dû joindre l'étude comparée des langues, des mœurs, des croyances, des institutions, des civilisations. Ces additions ont assez étendu le cadre et modifié le but de l'anthropologie des naturalistes, pour rendre nécessaire une appellation nouvelle. On s'est arrêté à celle d'*ethnogra-*

phie, introduite par les savants allemands. Ce terme
tend maintenant à devenir l'équivalent ou le substi-
tut du premier, bien qu'étymologiquement il ne réponde pas non plus à l'idée adéquate de la science. Il
n'indique, en effet, que le côté non exprimé jusqu'ici
par l'autre. Ils sont ainsi, chacun à part, insuffisants
pour représenter le système entier des connaissances
anthropologiques; et on manque encore d'un terme
plus compréhensif qui embrasserait et désignerait, sous
une notion commune, les deux branches technique-
ment distinctes, mais rationnellement solidaires et insé-
parables, de la science de l'homme, c'est-à-dire l'é-
tude paralléliquc de son organisation physique et de
sa constitution intellectuelle et morale.

L'étude de la nature humaine a rencontré, sous
l'un et l'autre de ces aspects, des obstacles particuliers qui en ont retardé les progrès. L'anthropologie
physique a toujours été et est encore la branche la plus
imparfaite de la zoologie. Pour presque toutes les divisions du règne animal on est arrivé à des résultats
nombreux et certains. L'homme, par une exception
singulière, est de tous les êtres de l'univers celui que
l'on connaît le moins. Ce n'est certes pas l'intérêt qui
a manqué à la recherche ; mais l'extrême difficulté du
sujet a toujours paralysé les efforts des travailleurs.
L'histoire purement descriptive de l'espèce humaine
est hérissée de tant d'obstacles matériels qu'on ne
possède pas encore la centième partie des observations indispensables pour établir une véritable
classification naturelle. Ce n'est guère que depuis un

demi-siècle que les communications entre tous les points du globe sont devenues assez fréquentes et assez régulières pour faire connaître en gros les innombrables races qui l'habitent ; mais ce coup d'œil rapide et général n'a fait que mieux montrer l'insuffisance des renseignements positifs qu'on a recueillis. Il est certain que la plus grande partie de ces races n'a jamais été soumise à une véritable étude scientifique, et quant à celles, en si petit nombre, qui ont été décrites de loin en loin et même figurées par les voyageurs, les descriptions et les figures laissent tant à désirer qu'il est le plus souvent impossible d'en déduire des déterminations sûres et précises. C'est, en effet, à l'observation directe et à la comparaison des individus des deux règnes organiques, rassemblés dans les grandes collections de l'Europe, que la zoologie et la botanique ont dû leur rapide progrès. Or, dans ces vastes musées, abrégés de la création tout entière, l'homme manque presque complétement. Des obstacles religieux, politiques, matériels, très-difficiles à surmonter, ont empêché l'acquisition des matériaux indispensables à l'anthropologie. Aucun animal caché dans les profondeurs de la terre ou de l'Océan n'a échappé à la poursuite de ces chasseurs infatigables, les naturalistes ; ils les ont saisis tous, grands et petits, forts et faibles. L'homme, vivant, s'est constamment dérobé à leurs investigations, et, mort, leur a soustrait sa dépouille.

L'ETHNOGRAPHIE, qu'on pourrait définir l'Histoire Naturelle civile et morale du genre humain, a eu moins de facilités encore que l'anthropologie physique. La connaissance des coutumes, des idées, des croyances, des formes sociales, des langues, ne peut s'obtenir que par des communications multipliées, suivies, intimes, et ce n'est que de loin en loin qu'un observateur peut se trouver dans des circonstances favorables à des études de ce genre. Les livres, les monuments des arts, les produits de l'industrie, sont des sources précieuses d'information, mais ces éléments font presque entièrement défaut chez une multitude de peuples et de races, disséminés sur la surface, encore en grande partie si mal explorée, du globe. Le temps est donc éloigné où les nombreuses lacunes qui existent dans l'histoire naturelle physique et morale de l'espèce humaine pourront être comblées.

Cependant, l'immense mouvement qui depuis le commencement de ce siècle s'est produit dans le monde et qui a centuplé les moyens de communication entre toutes les régions de la terre, a considérablement accru la somme des notions positives d'anthropologie et d'ethnographie, et ces sciences réduites jusqu'ici, par l'insuffisance des matériaux, à ne procéder que par conjectures et par une sorte de divination, commencent à s'asseoir sur la solide base des faits.

Les résultats les plus importants des recherches anthropologiques sont, à ce qu'il nous semble, parfaitement résumés dans deux ouvrages, produits de deux esprits et deux talents, inégaux peut-être, mais à coup sûr fort divers, et arrivant, chacun par des voies différentes et par des modes de démonstration particuliers à des conclusions identiques. Nous voulons parler de M. Henri Hollard et de M. Eusèbe de Salles (1). Le premier est plus anthropologiste au point de vue zoologique ; il puise de préférence les principes de détermination dans les caractères anatomiques et physiologiques ; le second est plus ethnographe, il s'attache davantage aux caractères psychiques et sociaux, aux langues, aux institutions, aux religions, aux monuments écrits ou figurés. Les deux livres se complètent ainsi l'un par l'autre et présentent l'ensemble complet des considérations de tout ordre propres, sinon à la solution, du moins à l'élucidation des termes du problème principal agité par les deux écrivains, à savoir : l'*unité* ou la *diversité* originaire du genre humain, et à mettre fin, non pas à la question, mais au débat.

La question, en effet, est de celles qui, ainsi que nous l'avons remarqué en une autre occasion (2), restent toujours des questions. Elle est, comme toutes les recherches d'origine, essentiellement insoluble. Les raisons apportées à l'appui des deux thèses n'ayant qu'une valeur relative et négative, elles s'entre-détruisent réciproquement ; de sorte que, bien qu'en vertu du principe de Contradiction l'une soit nécessairement vraie, si l'autre est fausse, et *vice versa*, il faut toujours, pour obtenir une affirmation positive, prouver directement soit la vérité, soit la fausseté de l'une des deux. Or,

(1) *De l'homme et des races humaines,* par Henri Hollard, docteur médecin, docteur ès sciences, etc. Paris, 1853, in-12. — *Histoire générale des races humaines* ou *Philosophie ethnographique,* par Eusèbe Fr. de Salles. 1849, in-12.
(2) Ci-dessus, p. 204.

nous l'avons dit ailleurs (1), cette preuve est impossible, car le fait à constater, étant absolument soustrait à l'expérience, à l'induction, à l'analogie, à tous les moyens de vérification imaginables, il n'offre aucune prise à la raison qui opère, pour ainsi parler, à vide. Si dans un monceau de pièces de monnaie dont le nombre est inconnu, j'en prends une poignée, je sais *à priori* que le nombre de celles que je tiens dans ma main est pair ou impair, et je pourrai en conséquence affirmer qu'il est nécessairement pair s'il n'est pas impair, nécessairement impair s'il n'est pas pair. Mais aucun mortel ne peut dire laquelle des deux alternatives est la véritable, toutes les raisons qu'on pourrait imaginer pour ou contre l'une des deux possibilités étant également valables pour ou contre l'autre. Pour trancher la question, il faut ouvrir la main et compter. Mais si je suppose qu'après avoir rempli ma main, j'aie jeté au loin les pièces et rendu par là la vérification impossible, le cas est tout à fait désespéré, et la recherche n'a plus de sens, parce qu'elle n'a plus d'objet.

La question de l'origine de l'homme, de l'unité ou de la diversité primitive de ce qu'on appelle les Races, présente une impasse analogue à celle des pièces de monnaie. La raison qui s'y acharne n'avancera pas d'une ligne et subira de perpétuels échecs. Tout en admirant donc, comme il convient, les efforts, les travaux, le talent et la bonne volonté des hommes qui se combattent, avec un zèle ardent de la vérité, sur ce

(1) Ci-dessus, p. 326 et suiv.

terrain inconsistant, on ne peut pas espérer le triomphe de l'un ou de l'autre parti. Ne vaudrait-il donc pas mieux qu'ils missent bas les armes? Nous les y convierions d'autant plus volontiers que les questions véritablement importantes au point de vue religieux et social, qui seules donnent un haut intérêt à ce débat, ne sont pas aussi intimement liées qu'on a l'air de le croire aux conclusions spéculatives soutenues de part et d'autre sur le mode d'apparition et sur l'état primitif de l'espèce humaine sur la terre. Il s'agit, dit-on d'un côté, de défendre le dogme salutaire d'un Dieu spirituel et personnel, créateur et gouverneur du monde contre le dogme matérialiste du panthéisme; d'assurer le principe sacré de la fraternité, de l'égalité humaines, ruiné par la croyance à la diversité et partant à l'infériorité originaire de certaines races, laquelle consacre l'esclavage; de l'autre côté, on fait valoir la nécessité de soustraire la science au joug de l'autorité et des croyances populaires, et de n'admettre dans la foi scientifique que ce qui est conforme aux lois de la raison, au témoignage des sens, aux résultats de l'observation et de l'expérience. Ce seraient donc la raison, la science, la religion, la morale qui se trouveraient ici en conflit et en péril!

Non. Aucun de ces droits du cœur et de l'esprit n'est compromis dans le résultat de ces spéculations.

Que Dieu ait, au sens orthodoxe et biblique, *créé* plusieurs couples humains ou un seul, il n'en est ni moins ni. autrement créateur et père du genre humain.

Que les races diverses qui peuplent aujourd'hui le monde proviennent d'un seul couple ou de plusieurs, les hommes qui les composent n'en sont pas moins frères, comme enfants du père commun ; ils le sont surtout par l'identité des attributs physiques, intellectuels et moraux qui les distinguent de toutes les autres créatures vivantes ; par les attributs supérieurs, exclusifs, incommunicables, de la Raison et de la Liberté morale manifestés par la parole.

Que la diversité, et par suite l'inégalité, aujourd'hui existant de fait entre les races humaines, soit primitive ou dérivée, établie originairement à l'instant de la création, ou un résultat des altérations du type supérieur d'un premier homme, elle était une des conditions de la réalisation complète de l'espèce dans l'espace et le temps. La justice, la bonté du Créateur sont ici hors de cause, car si l'institution d'une inégalité primitive paraît en contradiction avec ces postulats de l'idée de Dieu et de la Providence, son établissement rapide par voie de détérioration et de corruption ne serait pas moins choquant. Ajoutons que l'un et l'autre système admettant plus ou moins la mutabilité ou fusion des types par voie de mélange et de communications physiques et morales, l'inégalité n'est qu'une échelle mobile, un accident nécessaire du développement de l'espèce. Si une race supérieure peut dégénérer, une race inférieure peut s'élever, et tout se balance.

Quoi qu'il en soit, l'inégalité de fait, originaire ou secondaire, de quelque manière et à quelque époque qu'elle se soit établie, ne saurait fonder et légitimer la relation de maître et d'esclave, pas plus entre peuple et peuple, entre race et race, qu'entre individu et individu de même race et de même pays. Mais elle peut très-bien fonder et légitimer la relation de précepteur à élève, de père à fils, de tuteur à pupille, de souverain à sujet. Ces relations, en effet, ne violent nullement l'égalité morale, la liberté. Il est juste, convenable, naturel que le plus intelligent commande et gouverne le moins intelligent, que le savant dirige l'ignorant, pourvu que ce soit pour son bien.

Le principe de la fraternité humaine n'est admissible et respectable qu'avec ces restrictions. Sans cela il conduit, en morale et en politique, à l'absurde, parce qu'il devient synonyme d'égalité. Mais dans la famille même, la fraternité n'est pas égalité. Il y a les aînés et les cadets, les grands et les petits ; égaux dans l'affection du père, ils ne le sont pas entre eux ; ils n'ont ni les mêmes droits ni les mêmes devoirs, parce qu'ils n'ont ni les mêmes besoins, ni la même intelligence, ni la même force. Il faudra donc mesurer la portée de ce grand et beau mot de fraternité quand on en voudra faire un levier pour ce qu'on appelle l'émancipation des peuples ou des races. On ne doit pas oublier non plus que les frères ne sont pas nécessairement, ni même peut-être naturellement, des amis. Il est remarquable que le premier meurtre commis sur la terre fut un fratricide.

Enfin ceux qui voient dans l'hypothèse de la création unitaire et dans le recours habituel des partisans de ce système à l'intervention divine et à l'autorité des

livres sacrés, un danger pour le libre exercice de la
raison, un obstacle aux progrès de la science, se
créent des difficultés gratuites. Dans l'ordre des sciences physiques et naturelles, l'autorité divine ne saurait
jamais être en contradiction avec une théorie scientifique, car elle n'a rien statué ni enseigné à cet égard.
En outre, ils doivent remarquer que leurs adversaires
ne recourent à ces explications surnaturelles que dans
les cas extrêmes où eux-mêmes sont incapables d'en
proposer d'autres. Ils ne seraient donc exposés à rencontrer ces prétendus obstacles que sur un terrain
extrascientifique sur lequel il leur est toujours loisible
de ne pas s'aventurer.

Le sort des questions religieuses, morales et sociales
qui intéressent et passionnent, à si juste titre, l'humanité, ne dépend donc en rien des solutions opposées
auxquelles peuvent conduire les recherches d'anthropologie et d'ethnographie philosophiques. Quelque
hypothèse qu'on adopte, celle des unitaires ou celle
des anti-unitaires, les hauts intérêts scientifiques, sociaux et religieux restent saufs, car ils reposent sur des
bases indépendantes de ces systèmes.

De ce nombre est, en première ligne, la question de
l'Esclavage, dont la solution a été, sans nécessité, su-
bordonnée trop souvent à celle de cet insoluble problème de l'origine, de la supériorité ou de l'infériorité
primitives des races humaines.

Les deux systèmes se sont encore ici battus dans la
région fantastique des hypothèses.

L'un, qui est celui de beaucoup de naturalistes, et

par malheur aussi celui des colons, prétend que le nègre est, en fait, en vertu de son organisation originelle et par nature, un produit inférieur à ceux des autres races humaines, et notamment de la race blanche ; et c'est par cette infériorité native présumée qu'on explique l'imperfection relative de la civilisation, l'éternelle barbarie des peuples noirs, et qu'on cherche à légitimer l'esclavage. L'autre système, qui est celui de beaucoup de philosophes et des abolitionistes, soutient qu'il n'existe aucune différence essentielle organique entre la race nègre et la race blanche, que l'état de barbarie et d'ignorance reproché aux populations noires est le résultat de circonstances extérieures, et notamment, en ce qui concerne les nègres des colonies, du fait même de l'esclavage ; et c'est en vertu de cette égalité et unité naturelles du genre humain que la servitude imposée aux noirs par les blancs est considérée comme une violation des droits les plus sacrés de l'humanité. Pour certains abolitionistes exaltés, M. Schoëlcher, par exemple (1), le nègre est intellectuellement égal au blanc ; il n'y a entre eux de différence que celle de l'éducation. Ils dissertent à perte de vue sur la constitution anatomique du nègre, nient que les légères différences qu'on a pu trouver aient la moindre importance dans la question. Enfin, ils invoquent l'histoire pour prouver que des peuples nègres, — ou supposés tels — comme les Carthaginois, les Phéniciens, les Égyptiens, se sont élevés

---

(1) *Des Colonies françaises. Abolition immédiate de l'esclavage* par Victor Schoëlcher, Paris, in-8. 1847.

jadis à un haut degré de civilisation et de lumières.

Nous ne pouvons adopter ni l'une ni l'autre de ces manières de voir, si on les présente comme deux systèmes isolés, régulièrement déduits de principes opposés. Ils reposent, en effet, l'un et l'autre sur une base entièrement hypothétique dont la démonstration ne saurait jamais être faite, soit empiriquement par l'histoire, soit rationnellement par des inductions légitimes. Nous n'avons sous les yeux, et l'histoire elle-même, si haut qu'on remonte, ne nous offre que le fait existant d'une diversité très-appréciable dans les caractères physiques des races d'hommes répandues sur le globe, et une inégalité concomitante dans le développement intellectuel et moral de ces mêmes races. Cette double diversité est-elle le résultat de différences originaires et essentielles déposées primitivement en des types multiples et distincts, ou de simples variations d'un type unique, amenées à la longue par les influences extérieures du climat, des habitudes, du régime de vie, de l'état politique, etc. ? c'est ce qu'il sera à jamais impossible de décider ; car si l'expérience fournit, comme on va le voir, la preuve que les choses ont pu se passer de l'une et de l'autre manière, elle ne nous apprend nullement lequel de ces modes a été suivi *ab ovo* par la nature. Le grand fait de la domestication des animaux est un exemple frappant en ce genre. Nous voyons se réaliser là, sous nos yeux, le double phénomène de la transformation d'un type animal donné en une multitude de types différents, sous l'influence de circonstances extérieures diverses,

et réciproquement du retour de toutes ces diversités à
l'unité du type primitif par la suppression des causes
de variation. Ainsi, bon nombre au moins des races
actuelles de chiens, si diverses de formes, de taille et
de mœurs, sont évidemment des créations nouvelles,
sorties de types bien moins nombreux et différents, et
on observe pareillement que toutes ces races rendues
aux conditions de la vie sauvage finissent à la longue
par se rapprocher par plus d'une modification physique et surtout par leurs habitudes d'un type uniforme. Cette expérience, et bien d'autres analogues, ne
nous montrent cependant qu'une chose, savoir : qu'un
animal quelconque, pris comme type, peut, sous certaines conditions, se subdiviser en variétés organiquement et psychologiquement très-dissemblables, et que
des êtres très-dissemblables, sous les mêmes rapports,
peuvent aussi, sous d'autres conditions, s'uniformiser
en se rapprochant d'un type commun. Mais cette
expérience ne nous dit pas si, *à l'origine*, il y a eu un
seul type de chiens ou plusieurs, car tout en nous
montrant la possibilité de la scission d'un type en plusieurs autres, et de la fusion de plusieurs en un, elle
est infiniment trop bornée encore et ne pourra même
jamais être assez étendue pour nous permettre d'affirmer qu'un seul type ait pu se prêter ou non à toutes
les transformations réalisées et à réaliser, ni, réciproquement, que tels ou tels types actuellement différents
pourraient ou non se confondre en un seul.

On voit par là qu'il est assez inutile de chercher s'il
y a eu un ou plusieurs types humains primitifs, puis-

qu'il est impossible d'arriver à cet égard même à une probabilité. Observons en outre que les partisans de ces deux hypothèses n'en ont nullement besoin pour leur cause respective; car elles ne servent absolument de rien dans la question. En effet, supposé que, conformément à l'opinion des abolitionistes, le nègre soit organiquement et intellectuellement identique au blanc par nature et par essence, et que la grande disproportion existant entre eux ne soit qu'un effet accidentel des lieux, des temps, des circonstances, toujours est-il qu'on sera obligé de reconnaître, sous le nom de dégradation ou tout autre, cette inégalité relative comme un fait général dont il faudra tenir compte dans l'appréciation des rapports sociaux de ces deux classes d'hommes; et pareillement, si l'on suppose, avec les partisans de l'esclavage, que le noir et le blanc sont deux espèces essentiellement distinctes, et que l'inégalité d'intelligence de ces deux espèces est fondée sur des différences primitives et radicales d'organisation, on ne peut cependant nier qu'en fait cette inégalité ne soit susceptible de grandes variations dans le degré, et ne puisse, par conséquent, être infiniment diminuée. Ainsi ils sont obligés d'admettre de part et d'autre comme faits, les uns, l'infériorité intellectuelle de la race nègre, quelle qu'en soit la cause ; les autres, le perfectionnement possible de cette même race dans une mesure qu'on ne saurait assigner.

Il serait bon de voir enfin disparaître de cette importante question ces principes absolus, à la fois inconciliables et indémontrables, qu'on s'oppose indéfiniment sans aucun résultat possible, et sur lesquels on semble, de part et d'autre, vouloir faire porter tout le débat. Les abolitionistes surtout ont nui parfois involontairement à leur belle et bonne cause en se livrant à de vagues déclamations sur l'unité, la fraternité humaines, et par leurs apologies exagérées des noirs. Il n'est pas du tout nécessaire, en effet, que le nègre soit l'égal du blanc, au physique et au moral, pour qu'il ait droit à la liberté, et c'est faire trop beau jeu aux partisans intéressés de l'esclavage que de donner pour motif à l'émancipation la prétendue parité de la race noire et de la race blanche, car il est facile à ceux-ci de démontrer que cette parité n'existe pas, et dès lors, en réfutant leurs adversaires, ils semblent justifier leur propre cause. L'écrivain cité tout à l'heure est, en quelques endroits, tombé peut-être dans ces exagérations. Ainsi, il ne fait pas difficulté de croire que si les enfants nègres étaient soumis à la même éducation que les blancs, ils deviendraient des hommes comparables en intelligence et en instruction aux Européens. Il se fonde sur l'expérience faite aux îles anglaises, où on a vu les négrillons apprendre aussi vite que les blancs les éléments de la langue, de l'écriture et du calcul ; mais cela ne prouve absolument rien pour le progrès que pourraient faire ces enfants, car il est un certain degré d'instruction auquel les intelligences les plus inégales peuvent atteindre avec la même rapidité, surtout dans l'extrême jeunesse. Il y a lieu de croire que l'esprit du nègre s'arrêterait beaucoup plus tôt qu'on ne le pense ; et c'est ce que l'expérience de Saint-Domingue a, au-

tant que nous pouvons le savoir, suffisamment montré.
Il est probable que la race noire des colonies, loin
d'être appelée, quelque sort qu'on lui fasse, à briller
dans la carrière des arts, des lettres et de la civilisation à l'égal des nations blanches ou jaunes, né pourra
s'approprier que très-lentement et bien imparfaitement une faible portion des lumières des autres.

Au reste, nous le répétons, on n'a pas besoin heureusement de nourrir des illusions de ce genre pour
réclamer l'abolition de l'esclavage.

Si l'affranchissement est devenu aujourd'hui inévitable, c'est moins peut-être à cause de l'intérêt inspiré
par le sort des esclaves que par le cri toujours croissant et désormais irrésistible de la conscience publique. On ne veut plus avoir des esclaves, non pas tant
parce que ces esclaves souffrent, que parce que le
titre de propriétaire d'hommes devient trop lourd à
porter. On a compris que l'esclavage déshonore aussi
le maître. C'est la pitié qui a commencé l'émancipation, puis est venue la justice; ces deux mobiles ne
suffisant pas encore, il s'en est ajouté un troisième,
l'honneur. Celui-ci est moins entraînant que le premier, moins élevé et moins pur que le second, mais
il est noble encore et plus sûr. C'est dans ce sens que
doivent parler désormais les abolitionistes, au lieu de
se livrer, comme ils le font trop volontiers, à des tableaux imaginaires des vertus des noirs et de leurs
destinées futures. Le fait de l'esclavage est maintenant
condamné par la conscience publique européenne. Il
ne faut plus d'esclaves, parce qu'il ne faut plus de pos-

sesseurs d'esclaves. Que ces esclaves soient noirs, jaunes ou blancs, qu'une fois libres, ils deviennent savants ou demeurent ignorants, qu'ils usent bien ou mal de leur liberté, cela ne change en rien la question. Ce n'est plus d'eux qu'il s'agit, c'est de nous. Les difficultés, les dangers, les dommages qui peuvent résulter d'une telle mesure doivent être pris sans doute en considération, mais c'est là l'affaire des gouvernements. La morale et la science n'ont pas à s'en occuper.

§ XV

LA PHILOSOPHIE ET LES PHILOSOPHES,

Aristote, Hippocrate, Galien, Épicure, Descartes, Locke, Condillac, Cousin et consorts par-devant les médecins.

LETTRE AU RÉDACTEUR DE LA GAZETTE MÉDICALE DE PARIS.

CHER ET HONORÉ CONFRÈRE,

Quelques personnes ont paru regretter que l'Académie de médecine perdît son temps à des controverses de philosophie et de littérature, comme celle qui a dernièrement occupé deux de ses séances (1). Ces per-

(1) La discussion dont il s'agit avait eu pour origine une lecture de M. Dubois (Amiens) et deux lettres de M. Double sur Galien. (*Bulletin de l'Académie de médecine*, Paris, 1841, t. VII, p. 281, 321, 348, 369.) Quelque temps après, un membre de l'Académie, le docteur Rochoux publiait un écrit dans lequel il jugeait avec aussi peu de mesure que de compétence tous les philosophes morts et vivants. C'est à l'occasion de cette discussion académique et de cet écrit d'un des principaux orateurs qui y avaient pris part, et qui jouissait d'une certaine autorité en ces matières, que

sonnes ont grandement tort. Le temps passé à un divertissement honnête n'est jamais perdu. La science et l'humanité n'ont nullement été en péril pendant ce court chômage de l'Académie. Il n'est pas probable que les communications médicales, suspendues par cet épisode littéraire, soient d'une telle importance qu'il y ait eu un inconvénient bien grave à les ajourner. D'ailleurs, l'Académie de médecine étant immortelle, comme toutes ses sœurs, elle n'a pas besoin d'être si ménagère du temps. Elle peut, sans dommage appréciable pour le public, suspendre, lorsqu'il lui plaît, ce qu'on appelle ses travaux pour se livrer à ses plaisirs. Enfin, pour parler aussi sérieusement que possible, quoi de plus naturel, de plus légitime qu'une société composée des membres les plus distingués du corps médical, sorte de temps en temps du cercle de ses occupations de tous les jours pour visiter les régions élevées de la philosophie ? Ces sortes de discussions rehaussent, à notre sens, non-seulement l'Académie, mais encore la science et la profession médicales dont cette compagnie est le foyer central, le principal organe.

Et qu'y aurait-il d'étrange d'ailleurs dans ce commerce de la médecine et de la philosophie ? Elles ont

furent publiés dans la *Gazette médicale* deux feuilletons, réunis ici en un seul. On voudra bien passer sur la légèreté obligée du ton et de la forme en faveur du caractère très-sérieux du fond. Il va sans dire qu'on n'aurait pas reproduit ces observations critiques, si l'on n'avait malheureusement des raisons de croire qu'elles n'ont pas perdu, dans leur sens général, toute actualité.

longtemps marché de compagnie en se donnant la main.
On a dit qu'Hippocrate les avait séparées, et on lui en
a même, sur la foi de Celse (1), fait un mérite. Mais
on a en ceci mal entendu Celse, ou Celse avait lui-
même mal entendu Hippocrate. Il ne sépara que les
professions. La médecine est la plus vaste et la plus
complexe des sciences, le plus noble et le plus difficile
de tous les arts. A ce double titre, elle exige du savant
et de l'artiste le développement des plus hautes facultés
de l'intelligence, et un degré supérieur de culture générale, qui est l'œuvre des *belles-lettres*. Les connaissances techniques, seules, ne constituent que le praticien ; c'est ce surplus d'ornement de l'esprit qui fait
le médecin accompli.

Cette culture, il faut bien l'avouer, est devenue aujourd'hui assez rare. La philosophie, les livres, l'érudition, sont assez négligés par notre génération médicale (2). La profession a perdu par là un peu de cette
haute distinction intellectuelle qui fait valoir l'homme
indépendamment du savant. La science elle-même,
spéculativement considérée, ne peut pas se passer,
autant qu'elle le croit, de l'appui et des lumières de

(1) *Primus quidem ex omnibus memoria dignis ab studio sa-
pientiæ disciplinam hanc* (medicinam) *separavit.* Lib. I.

(2) La littérature et l'érudition médicales ont, depuis que ceci
fut écrit, donné des signes de renaissance. Nous sommes heureux
de pouvoir citer, entre autres travaux, les savantes traductions
d'HIPPOCRATE, par M. Littré; de GALIEN, d'ORIBASE, de RUFUS d'É-
phèse, par M. Daremberg ; de PAUL D'ÉGINE, par M. Briau ; de
CELSE, par M. Chaales des Étangs. C'est bien quelque chose qu'il
y ait des éditeurs et des acheteurs pour de tels livres; mais *quis
leget hæc?*

la tradition. On conçoit, à la rigueur, que la médecine moderne ait jugé plus facile de faire sa fortune elle-même que de se contenter d'un héritage insuffisant et litigieux. Mais si l'on peut abandonner sans trop de regrets une grande partie du bagage de l'ancienne médecine, il faut se garder de rompre avec les anciens médecins. Le commerce des grands esprits, qui ont enrichi la science de leurs pensées, est toujours profitable. Il y a tout à gagner et rien à perdre à s'entretenir avec un Hippocrate, un Galien, un Fernel, un Boërhaave, un Stahl. Ne parlons point de leurs erreurs, car les erreurs des grands hommes, et surtout leurs erreurs théoriques, ne ressemblent pas à celles du vulgaire. Elles contiennent toujours un sens profond. Le plus souvent même ce ne sont pas proprement des erreurs, mais des vues plus ou moins admissibles, quand on sait se placer où il faut pour en bien saisir la portée, pour en démêler l'origine et le fondement. Il n'y a jamais rien de tout à fait nouveau, de complétement abrupte, dans la constitution doctrinale d'une science. Les idées ne s'y superposent pas isolément les unes aux autres; elles croissent et se développent à la manière des êtres organisés, plutôt qu'elles ne se multiplient, et, dans leur expression la plus avancée, elles conservent encore les linéaments principaux de leur germe. Dans les hautes théories de nos sciences actuelles, et particulièrement en médecine, nous agitons encore, souvent sans le savoir, les mêmes questions qui préoccupèrent les plus anciens penseurs, et nos solutions ne diffèrent pas non plus des leurs en essence. L'étude de leurs méditations ne peut donc être que très-utile.

Loin donc de blâmer l'Académie de médecine de ces velléités philosophico-littéraires qui lui prennent de temps en temps, il faudrait l'en féliciter. J'ai été moi-même très-édifié des belles choses qui ont été dites dans la grande disputation de ces jours derniers sur Aristote, Hippocrate, Galien et consorts. Cette discussion pourra compter parmi les plus mémorables de la docte compagnie ; elle prendra place dans ses fastes à côté de celle où, l'an passé, à pareille époque, elle agitait, par l'organe des mêmes orateurs, la fameuse question de l'ONTOLOGIE (1).

Les principaux combattants ont été, cette fois encore, MM. Bouillaud, Rochoux, Gerdy et Castel. Les trois premiers ont tour à tour cité à la barre académique les vénérables maîtres de la philosophie antique et de l'antique médecine, et les ont, il faut le dire, assez mal menés. On leur a bien accordé quelque esprit et quelque teinture scientifique, mais on ne leur a pas pardonné de n'avoir pas su ce qui a été appris après eux. En somme, on les a représentés comme des espèces de fétiches dont la vétusté fait tout le mérite et bons tout au plus à figurer dans les niches d'un Muséum. Sans le quatrième orateur, qui a vigoureusement plaidé la cause de ces malheureux Grecs, c'en était fait d'eux pour toujours. Mais M. Castel les a soutenus de son bras puissant. Il a nettement déclaré que ces an-

____

(1) V. ci-dessus, pag. 210.

I.   22

ciens-là savaient plus de choses que les modernes n'en ignorent, et qu'ils ont dit à peu près le dernier mot de tout et sur tout. En médecine, notamment, nous ne sommes auprès d'eux que des écoliers. Il a même positivement défié tous les ausculteurs, percuteurs, mesureurs et numérateurs du jour, de rédiger une observation comme Arétée.

Cette apologie, ainsi formulée, valait certes bien la critique.

M. Rochoux a été, comme de coutume, d'une extrême originalité. Sa hardiesse philosophique vous est connue ; il en a donné à cette occasion les plus brillants spécimens. Ainsi, il a trouvé très-plaisant que des hommes de sens, comme le paraissent être les académiciens, discutassent sérieusement sur la valeur de la doctrine dé Galien et d'Hippocrate, et des travaux scientifiques d'Aristote. Quant à Galien, sauf quelques recherches anatomiques de détail, il ne trouve dans ses doctrines médicales qu'un radotage insipide et des raisonnements de bonne femme. D'ailleurs, Galien a tout pris à Aristote, et dès lors on sait le cas qu'on en doit faire. Aristote, en effet, serait, d'après M. Rochoux, une autorité très-peu respectable ; la doctrine péripatétique tout entière n'était qu'un avorton. M. Rochoux met cette sentence sur le compte de Bayle. Bayle, en sa qualité de sceptique universel, et fort de ses immenses connaissances, a très-bien pu (ce dont nous doutons d'ailleurs) se laisser aller à cette boutade hyperbolique contre le péripatétisme scholastique. M. Rochoux peut assurément aussi, par d'autres raisons, se permettre tous les paradoxes; mais il n'en est pas moins sûr que cet avorton était né très-viable, car il a crû et grandi pendant une longue suite de siècles, et a poussé partout des rejetons qui sont encore sur pied. En métaphysique, en psychologie, en morale, en politique, en logique, en esthétique, Aristote a été en quelque sorte l'instituteur du genre humain tout entier, et aujourd'hui encore les plus grands esprits croient s'élever en se mettant en communication avec le sien; il est encore dans ces matières comme il était au moyen âge : *Il maestro di color che sanno* (1). Il a également fondé les sciences physiques et naturelles, et après deux mille ans le plus illustre des naturalistes modernes se déclarait son disciple. Faudra-t-il croire, avec M. Rochoux, que cette autorité, cette domination irrésistible de l'esprit et des pensées d'un homme sur ses semblables ne prouve rien, si ce n'est l'imbécillité de ceux-ci? Mais si ces gloires antiques sont usurpées, que faudrat-il penser des gloires modernes? Et si cette science, ces idées, ces doctrines, qui ont alimenté et satisfait l'active curiosité de l'esprit humain pendant tant de siècles n'étaient que des erreurs, des songes, des chimères, de vains produits de la fantaisie sans corps ni réalité, sans fondement dans la nature des choses et dans la raison, quel fond pouvons-nous faire sur les conquêtes intellectuelles d'origine plus récente dont nous nous vantons, et qu'en dira la postérité? M. Rochoux ne serait probablement guère embarrassé pour

____

(1) « Le maitre de ceux qui savent. » Dante. *Inferno*, cant. IV.

répondre à ces questions, car rien ne l'embarrasse ; mais nous préférons les adresser à la conscience réfléchie de tous les hommes qui pensent, persuadés que nous sommes que leur réponse serait différente de la sienne.

M. Rochoux n'a parlé que huit à dix minutes, et vous voyez qu'il ne pouvait mieux employer son temps. M. Gerdy a été plus long. Il a fait une dissertation en règle, où il a passé en revue toute la science antique qu'il a comparée à la science moderne. Quoique très-hostile au fond à la première, il s'est posé cependant comme une sorte de médiateur. Il a fait les parts avec un air d'autorité qui était par moments amusant. Il s'est surtout appliqué à assigner rigoureusement le rang respectif d'Hippocrate, d'Aristote et de Galien. Il a littéralement pesé à la balance chacun de ces grands hommes et déterminé le poids de chacun. Il est résulté de ces pesées comparatives qu'Hippocrate est de quelques onces plus léger que les deux autres ; et quant à ces derniers, il n'a pas trouvé entre eux de différence bien appréciable. Toutefois, il pense (sans toutefois pouvoir l'assurer positivement) que Galien l'emporte de quelque chose sur Aristote. Je ne crois pas qu'on ait jamais mesuré les esprits avec tant de précision.

Il est échappé à cet orateur quelques autres assertions non moins étonnantes. Il a prétendu, par exemple, qu'Aristote, ainsi que tous les savants de l'antiquité, n'avait ni goût, ni aptitude pour l'observation, et que l'étude des faits proprement dits lui était absolument antipathique. Ceci est une opinion tout à fait neuve, car Aristote a toujours été considéré comme l'idéal même du génie de l'observation. Tous ses travaux, sans exception, sont précisément remarquables par l'abondance des matériaux empruntés à la réalité. Dans sa politique, sa morale, sa poétique, sa rhétorique, il part toujours du fait, et ses théories ne sont le plus souvent que des généralisations de l'expérience. Cela est si vrai qu'il a toujours été reconnu comme le vrai chef des écoles empiriques et toujours attaqué par les rationalistes. Ses travaux d'histoire naturelle et de zoologie sont à la fois si riches et si exacts sous ce rapport, qu'ils étonnent encore la science moderne la plus avancée. M. Gerdy, ne pouvant pas nier absolument un fait si palpable, a pris le parti d'en donner l'étrange explication que voici. Selon lui, si Aristote a fait preuve de quelque talent d'observateur dans son HISTOIRE DES ANIMAUX, et donné à ses recherches zoologiques un certain caractère de positivisme, ce n'est pas à son génie qu'il faut en faire honneur, mais à celui de son disciple Alexandre, qui non-seulement lui aurait fourni les matériaux de ses études, mais lui aurait suggéré en outre la manière d'en tirer parti. C'est donc Alexandre qui aurait, pour ainsi dire, soufflé à Aristote la véritable méthode scientifique. M. Gerdy a trouvé cette explication si ingénieuse qu'il l'étend encore aux beaux travaux des grands anatomistes et autres savants de l'école d'Alexandrie, qui, assure-t-il, n'auraient pas eu la pensée d'étudier la nature, si les Ptolémées n'avaient pas été là pour leur tracer la bonne route et les y maintenir d'autorité. On pourra concevoir des doutes sur la vérité de ces aperçus historiques; mais leur originalité est certes incontestable.

La science anatomique des anciens a fourni au même orateur l'occasion de réciter quelques pages de son livre sur l'*anatomie des formes extérieures*. Il a durement tancé les sculpteurs grecs de leur ignorance, et a signalé les défauts de bon nombre de leurs statues. Il nous a appris notamment que l'un des auteurs du célèbre groupe de Laocoon était, comme tous ses confrères, si étourdi et si ennemi de la vérité qu'il a donné trois phalanges au pouce de l'aîné des enfants. Nous signalons cette découverte inattendue à tous les artistes. Seulement, il est bon de les avertir, et d'avertir M. Gerdy lui-même, que l'avant-bras où il a cru remarquer cette anomalie est, si notre mémoire ne nous trompe pas, une restauration moderne d'un sculpteur italien nommé Cornacchini!!

Christophe Colomb et la découverte de l'Amérique ont fait les frais de la dernière partie du discours de M. Gerdy;

> On ne s'attendait guère
> A voir Christophe en cette affaire.

Tout ceci est déjà d'une assez grande force, mais n'approche pas, cependant, de ce qu'on peut lire dans le *factum* d'un des orateurs dont je viens de vous raconter quelques prouesses. Il s'agit, vous l'aurez deviné déjà, de M. Rochoux (1).

(1) Le docteur Rochoux, mort en 1852, a été une des physionomies médicales les plus originales de notre temps. Il avait pour

Cet écrit a pour objet, comme la plupart de ceux de l'auteur depuis quelques années, de restaurer la pure doctrine d'Épicure et de démontrer sa supériorité sur celles de tous les philosophes passés, présents et futurs. Il devait servir de réponse à une question de l'Académie des sciences morales et politiques, qui avait mis au concours une *exposition critique de la philosophie de Descartes.* De Descartes à Épicure il n'y a qu'un pas pour M. Rochoux. Parler d'Épicure devant la première autorité philosophique de France! quelle bonne fortune! et comment résister à la tentation? qui sait même s'il n'a pas caressé l'espoir de convertir l'Académie à l'Atomisme?

L'événement n'a pas, il est vrai, réalisé ces espérances. Les gens auxquels il s'adressait sont de ces hommes au cœur endurci, au sourd entendement, dont parle l'Apôtre; ils ont traité fort cavalièrement ses dé-

la philosophie une véritable passion ; passion malheureuse, à la vérité, car elle était accompagnée d'une inaptitude et d'une inintelligence irremédiables; il avait en même temps une persuasion si naïve de la force de son esprit, qu'il tranchait, décidait à tort et à travers sur les choses qu'il entendait le moins, mais qu'il croyait de bonne foi savoir à fond. Cette manie, jointe à des prétentions plus grandes encore et aussi mal justifiées, fut également celle de Broussais et de Gerdy. Ces trois hommes, dont un illustre et les deux autres fort recommandables à bien des titres, se croyaient possesseurs, en qualité de médecins, d'une sorte d'omnicompétence et de juridiction universelle. Quoiqu'ils n'aient jamais été pris très au sérieux dans le monde médical, ils y étaient cependant écoutés avec assez de déférence ou assez peu d'opposition, pour qu'on pût croire au dehors qu'ils représentaient l'esprit et la science philosophiques de la masse des médecins; et il est permis de dire que cette opinion n'était pas flatteuse.

monstrations, faute sans doute d'être en état de les réfuter, et ont affecté un superbe dédain pour des spéculations qu'ils étaient probablement incapables de comprendre. Mais ils ne savaient pas à qui ils avaient affaire. Notre excellent confrère n'est pas homme à lâcher prise facilement à l'endroit d'Épicure; il se ferait plutôt hacher en morceaux que d'abandonner une seule de ses propositions. Repoussé par les académiciens, il a fait immédiatement appel au public. Il a retiré son manuscrit des cartons de l'Académie et l'a résolûment lancé à la tête de ses adversaires sous la forme d'un in-8° de 122 pages, orné de Notes et d'une Préface qui n'est pas la partie la moins intéressante et la moins curieuse de l'ouvrage.

Il y passe en revue, en quelques pages, les dernières tentatives de la philosophie depuis Bacon jusqu'à madame Niboyet. Madame Niboyet philosophe est une découverte. On voit bien par là que M. Rochoux lit tout et suit la marche de la philosophie jusque dans ses détours les plus obscurs. Notre profond confrère ne trouve absolument rien à louer dans les efforts des penseurs modernes. Il est particulièrement mécontent de la philosophie écossaise qui, dit-il, n'est « qu'une « conception informe, un ridicule avorton, mort aus- « sitôt après avoir vu le jour. » Selon lui, la philosophie n'a fait que tomber de chute en chute à partir de Gassendi. Locke et Condillac ont commencé à dénaturer l'œuvre de ce grand maître qui a eu, aux yeux de M. Rochoux, la gloire sans pareille de réhabiliter la philosophie corpusculaire. Locke et Condillac furent des copistes *maladroits* qui gâtèrent toutes ses idées. Les Encyclopédistes étaient des épicuristes passables, mais leur œuvre dépérit bientôt entre les mains du « lourd, de l'épais, du diffus Naigeon. » Ce bon Naigeon a eu cependant « le mérite d'être bêtement et « franchement athée » (p. VI). Vous voyez que si notre savant et hardi critique est sévère, il est impartial et sait rendre justice. Naigeon était diffus, il était lourd, il était épais, *mais* il était athée! Ce mérite rachète tout. Puis vinrent en *progression décroissante* Destutt de Tracy, Laromiguière et M. Valette qui, par leur *incapacité*, ont mis l'épicurisme à deux doigts de sa perte.

Si M. Rochoux traite si impitoyablement ses amis philosophiques, on doit s'attendre qu'il ne ménagera guère le camp opposé. Nous avons vu quel cas il fait de la philosophie écossaise. Plus malheureuse encore fut, à son avis, la tentative de remettre sur pied le Cartésianisme. C'est là un miracle qu'il juge impossible à réaliser. Quoi qu'il en soit, c'est dans ce but chimérique que l'Académie des sciences morales et politiques s'avisa, à l'instigation de M. Cousin, de mettre au concours *l'examen critique du cartésianisme.*

Cette annonce n'était qu'un leurre. Notre confrère, dont la perspicacité est égale à sa hardiesse, comprit tout de suite que le concours n'était pas sérieux, et qu'en ayant l'air de demander un jugement on demandait en définitive un éloge. Cependant il voulut en avoir le cœur net et envoya son mémoire, qui fut accueilli, dit-il, comme il devait l'être nécessairement par des commissaires ayant nom Cousin, Barthélemy Saint-Hilaire, Degérando, Edwards, Jouffroy et Damiron. Ces pauvres commissaires font la plus piteuse figure du monde entre les griffes de notre très-redoutable confrère :

« M. Cousin est un modèle d'obscurité audacieuse, « étourdissante et vide... Il s'imagine de bonne foi « avoir du mérite ; car, ne voyant jamais clair dans sa « pensée, il doit se priser en proportion de ses succès, « fort capables de faire tourner une tête plus forte que « la sienne. » (Pag. x.)

« L'honnête Degérando, alors caduc et décrépit, « avait donné, deux ans avant, une belle preuve de dé- « cadence intellectuelle dans son rapport si spirituelle- « ment flagellé par Timon. » Quant à Edwards, « il « était déjà absorbé par le désir de se faire catholique, » et c'est tout dire. Les portraits de Jouffroy et de M. Damiron sont d'une touche si hardie et si indépen- dante que je n'ose pas prendre la responsabilité de leur reproduction. On voit que pour cet Aristarque in- flexible l'autorité des noms n'est qu'un vain fantôme, et qu'il n'a pas plus peur des vivants que des morts. Il n'y a pas de renommée assez haute pour dépasser la portée de sa main, et qu'il ne soufflette courageuse- ment. Et, en vérité, quelle merci pouvaient attendre ces infortunés académiciens d'un critique assez avancé pour déclarer Descartes un *esprit peu philosophique,* Voltaire un *esprit mesquin,* pour trouver *pitoyables* les idées d'un Leibnitz, pour dire que Platon ne doit pas être compté au nombre des philosophes (pag. 113) ?

Lorsqu'on voit M. Rochoux faire ces terribles exécutions avec l'imperturbable assurance qui le distingue, on est disposé à partager l'admiration que Candide éprouvait pour le noble seigneur Pococurante et de dire avec lui : « Quel homme supérieur, quel grand génie que ce Pococurante ! Rien ne peut lui plaire ! »

Après avoir apaisé son dieu Épicure et s'être satisfait lui-même par cette grande immolation, notre savant confrère entre en matière. Pour suivre les termes du programme, il constate en peu de mots l'état de la philosophie avant Descartes, tâche assez facile et d'un médiocre intérêt, car, hors d'Épicure et de sa petite église, il n'y a rien dans les fastes de la pensée humaine qui vaille la peine d'être rappelé. Aussi arrive-t-il de plein saut à l'exposition de la doctrine atomistique, exposition qu'il assure être indispensable pour juger Descartes. Cette doctrine est bien simple ; elle ne consiste qu'en trois ou quatre propositions dont l'évidence doit, selon M. Rochoux, paraître plus claire que le jour à quiconque n'a pas décidément perdu le sens.

La première est qu'il y a des atomes ; la seconde, que les atomes ont une figure invariable ; la troisième, qu'ils sont naturellement doués d'un mouvement spontané et éternel. Ces trois petits points admis, tout marche à souhait dans la nature et dans la science. Avec des atomes en mouvement on fait tout ce qu'on veut. Rien de plus facile que de construire avec ces ingrédients le premier corps venu, un cristal, un lingot d'or, une mousse, une huître, un colibri, une girafe, un

homme ; il suffit de prendre des atomes *quantum suf-
ficit*, et de supposer que leur mouvement spontané
les dispose et les arrange dans tel ou tel ordre plutôt
que dans tel autre. La différence de ces arrangements
constitue la différence des êtres. La production d'un
homme n'a, dans cette hypothèse, rien de plus surprenant que celle d'un chou. Cette recette pour la fabrication de toutes les existences fournit, en outre, à
M. Rochoux un moyen simple et commode de réfuter
sans réplique l'accusation d'athéisme à laquelle l'épicurisme a été de tout temps en butte. Si, dit-il, avec
un nombre donné d'atomes, mus et disposés d'une
certaine manière, on peut faire un homme, c'est-à-
dire un être intelligent, pourquoi ne ferait-on pas, avec
d'autres atomes mus et arrangés d'une autre façon,
des intelligences supérieures à celle de l'homme,
c'est-à-dire des dieux ? En effet, rien n'est plus logique ; et tout l'Olympe indûment chassé de l'univers par quelques maladroits épicuristes y rentre par
cette porte. Si ce polythéisme vous déplaît, et si vous
préférez le monothéisme, M. Rochoux peut encore
vous venir en aide. Avec un nombre d'atomes infini,
il vous construit immédiatement une intelligence infinie qui est, à très-peu près, le dieu que vous demandez. Loin donc d'être athée, de nier Dieu, un
bon épicuriste « cherche à l'expliquer, à le con-
« cevoir, à s'en rendre raison le mieux possible. »
(P. 14.) Les autres philosophes se servent de Dieu
pour tout expliquer ; mais M. Rochoux veut qu'on
explique Dieu lui-même, et qu'on l'explique le *mieux*

possible. Il est évident que sa méthode est bien plus scientifique.

Ce premier et redoutable grief d'athéisme anéanti, notre zélé confrère passe au reproche d'immoralité dont on a tant poursuivi le troupeau d'Épicure. Il est vrai, dit-il, qu'Épicure mon maître a placé le bonheur dans la volupté; mais par volupté il faut entendre, non les jouissances d'une débauche brutale. mais la douce satisfaction que, dans l'absence de la douleur, on goûte à exercer son intelligence. (P. 15.) On pourrait objecter, il est vrai, qu'on est libre de définir la volupté autrement que le philosophe grec, en vertu du grand axiome que « chacun prend son plaisir où il le trouve. » Mais M. Rochoux ne daigne pas mentionner cette misérable chicane, et il expose immédiatement cet autre dogme de sa philosophie, tout à fait conséquent au précédent que « l'*utilité* est la véritable source de la *justice*. » Il est singulier que tous les peuples de l'univers aient eu dans tous les temps *deux* mots pour exprimer une seule et même chose. Mais la voix du genre humain, le témoignage unanime des langues ne sauraient, comme on le pense bien, prévaloir contre une définition d'Épicure approuvée par M. Rochoux. A ce propos du système utilitaire, M. Rochoux accroche le pauvre Jérémie Bentham qui se trouve par malheur sur son passage et le traite de *lourd* et *bavard* écrivain. (P. 16.) Bentham eût mérité, ce semble, par son utilitarisme, d'être plus ménagé. Mais nous avons vu que la critique de M. Rochoux est impitoyable ; elle frappe indistinctement sur les ennemis et sur les amis.

Comment eût-il consenti à ne pas trouver Bentham lourd et bavard lorsqu'il trouvait épais et diffus cet excellent Naigeon, si bon athée, si franc matérialiste? Bentham ne se relèvera pas de ce coup.

M. Rochoux songe enfin à s'occuper un peu de Descartes et du cartésianisme, pour condescendre au vœu du programme. Nous ne le suivrons pas dans cette excursion. Notre savant confrère n'est véritablement supérieur que lorsqu'il parle d'Épicure. Ce n'est pas que son exposition et sa critique du cartésianisme n'offrent une infinité de traits curieux, d'aperçus surprenants d'histoire et de philosophie (1), dont nous régalerions avec plaisir vos lecteurs ; mais il ne faut pas abuser du feuilleton. Nous ne pouvons cependant laisser ignorer à la jeunesse studieuse, qui pourrait, sur la foi de la renommée, espérer quelque profit de l'étude de la philosophie de Descartes, que notre savant confrère n'est pas de cet avis. Arrivé à son *Résumé et conclusion, dans ce moment solennel* (p. 101) où sa

(1) Entre autres raretés, nous devons signaler la trouvaille d'un certain poëte *Stella*, que l'érudition de notre savant confrère ajoute, avec la célèbre madame Niboyet, à la liste des écrivains philosophiques, et auquel il attribue le poëme intitulé ZODIACUS VITÆ et non pas ZODIARUM VITÆ, comme le prétend l'imprimeur de M. Rochoux). On avait cru jusqu'ici que l'auteur de ce poëme n'était autre que Pierre Ange Manzolli, connu plus généralement sous le pseudonyme de *Marcel Palingenius*, qui est l'anagramme de ses noms. M. Rochoux nous apprend qu'il s'appellait *Stella*. Pour expliquer cette rectification, il suffit de rappeler que ce Manzolli était né dans le village de *Stella*, près de Ferrare, ce qui fait prendre à M. Rochoux le *nom d'un port pour un nom d'homme*. Ces légères inadvertances n'ôtent rien d'ailleurs à la force de ses raisonnements et à la solidité de sa critique.

pensée est obligée de se concentrer et de se formuler
en une sentence définitive, il nous déclare nettement
que le système cartésien n'est, *a principio usque ad
finem*, qu'une suite d'erreurs graves, de propositions
inconsistantes, et de fausses conséquences, et *qu'il n'a
pas une seule vérité à lui appartenant pour compenser
les erreurs dont il se compose.* Cet arrêt est dur; mais
il est sans appel. M. Damiron, le rapporteur de la commission du concours, homme éclectique, trouva cette
conclusion trop absolue et eut l'air de vouloir ramener
notre intrépide critique à des sentiments plus doux,
en lui faisant remarquer tout doucement la contradiction qu'il paraît y avoir entre cette condamnation générale et les témoignages d'approbation que M. Rochoux
donne par ci, par là à Descartes comme habile expérimentateur, comme ingénieux auteur de découvertes
importantes, comme esprit plein de force et de rigueur
systématique. A cette provocation, M. Rochoux répond par un de ces coups foudroyants dont il a seul le
secret. Il propose un prix de *trois mille francs* à celui
qui parviendra à découvrir dans la philosophie de
Descartes une vérité quelconque, et qui la lui remet-
tra dans un bon état de conservation. M. Damiron,
dit-il, n'est pas exclu du concours. Cette manière de
combattre est à la fois noble et originale. Payer le
mensonge est chose fort commune; mais personne ne
s'était encore avisé d'offrir de l'argent en échange de
la vérité. M. Rochoux avait déjà usé de ce moyen à
l'égard des phrénologistes, auxquels il avait également
promis trois mille francs sous condition qu'ils lui ap-

porteraient sur une assiette un des vingt-sept organes phrénologiques à leur choix. C'est aussi à trois mille francs que M. Burdin avait fixé le prix de la démonstration de la vision somnambulique. Précédemment, un autre amateur de raretés avait offert de donner trois mille francs à celui qui découvrirait la retraite de l'*acarus scabiei* et l'appréhenderait au corps. Avis aux chercheurs de vérités.

Voilà, cher confrère, comme on parle philosophie, histoire, antiquité, érudition, comme on traite les Pères de la science, de la médecine, des arts, à l'Académie royale de médecine de France et dans les livres *ex professo* de quelques académiciens ! Que les Allemands viennent maintenant nous dire que les médecins français ne sont ni savants, ni philosophes, ni lettrés ! Voilà de quoi fermer la bouche à ces pédants.

Et ces choses sont dites et écrites par des hommes d'un véritable talent, la plupart très-versés dans certaines branches de la médecine, par des hommes laborieux et sincèrement dévoués à la science ! Ce n'est pas à eux qu'est peut-être toute la faute ; elle est aussi un peu au vice de notre éducation médicale moderne qui, exclusivement préoccupée des besoins immédiats de la pratique, n'excite et ne développe que les facultés et le genre d'instruction appropriés à ce but, et écarte comme inutiles toutes les connaissances qui n'y tendent pas directement (1). Cette éducation exclusive

(1) C'est ainsi qu'à la Faculté de médecine de Paris, la chaire d'Histoire de la médecine et de Bibliographie médicale, instituée en l'an III par la Convention, lors de la réorganisation des

sacrifie trop l'intérêt de l'artiste à celui de l'art, car elle empêche le médecin d'acquérir, comme homme, le degré de perfection et de développement auquel il devait aspirer. De là vient que si la médecine de notre temps a laissé en arrière, sous beaucoup de rapports, celle de nos grands pères, il n'est pas aussi sûr que les médecins d'aujourd'hui puissent, comme individus, être comparés à ceux d'autrefois. Cette situation est d'autant plus regrettable que les intérêts positifs de la profession doivent aussi en souffrir. L'idée de la supériorité de la personne augmente le prix de ses services, et l'art sera d'autant mieux récompensé que les médecins seront placés plus haut, comme hommes, dans l'opinion.

écoles, occupée successivement par Lassus, Goulin, Cabanis, Sue, Moreau de la Sarthe, et supprimée en 1822, n'a pu, malgré les vœux exprimés bien des fois depuis, être rétablie. Il n'y a guère d'apparence non plus que le rédacteur de l'*Union médicale*, M. Amédée Latour, parvienne jamais, avec tout son esprit et son éloquence, à faire agréer à l'Académie l'idée très-heureuse de créer dans son sein une section de Philosophie, d'Histoire et de Littérature médicales.

FIN DU TOME PREMIER.

TABLE DU TOME PREMIER.

Pages.

FIN DE LA TABLE DU TOME PREMIER.

ERRATA DU TOME PREMIER.

Page 138, dernière ligne, au lieu de *le* poing, lisez : *son* poing.
Page 322, ligne 9, au lieu de *essentiellement*, lisez : *incessamment*.

— Corbeil, imprimerie de Crété. —

9 782329 313108